漢方学舎
実践編──2
臨床カンファレンス実体験

大野修嗣 編著

源草社

漢方学舎 実践編―2
臨床カンファレンス実体験

序

　現代医療での治療薬の効果判定では二重盲検試験（EBM）がことのほか重視されている．漢方薬の処方を控えている医師の中には「漢方にはEvidenceがないから処方しない」と言っている先生方もいる．伝統医学の世界にはEBMはないのか．PubMedでKampo medicine, traditional Japanese medicine, traditional Chinese medicineの検索では，2018年現在5万に近い件数（90％以上は中国からの論文）がヒットする．決して薬理作用のない，迷信的な治療方法ではないのである．ただし，その中身を垣間見るとある疾患名に対してある漢方薬の有意差をもった効果が結論されている．実臨床の場においては西洋医学的疾患名に対する漢方薬の選択だけでは適切な漢方薬選択には限界がある．どうしても伝統医学理論が必要である．

　徳川時代に完成したある種の「家元制」が良きにつけ悪しきにつけ現代のわが国にも沁み込み，ややもするとどんな組織でも他の組織の理念・行動を受け入れる寛容さを失い，構成員が精神的・肉体的に移動することが難しい社会，組織構造になっているようにみえる．これは医療界に限らず一般社会も例外ではないであろう．それを多くの人たちが当然と思い込み，無言のうちに他者排斥の一因になっているのかも知れない．現在，わが国の伝統医学の世界には日本漢方（古方派，後生派），中医学，和漢診療学，経方医学などと呼ばれている流派（？）がある．近年になってこそ，それぞれのグループ間での軋轢は表面化

しているわけではなく，むしろお互いにある種尊敬の念をもった対応を感じている．ただ無意識のうちに嵌まり込んでいるかもしれない「家元制」からの脱却の一助になるような日本の伝統医学の研鑽の場を作りたいと思った．e-漢方塾を立ち上げたひとつの契機である．

　2005年7月からe-漢方塾と冠した症例カンファレンスの形式での漢方議論がネット上で続けられている．西洋医学の最先端の現場で活躍されている（から価値がある）多数の先生方の議論が回を重ねる毎に活発となっている．現時点での参加者は約700名に上っている．このe-漢方塾は毎月1例の実際の症例を足がかりに漢方薬の使い方を検証する実装実験的方法である．問題発見解決型学習（Problem-Based Learning）と言えるかもしれない．そして患者さんの訴えから可能性を類推する仮説検証と考えたい議論でもある．従って症例に使われた漢方薬を単に正答することが目的ではない．言い換えれば跡付け解釈（事後解釈），信憑性に欠けることが危惧される事実検証ではなく，むしろ出題者と回答者が共に検証者となって実装実験の場である点を強調したい．

　毎月の議論の第1回（清暑益気湯症例）から第50回（大黄牡丹皮湯症例）までが一昨年の12月に「漢方学舎 実践編1」として上梓され，2018年5月には翻訳されて韓国でも出版されたことを議論に参加され

た先生方と喜びを共にしている．

　本書はその続編であり，第51回から第95回までが収録されている．すでに「漢方学舎 実践編1」を読破され，さらに本書を手にしていただいた諸氏も多いことと感謝申し上げる．

　上梓に当り，このシリーズの3冊目までと韓国語出版に多大なる尽力をいただいた源草社社主の吉田幹治氏には心より感謝申し上げる．また出版の発言の掲載を快く了承していただいた先生方をご紹介して，心よりの深謝を申し上げる次第である．

　本書に登場していただいた先生方（一部ハンドルネーム；敬称略）
　山内浩，リンゴ，松本悟，スギスギ，igana23，佐藤真琴，原譲，ゆうじ，こいけちゅう，bunbuku，skm，tabula，岩塚和子，kimihiko，詩帆，コバやんの各氏．

平成30年6月吉日
大野修嗣

目次

序 …………………………………………………………………………………… 1

出題・カンファレンス　　9

第51回	主訴：微熱（31歳，女性）……………………………………… 10
第52回	主訴：左臀部から左下肢痛（76歳，女性）………………………… 12
第53回	主訴：下肢痛（68歳，女性）……………………………………… 15
第54回	主訴：咳嗽（43歳，女性）………………………………………… 18
第55回	主訴：血痰（85歳，女性）………………………………………… 21
第56回	主訴：嘔吐，下痢（14歳，女性）………………………………… 24
第57回	主訴：嘔吐（69歳，男性）………………………………………… 27
第58回	主訴：倦怠感（23歳，男性）……………………………………… 30
第59回	主訴：噯気（53歳，女性）………………………………………… 33
第60回	主訴：不眠症（39歳，女性）……………………………………… 35
第61回	主訴：動悸（58歳，女性）………………………………………… 38
第62回	主訴：腰痛（47歳，女性）………………………………………… 41
第63回	主訴：左顎関節痛（60歳，男性）………………………………… 44
第64回	主訴：鼻閉（21歳，男性）………………………………………… 48
第65回	主訴：胃もたれ（44歳，女性）…………………………………… 51

目次

第66回	主訴：咳嗽（77歳，女性）	54
第67回	主訴：嘔吐（14歳，男性）	58
第68回	主訴：頭痛（24歳，男性）	61
第69回	主訴：頭痛（63歳，女性）	65
第70回	主訴：背部痛（38歳，女性）	68
第71回	主訴：上腹部痛（42歳，女性）	71
第72回	主訴：腰痛（56歳，女性）	77
第73回	主訴：頭痛（38歳，女性）	80
第74回	主訴：頭痛（57歳，女性）	86
第75回	主訴：嘔気（63歳，男性）	89
第76回	主訴：嘔気（63歳，男性）第75回に続く	92
第77回	主訴：腰脚痛（82歳，女性）	95
第78回	主訴：上腹部痛（43歳，女性）	97
第79回	主訴：全身痛（47歳，女性）	100
第80回	主訴：咳嗽（68歳，女性）	103
第81回	主訴：目の痒み（39歳，男性）	107
第82回	主訴：咳嗽（49歳，女性）	111
第83回	主訴：多関節痛（66歳，女性）	114
第84回	主訴：皮膚搔痒感（21歳，男性）	117
第85回	主訴：頻尿（77歳，女性）	120

第86回	主訴：左背部痛（27歳，男性）	123
第87回	主訴：湿疹（62歳，女性）	130
第88回	主訴：足腰の冷感（61歳，女性）	133
第89回	主訴：口渇（82歳，男性）	137
第90回	主訴：咳嗽（75歳，女性）	140
第91回	主訴：手掌のほてり（43歳，女性）	146
第92回	主訴：ふしぶしの痛み（54歳，女性）	151
第93回	主訴：花粉症（47歳，女性）	157
第94回	主訴：フラつき（36歳，女性）	162
第95回	主訴：化膿性皮疹（28歳，女性）	166

解答・解説・質疑　169

出題・カンファレンス

第51回 出題・カンファレンス

症例：31歳，女性

リウマチ・膠原病症例の多い当院もご多分に漏れず新型インフルエンザに翻弄されております．本日の午前中だけで5例のA型確定の症例があり，裏口から来院していただき，その場で診察，タミフル®，リレンザ®，麻黄湯，桂麻各半湯とおおわらわです．

主　訴 微熱
既往歴 橋本病
現病歴 X年7月11日微熱（37.2℃程度）が3ヵ月持続．近隣の総合病院で検査を受けるも異常なし．8kgの体重減少となったために来院
現　症 身長160cm，体重59kg，体温37.0℃，血圧106/68mmHg，脈拍57/分，整．胸腹部に異常所見なし
検　査 N.D.

漢方医学的所見
望診：色白で清楚な印象．おどおどした仕草．やや顔面紅潮
舌診：薄いわずかな黄白苔．舌質は暗紫紅色．舌下静脈怒張（++）
問診：微熱が出現すると同時に倦怠感，眩暈，起立性低血圧症状，不眠，喋りづらい，目の焦点が合わないなどの症状が日替わりに出現するという．生理前には頭部にやや熱感が出現し，手足が冷える．軟便傾向．発汗はない
脈診：遅渋
腹診：軟．わずかな胸脇苦満

経　過 X年7月11日（初診）：総合病院での西洋医学的検査で器質的異常は発見されていないことから，いわゆる不定愁訴症候群と呼べそうな症状と考えた．暗紫紅色の舌．舌下静脈怒張．生理の時期に多彩な症状が出現することから駆瘀血剤の適応を考慮．また，わずかではあるが胸脇苦満，顔面の紅潮を加味して【漢方薬】を処方．
2週間後：服用したその夜からぐっすり眠れるようになった．微熱と倦怠感

第51回　出題・カンファレンス

も軽快．
2ヵ月後：2回の生理期間を経過したが，冷えのぼせも改善して，ほぼすべての症状が改善．以前はイライラしていたことに気づいたという．しばらく本処方の服用をつづけることとした．

この【漢方薬】とは何でしょうか？　先生方のご意見をお待ちしています．

▼カンファレンス

 山内浩

女性で，肝鬱・化火，瘀血があり，月経前症候群，冷えのぼせ，多愁訴などから，まずは日常頻用の加味逍遙散から始めてみたいと思いました．この処方はときに下痢を引き起こす例があり，下痢傾向の人には注意しておりますが，この人にはいかがでしたでしょうか．ちなみに私の処方のベスト3は，加味逍遙散，補中益気湯，半夏厚朴湯です．

 リンゴ

不定愁訴，冷えのぼせ，軽度の胸脇苦満などの所見から加味逍遙散を処方したいと思います．加味逍遙散は私の愛用漢方で，朝晩2回毎日内服しています．おかげ様でイライラすることが減り，心穏やかに過ごすことができています．

 松本悟

今回の症例では私も加味逍遙散に1票です．漢方の勉強を始めた頃，一人前の漢方医になるまでは中医学には手を出すなとある先生から言われました．これまで，その注意を守って勉強してきました．あとどれくらいかは分かりませんが，このまま勉強をつづけていこうと思っています．

 スギスギ

加味逍遙散に1票追加です．

大野塾長の解答・解説は　>>　P170

第52回 出題・カンファレンス

症例： 76歳，女性

インフルエンザの大襲来に台風が追い討ちをかけて，足腰の痛みをもつ患者さんたちの悲鳴が聞こえてきます．
今月は足腰の痛みの症例です．

主　訴 左臀部から左下肢痛
既往歴・家族歴 特記事項なし
現病歴 X年5月ごろから左臀部から左下肢にかけての疼痛が出現．赤十字病院でMRI検査等異常なし．近医にてブロック注射受けるも効果なし．鎮痛剤も効果が不十分．9月に入り涼しくなって次第に増強したため同年9月30日来院
現　症 身長152cm，体重45kg，体温35.8℃，血圧131/90mmHg，脈拍82/分，整．胸腹の聴診では問題なし．神経学的検査異常なし
検　査 赤沈15mm/時，CRP＜0.05mg/dl

漢方医学的所見

望診： 痩身．肌はかさつき．やや色黒の傾向．最近爪がはがれる
舌診： 薄白苔，舌質淡紅色，湿．舌下静脈（±）
問診： 発症以前にこむら返りが頻発していた．5月下旬の雨の日に症状が強くなって近医受診した．ブロック注射が無効だったので放置．9月になって涼しくなってから症状が増強して来院
脈診： 沈細兼弦
腹診： 腹力中等度，心下支結とそれに連なる右の腹皮拘急，心下痞鞕（±）

経過

X年9月30日：血虚，風湿からの疼痛を考慮して，補血，利水，止痛の【漢方薬】を処方．
X年10月7日：疼痛は同様に持続．「手足が温かくなって効いているようだ」と．

第52回 出題・カンファレンス

X年10月31日：痛みがほとんど消失．軟便のことがあった．
X年11月25日：今度は便秘傾向となった．潤腸湯を追加．
X＋1年3月11日：「この冬は冷えがなく，こむら返りもなかった」「足腰の痛みなし」ということで治療終了．
X＋1年10月7日：健診に来院．昨年の症状はない．

どんな【漢方薬】が使われたでしょうか？ 先生方のご意見をお待ちしています．

▼カンファレンス

 スギスギ

お年寄りはイメージがつかみにくいですね……
当帰四逆加呉茱萸生姜湯でしょうか．
温経散寒，養血通脈，血虚受寒にもちいます．寒冷によって生じます，四肢や下腹部の冷えと痛み・しびれあるいはしもやけなどで，舌質は淡白，舌苔は白で普段から栄養状態が悪くしびれなどをともなうものに多い．月経通・腹痛・嘔吐などをともなうものや冷えの強いものにもちいます．

 松本悟

今回の症例は虚証で，主訴は左臀部から左下肢痛．桂枝加朮附湯，薏苡仁湯，疎経活血湯，当帰四逆加呉茱萸生姜湯，五積散，八味地黄丸，牛車腎気丸などが思い浮かびますが，この症例には明らかな血虚があるので，四物湯の加味方であり腰脚の疼痛を治すといわれる疎経活血湯が第一候補でしょうか．風湿を去る方剤です．
回答：疎経活血湯

 igana23

陰証・虚証で，裏の熱証．血虚・腎虚の傾向より，五積散と迷いましたが，やはり疎経活血湯かと考えました．

佐藤真琴

冷え，坐骨神経痛，血虚とくれば，当帰四逆加呉茱萸生姜湯ではないかと思いました．当帰は利水効果もありますよね！　こちらに1票投じたいと思います．

 山内浩

血虚，風寒湿の痛みより，疎経活血湯に1票です．症状により，ブシ末や芍薬甘草湯を短期間加えることもあります．瘀血がつよければ桂枝茯苓丸も加えることがあります．

 原譲

今月の課題ですが……．ちょっとずるい手ですが，疎経活血湯＋八味丸もいいかもしれませんね．
1年前ぐらいに，私自身が急性腰痛症になり，この処方の加味方(附子，桂枝，紅花)にて1週間で治しました．たぶん，大野先生は疎経活血湯を使われたのだと推測しますが……

大野塾長の解答・解説は ≫≫ P174

第53回 出題・カンファレンス

症例：68歳，女性

ここのところ一足飛びに冬を感じる季節となりました．昨日は信州上田まで足を運んで，夜半の雪で，さらに鮮やかな紅葉に染まってきました．
「遠く寒山に上れば　石径斜めなり．白雲生ずる処に人家あり．車を停めてそぞろに愛す　風林の晩．霜葉は二月の花よりも紅なり」（杜牧）なんて気分です．今月の症例です．

主訴　下肢痛
既往歴　関節リウマチ（現在寛解状態）
現病歴　X年3月に多関節痛出現．多関節炎症状，結節性紅斑も出現して来院．関節リウマチの診断のもとに薏苡仁湯で治療．X年7月11日腰部から両下肢の怠さがあり，腎虚として八味地黄丸にて治療．こむら返りは軽快したが，下肢の疼痛と怠さが持続
現症　身長149cm，体重64kg，血圧131/76mmHg，脈拍73/分．下腿に静脈瘤（+++）を認める

漢方医学的所見

望診：しっかりした体格．表情は元気．下腿の静脈瘤，大腿部と背部に細絡（++）
舌診：紅色，薄い白苔，舌下静脈（++）
問診：八味地黄丸でこむら返りは改善したが，下肢の疼痛と倦怠感は残存
脈診：濇
腹診：両側臍傍圧痛・抵抗（+）

経過
10月3日，標治法の考え方からは下肢の痛みということで，止痛の効能をもつ前回の症例に使用した疎経活血湯，麻杏薏甘湯，桂枝加朮附湯などの漢方薬が候補となるが，漢方医学的考察からかなり偏った病態が見えていました．そこで本治法の考え方を取り入れて，漢方所見を参考に八味地黄丸から別の【漢方薬】に変方．

10月31日来院.この【漢方薬】が顕効.下肢のみならず全身が楽になった.
X+1年6月,下腿の静脈瘤も軽快傾向という.

この【漢方薬】とは何でしょうか? 沢山のご意見をお待ちしています.

▼カンファレンス

 山内浩

はや枯葉も散り急ぐ季節とはなりましたが,新型インフルエンザの流行も衰える気配がなく,ワクチン接種(季節性)に追われる日々がつづいております.そんななかに,腰痛,下肢のしびれ感,冷えなどを主訴にお年寄りが漢方を希望してやって来られます.ゆっくり診察するこころのゆとりがありませんが,そこは経験的にベース処方をとりあえずお出ししております.詳しくは次回に効果,反応をみて,という次第.

さて今回の症例はすこしむずかしいのですが,痺症の漢方です.すでに種々の去風湿剤,補腎薬も処方されておられ,いまは下肢の疼痛とだるさが持続,ということで慢性化し,体力も低下している状態が考えられます.
補剤(気血双補)の性格をもち,痺れ痛みを治す方剤ということになります.
瘀血の所見もともないます.そこで大防風湯(去風湿,散寒利水活血,鎮痛,補気)を使ってみたいと思います.
保険外では,独活寄生湯というのがありますが,これとよく似た処方で,以前に煎じ薬で経験があります.十全大補湯+疎経活血湯という感じの処方とされています.

 松本悟

今回の症例は関節リウマチの方ですが,漢方所見を参考に,ということですので,静脈瘤,細絡,舌下静脈怒張から駆瘀血剤を候補にしたいと思います.虚実間証と思われますので桂枝茯苓丸を選択し,炎症所見も強そうなので薏苡仁を加えた桂枝茯苓丸加薏苡仁としたいと思います.
回答:桂枝茯苓丸加薏苡仁

リンゴ

今回の症例は，瘀血所見から桂枝茯苓丸を考えました．

 ゆうじ

私も，素直に瘀血の所見をとって，桂枝茯苓丸を選択いたします．
今回の症例は下肢静脈瘤がある方のようですが，精索静脈瘤の患者さんで，今回のような瘀血の所見があったら，ぜひ使ってみたいと思っております．

大野塾長の解答・解説は >> **P176**

第54回 出題・カンファレンス

症例：43歳，女性

漢方保険外しに対して27万人近い署名が集まったとか．漢方医療は日本国民の日本国民による日本国民のための医療ですから，もうこれは国民一人ひとりの声が一番だと思います．財務省のシナリオに負けるわけにはいきません．さて，今月の症例です．

主 訴 咳嗽
既往歴 うつ状態で服薬の経験あり
家族歴 特記事項なし
現病歴 X年2月12日咽頭痛，鼻汁，咳嗽，喀痰，発熱で来院．麻杏甘石湯，レスプレン®で咳嗽以外は改善．2月18日食欲不振，咽頭痛が残り，小柴胡湯加桔梗石膏処方．2月25日咳嗽が再び出現して来院
現 症 身長162cm，体重48kg，体温37.1℃，血圧92/50mmHg，脈拍74/分．胸部聴診上異常所見なし

漢方医学的所見

望診： 仮面様顔貌に近く，暗い表情
舌診： 舌質淡紅色，薄い白苔，歯痕（±），舌下静脈（±）
聞診： 声が小さくて聞き取りづらい
問診： 咳嗽は発作的で激しく，呼吸困難感をともなっている．悪寒・熱感なし．喀痰なし．排便に異常なし
脈診： 沈緩
腹診： わずかな胸脇苦満

経 過

2月25日：経過から少陽病期．漢方所見からやや虚証，気うつ，胸脇苦満はあるがわずかであることなどを目標に，咳嗽に適応のある【漢方薬】1剤を処方．1週間程度で咳嗽は改善．
5月20日：再び咳嗽が出現．本剤を再び処方．今度は2週間で改善．

第54回 出題・カンファレンス

6月17日：再び咳嗽が出現．再度処方．咳喘息と診断して，以後しばらくこの【漢方薬】をつづけることとした．

沢山のご意見をお待ちしています．

▼カンファレンス

こいけちゅう

まだ漢方は自学自習の内科後期研修医という初心者ですが，いつも皆さんの投稿をみているだけではだめだろうと，がんばって投稿してみます．
・わずかな胸脇苦満　→　柴胡剤系統
・抑うつ，暗い表情，小さい声，呼吸困難感　→　気虚
ということで，まずは補中益気湯を選んでみたいです．基本的すぎるでしょうか……．

山内浩

今日も患者さんが保険外しのことを話題にされました．みなさん，不安と怒りをいだいておられましたが，おそらく撤回されるでしょう，厚労大臣はみなさんを見捨てるようなことはしないでしょう，と言っております．

咳喘息の本例への処方ですが，神秘湯，柴朴湯，滋陰至宝湯などが候補かと思います．
神秘湯には少量の柴胡，紫蘇葉に厚朴が含まれており，気うつにも適応し，麻黄，杏仁，陳皮などが鎮咳します．柴朴湯は虚証にはおそらく不適当であり，滋陰至宝湯は陰虚が明らかでないので除外できそうです．ただ，自信がないので，アドエア®，シングレア®などを自分は出すと思いますが．

原譲

予算削減の件で，方々に電子署名の依頼を出しました．皆さん，署名に協力していただいています．
さて，今回の症例ですが，気虚・気滞あり，しばらく内服とのことで，やはり，

こいけちゅう先生が出されていたように，補中益気湯あたりが無難かなと考えましたが，発作性の激しい咳嗽ですから，ちょっと役不足かな？と考えました．少陽病期とヒントが出ているので，やはり，柴胡剤の中のどれかでしょう．
激しい咳，気滞，気虚（声が小さい，脈状から推測），虚証とのことで，柴朴湯あたりはどうでしょうか？　これが，実証であれば，柴陥湯あたりでおさまるはずです．
よく咳が出ている患者さんで，のど飴を多用している方がいますが，のど飴を食べ過ぎると，腸内細菌のフローラが乱れて，アレルギー性の咳嗽・鼻水が出てきます（この患者さんは歯痕があったので，食べていたかもしれませんね）．この患者さんはどうでしたか？　僕の外来では，まずのど飴を控えるよう指導しています．

 igana23

くり返される漢方の保険外しの動きは腹立たしい限りです．毎日患者さんにお願いして，署名していただいております．
今回の処方ですが，陰証で虚証．半表半裏の寒証．気虚・気うつの傾向ありなどより，咳嗽に適応のあるものとのことで，滋陰至宝湯を考えました．ただ実際にこの漢方を使用したことがなく，自信がありません．

 松本悟

大野先生，皆様，署名活動は大変でしたが自ら協力してくれる患者さんが多く，勇気づけられることもしばしばでした．
さて，今回の症例はやや虚証，主訴は咳嗽で呼吸困難感をともなっている．気うつがあり，腹診ではわずかな胸脇苦満を認める．候補としては，私も山内浩先生と同様に柴朴湯，神秘湯そして滋陰至宝湯を考えました．柴朴湯証ではハッキリとした胸脇苦満があるでしょうし，滋陰至宝湯証では加味逍遙散が合うような心気傾向が強いように思います．神秘湯は柴朴湯に麻杏甘石湯を加えた内容に近似すると教わったので，私もこの症例には合うように思います．
回答：神秘湯

大野塾長の解答・解説は >> P179

第55回 出題・カンファレンス

症例: 85歳, 女性

事業仕分けに翻弄された年末でしたが, 2010年が穏やかに明けました. 本年もよろしくお願いします.

主 訴 血痰
既往歴 高血圧(ディオバン®), 高脂血症(ローコール®)
家族歴 特記事項なし
現病歴 数年前から痰を切るための咳嗽がつづき, 時に血痰が出現していた. X年5月28日朝, 血痰が出現. その後毎朝咳でやっと痰を排出している. 6月13日に悪寒が出現して全身倦怠感, 食欲低下して6月15日に来院
現 症 身長146cm, 体重56kg, 体温36.3℃, 血圧134/77mmHg, 脈拍103/分, 整. 咽喉の発赤なし. 胸部聴診上左下肺野に fine crackle を聴取
検 査 赤沈53mm/時, CRP 0.11mg/dl, WBC 4700/μl, KL-6 508. 胸部レ線上両下肺野に間質性陰影を認める. 痰の培養では好酸菌を認めず, 口腔常在菌のみ

漢方医学的所見
望診: 色白, 頬は薄く発赤. 体格はよさそうだが, 体力消耗した様子
舌診: 胖大, 舌質暗紅色, 舌下静脈(±)
聞診: やさしい声
問診: 悪寒がしたのは6月13日の1日のみで, その後は顔面のほてりと身体の軽度の熱感が午後になると出現する. 体温は36℃台. 体重はもともと多いほうだが, 最近次第に食欲が低下して, 倦怠感, 盗汗が出現している
脈診: 大数で有力
腹診: 腹部極軟でわずかな胸脇苦満を認める

経 過
6月15日: 脈診では大で有力ではあったが, 体力を消耗した様子, 舌の胖

大，極柔らかい腹証などから極虚証と判断．咳嗽は痰の排出のためで強くない．本例の咳嗽，喀痰にはその元に虚労があると判断．ほてり，切れにくい痰，盗汗を加味して【漢方薬】1剤を処方．

7月6日：黄色の喀痰が白色となり切れやすくなった．盗汗は持続．左下肺野の雑音が軽快傾向．

8月3日：痰は朝のみとなった．夏でも熱感がなくなり，食欲が旺盛．「気分がよくこの【漢方薬】で体が保たれているような気がする」と．

X+1年1月6日：「この【漢方薬】で生き返ったようだ．ずっとつづけたい」と．

85歳のこのご婦人を生き返らせた【漢方薬】は何でしょうか？　ご意見をお待ちしています．

▼カンファレンス

松本悟

今回の症例は主訴が血痰，というよりは慢性の咳嗽，喀痰でしょうか．非常な虚証で，顔のほてり，身体の熱感，盗汗がある．腹証は極めて軟でわずかな胸脇苦満を認める．漢方薬の候補としては，柴胡桂枝乾姜湯，補中益気湯そして滋陰至宝湯などが挙がります．古方で最も虚証向きの柴胡剤は柴胡桂枝乾姜湯ですが，この症例はもっと虚証でしょうか．補中益気湯，滋陰至宝湯の順にさらに虚証向きになると思うのですが，女性の虚労に用いられるとなると，主訴も考慮して滋陰至宝湯がよいかと思います．

回答：滋陰至宝湯

igana23

陰証で虚証，気血両虚の傾向で極虚証．症状の大元には疲労があるとのことで，人参養栄湯を考えました．

山内浩

慢性の咳，燥痰が持続し，現代医学的には慢性気管支炎の一種か，間質性肺炎の一種かわかりませんが，非定型抗酸菌症などの感染症ではない．超高齢女性，

虚証（気虚も血虚もあり）であり，ほてりや寝汗などの軽度の熱証をともなう，切れにくい慢性燥痰であることから，潤燥化痰，補気血，疏肝清熱の滋陰至宝湯をつかってみたいと思います．気虚がつよければ，補中益気湯をよく併用してみます．

新型インフル，まだまだ来ますね．最近は20歳代がぱらぱらと．重症はなく，タミフル®3日分程度，漢方は単純に葛根湯当日1日，その後柴胡桂枝湯3日分，というのが簡単でけっこう有効のようです．大多数が消炎解熱剤をすでに勝手に飲んできておりまして，発汗をともなっており，できたての麻黄湯証とはいかない面がございます．鼻炎や湿性痰がつよければ小青竜湯もけっこう効いています．

 リンゴ

慢性的につづく痰に注目し，滋陰降火湯，竹筎温胆湯，滋陰至宝湯などを考えてみました．精神症状に乏しく，切れにくい痰であることから，滋陰降火湯とします．

 ゆうじ

今回の症例ですが，滋陰降火湯，滋陰至宝湯ですごく悩みました．
自分では答えが出せず，調べてみたら，肺が虚熱をもって生じる症状で呼吸器症状（咳嗽が激しい・粘調な痰）が中心なら滋陰降火湯，全身に出てくるもの（盗汗・ほてり・午後の熱感）が中心なら滋陰至宝湯のように感じました．あとは滋陰至宝湯のほうが非常に虚症で使われるとのこと．
なので今回は滋陰至宝湯にしました．

大野塾長の解答・解説は >> P184

第56回 出題・カンファレンス

症例：14歳，女性

新型インフルエン騒ぎに巻き込まれた感のある昨年でしたが，先生方の地域でもすでに落ち着きを取り戻したのではないでしょうか．不良在庫を心配した新型インフルワクチンも底をつき始めて，ほっと一息です．
さて，今月の症例です．
例年ほどではありませんが，例年のごとく嘔吐，下痢症が散見される時期となりました．そんな症例です．

主　訴 嘔吐，下痢
現病歴 X年12月26日午前3時の早朝から腹部不快感が出現．嘔吐3回あり，午前6時から水様便が出現して来院
現　症 身長155cm，体重50kg，体温37.3℃．腹部では腸雑音亢進．圧痛なし．咽喉部，胸部聴診上は問題なし

漢方医学的所見

望診： ソフトボール部で活躍する元気のよい日焼けした中学生
舌診： 舌質淡紅色，歯痕（＋），舌下静脈（±）
聞診： しっかりした受け答えで，体力消耗はなさそう
問診： 上腹部不快感，嘔気が強く食欲がない．下痢をしているが，腹痛は排便時のみであり，腹鳴が強い．わずかに熱感があり，悪寒は感じない．排尿順調．頭痛なし．口渇なし
脈診： 沈弦
腹診： 心下痞鞭（＋＋），腹力良好

経　過 初診時：口渇がなく，排尿が順調であることから五苓散などの利水剤は不要と考えた．また，寒証でないことから裏寒証用の漢方薬も除外．虚実中間．やや熱証．上腹部の不快感，嘔気，腹鳴を目標に【漢方薬】を1剤処方．暮も押し詰まっているので次の日の来院を約束．
次の日：昨日3回服用して，嘔気と腹鳴が改善．朝は軟便があったが腹痛なし．

第56回 出題・カンファレンス

3日目:「症状は何もない」「クラブの練習に行ってよいか」と,練習開始を許可.

感染性胃腸炎に対して当院で最も頻用している【漢方薬】です.先生方の議論をお待ちしています.

▼カンファレンス

igana23

今回の漢方薬は,虚実中間・やや熱証,口渇なく排尿も順調であることなどから,「傷寒,腹中痛ミ,嘔吐セント欲スル者ハ,黄連湯之ヲ主ル」より,黄連湯と考えました.大野先生が感染性胃腸炎で最も頻用していらっしゃる処方を早く教えていただきたいと解答を心待ちにしております.

山内浩

本例の感染性胃腸炎ですが,一種の消化管の急性炎症であり,重症ではなく,心下痞鞕,腹鳴下痢,やや熱証,虚実中間などより,半夏瀉心湯を使いたいと思います.金匱要略に「嘔して腸鳴し,心下痞うる者は半夏瀉心湯之を主る」とあります.

発熱,激しい下痢,嘔吐,腹痛などで受診される胃腸炎などでは,柴苓湯,胃苓湯など五苓散を含む処方を選択しております.必要に応じて抗菌剤,補液を投与しています.ほとんど1日で改善するようです.

松本悟

私も山内先生と同じで,金匱要略の条文から半夏瀉心湯と考えます.
感染性胃腸炎には五苓散や半夏瀉心湯を使うことが多いですが,腹部膨満し腹直筋拘急の腹証があって下腹部に圧痛を触知するような時は,桂枝加芍薬大黄湯を使うこともあります.黄連湯は何故か使ったことがないのですが,心下部痛がある時には使ってみたい方剤です.また,ほとんどの場合,ビオフェルミン®やミヤBM®など整腸剤を併用しています.
回答:半夏瀉心湯

ゆうじ

私も半夏瀉心湯に1票です．心下痞鞕，上腹部の不快・腹鳴を指標にしたいと思います．

専門外ではありますが，先日も当科（泌尿器科）かかりつけの方で，感染性胃腸炎の方がいて，この処方を行い，大変感謝されました．

そういえば，一昨年の東洋医学会総会のシンポジウムで感染性胃腸炎のセッションがあって，感染早期で桂枝加芍薬大黄湯を処方する場合があるという話があったかと記憶していています．"下痢 → 大黄が入った処方"というのは西洋医学しか学んでいない私には，ぱっと思いつかないので非常に新鮮に感じました．まだ実際には処方したことがないのですが，実際にはどのように処方されるのか（何グラムを何日程度なのか）お聞きしてみたいです．

佐藤真琴

心下痞鞕（++），腹鳴から私も半夏瀉心湯と思います．

私も一番使っています．先日，感染性胃腸炎の下痢のあと数日後に便が出なくなってしまってつらい（もともと便秘の方）という方に桂枝加芍薬大黄湯を処方してみましたが，早期では使ったことがないです．

> 大野塾長の解答・解説は >> **P189**

第57回 出題・カンファレンス

症例： 69歳，男性

「梅一輪一輪ほどの暖かさ」となり杏の花ももうすぐです．小生の実家には3本の杏の老木があり，毎年杏ジャムを楽しみに花を愛でていました．という訳か，鎮咳剤として使われてきた杏仁水は今だに小生の大好物です．中国の仙人，董奉は治癒した患者さんに金銭ではなく杏の木を所望したとか．ついには鬱然とした杏林となり，杏林が医師の美称となったと伝えられています．閑話休題．今月の症例です．感染性胃腸炎のつづきといった趣ですが，医療用顆粒剤になく馴染みのない処方です．ただし，傷寒論の処方ですし，ヒントを十分にしたつもりです．挑戦してみてください．

主　訴	嘔吐
既往歴	変形性関節症
現病歴	昨夜から悪寒，頭痛が出現し，悪心・嘔吐が出現して来院
現　症	身長165cm，体重66.5kg，体温37.6℃，血圧144/88mmHg，脈拍90/分．腹部聴診上腸雑音亢進．圧痛なし

漢方医学的所見

望診： 年の割には筋肉質で体格がよい．気分が悪そうな表情
舌診： 薄い白苔，舌下静脈（+）
聞診： 咳嗽なし．喘鳴なし
問診： 頭痛，体熱感，項のこり，頭痛があり，嘔気も出現している．発汗なし．咽頭痛なし．昨日のみ軟便
脈診： 浮滑数
腹診： 胸脇苦満なし．心下痞鞕なし．その他圧痛なし

経　過

初診日：昨日の軟便，当日の悪心・嘔吐，発熱などから感染性胃腸炎と診断．心下痞鞕はないが，腸雑音亢進を考慮すると半夏瀉心湯の適応が考慮されたが，頭痛，項のこり，浮脈などから病態の主座はいまだ太陽病期にあると判断．

太陽病期の代表処方に和胃止嘔の薬能をもつ半夏を加味した【漢方薬】とした．この【漢方薬】は医療用顆粒剤には無いため，太陽病期の代表処方と「つわり」に用いられる処方を組み合わせて処方した．
2日後：悪心，頭痛が改善．
3日後：体温36.2℃．食事は通常に回復して治療終了．

ややこしいプレゼンになりました．
感冒の治療の際，麻黄剤で胃に問題が起こりそうなときには頻繁に使用している方法です．沢山のご意見をお待ちしています．

▼カンファレンス

igana23

今回はエキス剤にないとのことで，葛根湯と小半夏加茯苓湯のエキス剤2剤の組み合わせで，葛根加半夏湯かと考えました．ただ，麻黄と茯苓の2剤が気になっております．

松本悟

私も葛根加半夏湯に1票です．傷寒論太陽病中篇に「太陽と陽明の合病，下利せず，ただ嘔する者は，葛根加半夏湯之を主る」とあります．『漢方診療医典』(南山堂)「漢方薬と健康保険 8．漢方製剤の合方の方法」の表6に，葛根加半夏湯 葛根湯合小半夏加茯苓湯 とあります．葛根湯合桔梗湯，葛根湯合桔梗石膏はよく使いますが，これも今度使ってみたいと思います．
回答：葛根加半夏湯

山内浩

今回は葛根加半夏湯に私も1票です．顆粒剤の2剤併用で茯苓(と生姜)が加わり，さらに胃にやさしくなるかと思います．

原譲先生へ．インターフェロンの副作用の口内炎の患者さん，その後の経過です．現在かなり縮小，改善いたしました．食事にはさしつかえない程度となり，

痛みもわずかです．白苔も消失，右頬粘膜の限局性腫脹，発赤を残す程度です．その後の治療としては，十全大補湯，ウルソ®，強力ネオミノファーゲンC®60ml静注，週3回，といったところです．ほかに以前からの降圧薬，DMにたいするα-GIなどの内服です．2月のALT，ASTは10台とまったく正常化し，大変よい状態となりました．HbA1cは7.6%と高めですが，まあよいと思っています．食べ過ぎてしまうのですが，高齢でもあり大目に見たいと思います．ご報告まで．

skm

漢方は初心者で，いつも大野先生はじめ諸先生方の御説を拝読しております．
大野先生，先日は金沢でのご講演ありがとうございました．今回の症例は，その時の講義ノートを引っ張り出して調べました．私も葛根加半夏湯を考えました．

原譲

山内浩先生．患者さんの近況報告ありがとうございました．回復されてよかったですね．口内炎の症状がアクティブなのに，補剤で効果が出るんですね．なかなか奥が深い症例でした．ありがとうございました．

今回の症例ですが，先日，同じような症例を経験しました．
二匹目のドジョウをねらい，私も葛根湯＋小半夏加茯苓湯を出そうとしたのですが，太陽病期のはきけに対して，手の太陰肺経「魚際」の温灸刺激を行ったところ，なんと，嘔気が無くなってしまいました．という訳で，私の患者さんには葛根湯のみ処方しました．まだちゃんと，この「魚際」の効果については考察していないのですが，不思議ですね．

ゆうじ

私も葛根加半夏湯に1票です．ちなみにこの処方，通常成人の場合，両方とも3包内服で，小半夏加茯苓湯は食前，葛根湯が食後ということでよろしいでしょうか？

大野塾長の解答・解説は　>>　P198

第58回 出題・カンファレンス

症例：23歳，男性

桜の便りに浮き立ってくる季節です．この季節になりますと小学校入学式の日の満開の桜を思い出します．当地はまだ3分咲きですが，「春在枝頭已十分」（宋・戴益）の心持です．
今月の出題は基本中の基本の処方が有効であった症例です．

主 訴 倦怠感
既往歴 特記事項なし
現病歴 X年11月ごろから頭痛をくり返しOTCの頭痛薬を頻繁に服用．同時に蕁麻疹も出現するようになった．同年12月31日から37.2℃程度の発熱と全身倦怠感がつづき，X＋1年1月8日に近医受診し精査するもアレルギーのみで異常所見なく，蕁麻疹に対してアレジオン®を処方された．1月15日微熱と倦怠感が持続しているといって来院
現 症 身長177cm，体重78kg，体温36.5℃，血圧86/40mmHg，脈拍68/分，整．皮膚・関節・胸腹部に異常所見なし
検 査 CRP＜0.05mg/dl，赤沈17㎜/時，IgE 233mg/dl，Eosino 8.3%．その他血算，生化学に異常所見なし

漢方医学的所見
望診： 筋肉質で頑強な体格にみえる
舌診： 老舌，白苔，舌質紅，舌下静脈（＋）
聞診： 声に力がない
問診： 体温上昇の前には時に悪寒を感じる．体温が36.5℃を超えると倦怠感が出現する．蕁麻疹はアレジオン®で治まっているようだ．最近，体温が上昇すると咳が出そうな，胸部の違和感を感じる．上腹部が重苦しく，食欲不振傾向にあり，軟便傾向となっている．不眠なし．ストレスも感じない
脈診： 弦
腹診： 腹力良好で心下支結（＋＋）

> **経　過**　瘀血，水毒，気虚・気うつ・気逆など症候は顕著なものを認めない．少陽病期，虚実間，心煩，弦脈，心下支結を胸脇苦満と読み替えて【漢方薬】を処方．
> 3日後に来院．昨日から悪寒・熱感を感じない．体温が36.2℃程度．食欲不振軽快．倦怠感なし．「半年前の元気なときに戻った感じ」．1ヵ月処方．
> 1ヵ月後に再診．「アレジオン®を中止しても蕁麻疹なく，疲れ知らずで快適に暮らしているのでこのまま服用したい」と．2ヵ月処方．
>
> 先生方のご意見をお待ちしています．

▼カンファレンス

山内浩

この症例は少陽病の熱証で，微熱，倦怠，食欲の低下，心煩がありますから，柴胡剤による消炎，解熱や健胃作用が期待されるところかと思います．弦脈は少陽病にみられる脈です．
そこで，小柴胡湯が第一候補かと思いますが，柴胡桂枝湯，柴胡桂枝乾姜湯，さらに補中益気湯などが鑑別となります．気虚はメインではないことより補中益気湯は可能性が少ないでしょうが，倦怠感，微熱を重視するとこれも候補となります．あとの2方は，どちらかといえば，ストレス性の諸症状に私としてはよく用いておりますので，鑑別すべきですが，虚実中間というとらえかたであれば柴胡桂枝湯よりは小柴胡湯に軍配があがるようです．
心下支結を重視すれば，柴胡桂枝湯から始めるかと思います．しかし胸脇苦満ととらえておられますので，小柴胡湯に分があるようです．
わずか数日のうちに効果があらわれているのは，まさに名医の処方と言わざるをえません．

igana23

今回の症例ですが，虚実間証，半表半裏，熱証の傾向で心煩・弦脈，心下支結〜胸脇苦満がみられるので，柴胡剤が適応かと思われ，その中でも筋肉質の体

格ということから，私も小柴胡湯に 1 票です．

 ゆうじ

私は小柴胡湯と柴胡桂枝乾姜湯と最後まで迷いましたが，柴胡桂枝乾姜湯としたいと思います．
小柴胡湯よりはやや虚証よりかもしれませんが，もともと頭痛で OTC を服用しており，腹証で心下支結とあるので，桂枝を入れてあげたほうがいいかと感じたもので……．

 松本悟

私も小柴胡湯に 1 票です．咳が出そうな胸部の違和感というのも小柴胡湯証の一つと捉えてよいと思います．
回答：小柴胡湯

大野塾長の解答・解説は >> P209

第59回 出題・カンファレンス

症例：53歳，女性

先生方，十分な連休を取れましたでしょうか．小生はこの時期恒例となった中国での1週間を過ごしてまいりました．世界遺産の実物の武威山までも背景に使い，3000人の観客席が360度4回転するミュージカルは壮大無比，圧巻でした．街にはレクサス，ベンツ，BMWなど高級車が溢れ隔世の感があります．今年は現代中国の象徴を垣間見るするような旅となりました．20年前に過ごした中国をむしろ懐かしくさえ思い出しています．

さて今月の出題です．漢方薬でなければという思いを新たにした症例です．

主 訴 噯気(あいき)
既往歴 特記事項なし
現病歴 以前より兆候があったが，1ヵ月前から噯気が多発．上腹部痛と腹脹を自覚して近医受診．検査には異常がなくモサプリド（ガスモチン®），レベプラゾール（パリエット®）が処方されたがまったく効果がないといって来院
現 症 身長161cm，体重60kg，血圧129/72mmHg，脈拍67/分，整
検 査 腹部単純撮影で胃が拡張，顕著な大腸ガスが認められた

漢方医学的所見

望診：体格は良好だが，血色が優れず神経質そうな表情．動作が緩慢
舌診：嫩，薄白苔，歯痕（+），舌下静脈（+）
聞診：声が小さい
問診：わずかな上腹部痛と強い上腹部の腹脹を感じる．排便，排尿，睡眠は順調．冷え症なし．ほてりなし
脈診：沈遅細弱
腹診：心下痞鞕（+），心下振水音（±）

経 過 望診，舌が痩せていて嫩(どん)と表現され，弱脈などからやや虚証と判断．脾胃の虚があり歯痕舌とわずかではあるが心下振水音を聴取したことから，

脾胃に対応し，噯気によく用いられる利水剤系の漢方薬を考慮．さらに神経質そうな風貌，動作の緩慢から気滞も考慮した【漢方薬】とした．
1週間後：噯気と上腹部の腹脹が軽快傾向．心下痞鞕が緩んできた．
5週間後：症状消失．舌は薄舌苔，歯痕（±），舌下静脈（±）．沈遅細脈となり弱脈では無くなった．しばらく服用を継続することとした．

多くの先生方のご意見をお待ちしています．

▼カンファレンス

 松本悟

今回の症例は主訴が噯気で，やや虚証．脾胃の虚があり，腹候では心下痞鞕，心下振水音を認める．そして気滞もある．
脾胃が虚しているというと，六君子湯がまず思い浮かびますが，噯気によく使うとのことから茯苓飲かな，と思いました．漢方所見からは平胃散との鑑別となりそうですが，よく分かりません．下痢をともなわないので茯苓飲でいいのかな，と思います．
回答：茯苓飲

 山内浩

松本悟先生の茯苓飲に1票です．ただ，ガス膨満を含め気滞，気うつがありますから，さらに半夏厚朴湯を合方したらより有効かと思われます．茯苓飲合半夏厚朴湯です．
六君子湯は脾虚で痰飲を兼ねるものに用いますが，胃腸虚弱で脾虚が強く，消化吸収機能も低下し，胃下垂などの筋緊張低下をともなっている印象が強いです．一方，茯苓飲は脾虚といっても，もともとさほど胃弱ではなく，胃内にガスが停滞，充満し，溜飲があり，そのため胃ぜん動が抑制され，膨満感，げっぷをきたしやすいものに適応するといわれます．胃食道逆流にも抑制効果があるようです．枳実，厚朴にはぜん動促進作用があるようです．

大野塾長の解答・解説は >> P215

第60回 出題・カンファレンス

症例：39歳，女性

今週はゴールデンウィークの4週後で比較的落ち着いた診療ができています．気候も穏やかで朝の川縁の散歩の時に鶯がまだ啼いていました．江南ののどかな春を詠った杜牧の「千里　鶯啼いて　緑　紅に映ず」なんて漢詩を思いだしました．
今月の症例は39歳のキャリアウーマンです．

主　訴　不眠症
既往歴　夜間頻尿（苓姜朮甘湯で改善）
家族歴　特記事項なし
現病歴　X年3月10日寝つきが悪くなったといって来院
現　症　身長159cm，体重42kg，血圧99/58mmHg，脈拍89/分

漢方医学的所見

望診：緊張した面持ち．肌はかさつきを認める
舌診：舌尖紅（+++），灰黄白苔を舌根部にわずかに認める．紅点，舌下静脈（+）
問診：苓姜朮甘湯で夜間頻尿が改善した以後は冷えはなくむしろ熱感．前年の10月から会社で部長に就任して「責任が重くなり精神的・肉体的にとってもハード」と．X年1月から盗汗が出現．肩こり，頭痛，不眠傾向となり，近医受診．検査に異常なくデパス®を処方されたが「頭がぼーっとして仕事にならない」と．便通・排尿に異常なし
脈診：滑
腹診：腹力軟．わずかな臍上悸

経　過　主に神経の緊張を肝気上亢と捉えて抑肝散を投与．舌尖の強い紅色は軽快．肩こり，頭痛も改善．
4週間後来院：不眠が持続して，肌荒れ（枯燥）が悪化と．脈が弦となっていた．
5月16日：心身ともに疲れ（体質・体力ともに'虚証'），肝血不足が示唆されていると解釈して，ある【漢方薬】に変方．

6月13日：ここ2週間はぐっすり眠れるようになった．

どんな【漢方薬】に変方したのでしょうか？　沢山のご意見をお待ちしています．

▼カンファレンス

 tabula

今回の症例ですが，抑肝散にて肝気上亢は改善したものの，肝血不足とのこと．肝血と虚証をキーワードに調べたところ，酸棗仁湯に行き着きました．君薬である酸棗仁は肝血を養い，臣薬の川芎は，酸棗仁を助けて肝鬱を散ずると．金匱要略には「虚労虚煩，眠るを得ざるは，酸棗仁湯之を主る」とありますが，いかがでしょうか．

 松本悟

今回の症例は虚証の方で，主訴が不眠．盗汗，皮膚枯燥，虚労虚煩，そして腹候から，私も tabula 先生の酸棗仁湯に1票です．
不眠を主訴に来院される患者さんには，まず安定剤や眠剤を出してしまいますが，少量でもぼーっとしたり，フラついたりする方はいますね．漢方薬があるので助かっています．
回答：酸棗仁湯

 山内浩

小生も酸棗仁湯に1票です．
ただ，この処方は使い方がむずかしいですね．虚証，肝血不足，陰虚（陰液不足），心身疲労などを目標に使用してみますが，有効例と無効例がはっきりしているような感じです．昔ある先生から，1日2包，分2（夕食後に1包，寝る前に1包）がよく効くと教わりそのようにしていますが，寝る前だけ飲むよりも有効のような感じです．若い人には少なく，高齢者に適応が多いようです．
私も抗不安薬を結構使っております．精神科専門医にはしかられそうですが，

悩み多き患者さんにとにかく眠っていただかないことには治療が進まない場合も多いですね．
ベンゾジアゼピン系は習慣性その他にてよろしくないということは昔から聞かされていますが，ごく少量の同系薬と酸棗仁湯との合理的？併用を臨床医としてやっておりますが，問題が生じたケースはあまりありません．むしろ，精神科でうつ病，パニック障害などの病名で複数の睡眠導入剤を多用され，どうにか漢方で眠剤を減らしてほしいと漢方外来を受診される患者さんが誠に多いと感じております．
漢方不眠薬の今日的な使い方について詳しい先生，よろしくご教授ください．

 ゆうじ

今回は，まず気逆・肝気上亢と考え抑肝散を使い，その後の気虚・血虚・肝血不足ということでしょうか．私も酸棗仁湯でお願いします．

胸脇苦満がなく気血両虚でつかれやすいとなると帰脾湯などは鑑別処方に当たりますでしょうか？　気虚がベースにあって汗がなかなか止まらない方には黄耆が入った方剤が良いと，以前の大野先生のご講義でお聞きしたような記憶がありますので……．

大野塾長の解答・解説は ≫　P219

第61回 出題・カンファレンス

症例：58歳，女性

「ゲリラ豪雨」とやらが各地を襲って梅雨も趣がなくなりました．しばらく前，温暖化が進むと日本列島は水浸しになるという予想を聞いたような気がします．今日は一転真夏模様です．天候不良のためか，時ならぬ百日咳・感冒の対応に追われています．

さて，今月の症例は58歳の女性で，傷寒論から抜け出してきたような症状を呈した症例です．こんな病態もあるのだということを教えられました．

主　訴　動悸
既往歴　リウマチ性多発筋痛症（薏苡仁湯，プレドニゾロンで2年で寛解；当院），うつ状態（ジェイゾロフト®，デパス®服用中；心療内科）
現病歴　2日前に頭痛・悪風・倦怠感などの感冒症状が出現して，市販薬の葛根湯を服用．昨日から発汗．頭痛・悪風は改善．本日朝から倦怠感が強くなり，下腹部に強い動悸が出現し，胸苦しいような不安感・不快感があり来院
現　症　身長147cm，体重46kg，体温36.2℃，血圧143/81mmHg．脈拍77/分，整．胸部聴診上異常なし．腹部で腸雑音の亢進を認める

漢方医学的所見

望診：今にも倒れそうで不安が強そうな青白い顔貌
舌診：燥剥白苔，舌質淡紅色，舌下静脈（±）
聞診：弱々しい声
問診：葛根湯を服用して，汗を十分にかいて風邪の症状はよくなったが倦怠感が強くなって下腹部に動悸が出現した．この動悸がだんだん強くなって心臓もおかしくなりそうと言う．排便あり，排尿に問題なし
脈診：沈弱
腹診：腹力軟，心下痞鞕

経　過　発汗後に生じる症候として傷寒論に記載されている病態と捉えて【漢方薬A】を処方しようと考えたが，本方の顆粒剤がなく，煎じることは出来

第61回 出題・カンファレンス

ないということで,【漢方薬B】と【漢方薬C】の合方とした.
2日間の服用で倦怠感と下腹部の動悸が改善.本処方で気分がよく,継続したいと.2週間後に来院して,ジェイゾロフト®が不要となった.
〈ヒント1〉
【漢方薬B】は虚証の神経症(不眠・驚きやすい・動悸など)に広く用いられている処方で,【漢方薬C】は気逆と水毒を目標に眩暈に頻用される処方.
【漢方薬B】と【漢方薬C】を合方して【漢方薬A】の類似処方としました.
〈ヒント2〉
「奔豚気」と呼ばれる病態を考慮しました.

プレゼンがややこしくなりましたので,ヒントを付けました.沢山のご意見をお待ちしています.

▼カンファレンス

igana23

今回の問題ですが,虚証の奔豚気ということで,苓桂甘棗湯ですが,甘麦大棗湯と苓桂朮甘湯との合方と考えました.

山内浩

絵にかいたような貴重な症例問題をありがとうございます.
igana23先生の甘麦大棗湯と苓桂朮甘湯の併用で,苓桂甘棗湯の代用とされることに賛成です.
甘麦大棗湯,苓桂朮甘湯,それぞれの単独処方の機会はありますが,苓桂甘棗湯まで日常では深く考えず,なかなか思いつきません.発汗後の奔豚気,動悸というところを見逃すことが多いと反省します.実際はこの証はすくなくないのでしょうね.動悸の鑑別診断,なかなかむずかしいです.

数ヵ月前,ご相談したインターフェロン後の副作用としての難治性口内炎の患者さんのその後の経過ですが,いまではすっかりよくなりました.漢方は投与前からの十全大補湯(気血両虚)の継続です.口内炎用のステロイド軟膏も不

要になり，わずかに両頬粘膜の限局性腫脹，発赤を残し，かるくしみる程度で，食欲旺盛です．IFN のかわりに強力ネオミノファーゲン C® 静注を週数回再開し，ウルソ® も処方しておりますが，嬉々として受診されています．AST，ALT は 2 ケタ高値ですが，安定し，血小板数は治療前より上昇して 10 数万をキープしており，これは不完全ながらも IFN の部分的効果と考えられます，肝がんの兆候は全く見られません．IFN のその他の副作用（全身倦怠，疲労感，食欲低下など）からすっかり解放されて，太ることを心配されているような状況ですが，HbA1c は 6% 台後半にて糖尿病のコントロールは可というべきでしょうか．
高齢者やある程度肝硬変に進んだステージの C 型慢性肝炎の IFN 治療の実際は難しい面があると考えさせられます．ただ，漢方という治療手段があることは，たとえ肝硬変でも患者の QOL 向上に希望を持たせてくれますね．

松本悟

私もヒントから苓桂甘棗湯（苓桂朮甘湯＋甘麦大棗湯）と考えます．奔豚というと，この苓桂甘棗湯，そして桂枝加桂湯や奔豚湯といった方剤が挙がりますが，私は経験がなく，その使い分けはどのようにするのでしょうか．また，このエキス剤の合方だと甘草の量が気になってしまうのですが，実際はどのように処方されたのでしょうか．ご教示いただければ幸甚です．
回答：苓桂甘棗湯（苓桂朮甘湯＋甘麦大棗湯）

ゆうじ

ヒントを読む前までは何を処方してよいものかわかりませんでした．
ただ，どうも私の頭の中では，奔豚気 → 苓桂甘棗湯という思考回路になってしまっており（笑），今回の問題では，ヒントをみてようやく答えが見つかったというところです．回答：B 甘麦大棗湯，C 苓桂朮甘湯
漢方を勉強し始めてから，時々この奔豚気という言葉を目にしますが，まだ自分の中で正確なイメージがつかめてない気がしております．
松本悟先生がご質問なさった，奔豚の際の処方鑑別と一緒に，奔豚という概念や，具体的にどのような症状があったときに奔豚と診断するのかご教示いただけると幸いです．

大野塾長の解答・解説は >> P222

第62回 出題・カンファレンス

症例: 47歳,女性

ご多分に漏れず熱中症の来院者が増えています．畑に出かける前の白虎加人参湯，嘔吐・頭痛がでたら五苓散，発汗がつづき体力消耗，食欲不振に清暑益気湯などと漢方薬が活躍しています．
暑い最中でありながらクーラーを親の敵のごとく嫌っている冷え症の患者さんも少なくありません．冷え症と熱中症に翻弄されて苦労が多いことです．
さて，今月の症例は生来冷え症をお持ちの方です．

主 訴 腰痛
既往歴 更年期障害（女神散で改善），頭痛（呉茱萸湯で改善）
現病歴 平素は冷え症に悩んでいたが，更年期障害でほてり，発作的発汗がつづき，半年間の女神散服用で軽快．ほてりが軽快したら夏だというのに生来の冷え症を感じるようになって腰痛が出現した．近医での検査ではレ線等異常が認められず，鎮痛剤を処方された．一定時間は痛みが緩和するも，「朝の腰痛が辛い」と言って来院
現 症 身長162cm，体重51kg，血圧96/56mmHg，脈拍73/分，整

漢方医学的所見
望診: 顔色不良（貧血様）
舌診: 尖紅，紅点，燥白苔，舌下静脈（＋）
問診: 腰痛は朝，昼寝の後などが辛く，起き上がるのに苦労する．歩きはじめれば痛みも倦怠感もなく歩行に不自由はない．食欲はあるが生来の胃弱で，胃薬を処方されているが，鎮痛薬で胃もたれに悩んでいる．足の冷えが強い．強くはなくなっているが顔面にほてりを感じる．不眠なし，排便・排尿に問題なし
脈診: 沈遅緩
腹診: 腹力軟，心下痞鞕

経 過 虚証，寒証，脾虚，血虚などの兆候があり，朝の腰痛を目標として【漢

方薬】を処方．
4週間後：クーラーによる冷えが耐えられるようになって，腰痛が軽快．冷房病にも使われる処方として面目躍如であった．しばらく継続とした．
どんな【漢方薬】が適応でしょうか？　ご意見をお待ちしています．

▼カンファレンス

 tabula

私のつたない考察に少しだけお付き合い下さい．大野先生のプレゼンから患者さんのイメージがよく伝わってまいります．もし，腰のあたりに激しい冷えを感じるのならば，苓姜朮甘湯あたりを考えますが，血虚・脾虚には応じません．温め，止痛となれば，当帰・川芎・芍薬のトリオは欠かせず，脾虚に対し人参・甘草・生姜を使い，更に呉茱萸も加えれば……温経湯でいかがでしょうか．下焦の虚寒と捉え，ほぼ網羅できるかと思うのですが……．

 原譲

今回の症例ですが，活血化瘀，理気止痛，補血建脾，温裏袪寒を目的に，芎帰調血飲第一加減（一貫堂）なんぞもおもしろいかと思います．ただ，脾虚が強そうで，地黄が気になりますので，少し減らしたほうがよいかもしれません．

 松本悟

虚証の方で，主訴は腰痛．寒証，脾虚，血虚があり，更年期障害，頭痛の既往がある．そして，冷房病にも使われるとのヒントから，五積散証と考えます．
ところで，クーラーによる感冒では麻黄附子細辛湯を出すことが多いのですが，このような感冒に五積散を出す場合，その鑑別はどのようにするのでしょうか．実際，感冒に対して五積散を出したことはないのですが……．
回答：五積散

 山内浩

本症例には松本悟先生の五積散に1票です．おだやかな薬でとてもよろしいですね．高齢者で長年愛用しておられる患者さまが多いです．あまり激しくない

腰痛で，動いているうちに次第に痛みは軽減するような人に合うように思います．冷えと痛みが強ければブシ末を加味します．瘀血があれば駆瘀血剤（当帰芍薬散，加味逍遙散，桂枝茯苓丸など）もときどき併用しています．

 ゆうじ

血虚・虚証・寒証の腰痛ということで，疎経活血湯か五積散で迷いました．というか，今でも迷っております（笑）．冷房病というと確かに五積散だし，夜間や起床時に疼痛が激しいということなら，疎経活血湯でもよいような気がします．つたない私の理解では，この2つの処方の違いの一つに駆瘀血剤の有無があるように思えます．ただ2剤ともあまりにも配合生薬が多すぎて比べるのが難しいですし，処方そのものの理解も難しいです．鑑別点などご教示いただけるとうれしいです．

いろいろ迷いますが，今回はあまり瘀血の兆候がないようですので，五積散でお願いいたします．

大野塾長の解答・解説は ≫ P238

第63回 出題・カンファレンス

症例：60歳，男性

熱風にさすがの雑草も茶色に変色しかけた朝の土手でしたが，9号台風の余波の雨で復活しそうです．昨年まで土手に綺麗に並んでいた曼珠沙華がまた恋しくなってきました．
今月は治療に難渋することが多い顎関節症に対して，ごく一般的な風邪の漢方薬が著効した症例です．

主　訴　左顎関節痛
既往歴　高血圧（アムロジピン服用中）
現病歴　X年2月に左顎関節痛が出現．歯科・口腔外科などで検査，治療を受けたが無効．心療内科を紹介されアナフラニール®，デパス®，マイスリー®を処方され，2年が経過したが症状がとれないとX＋2年10月に来院
現　症　身長174cm，体重70kg，血圧118/83mmHg，脈拍64/分，整．胸腹部に異常所見なし
検　査　各医療機関での検査に異常なし

漢方医学的所見
望診：体格は良好だが，血色不良で動作が緩慢
舌診：湿潤，薄白苔，舌質紫紅色，舌下静脈（＋）
聞診：声に力がない
問診：以前から四肢の冷えあり，最近全身倦怠感が強くなった．風が冷たい日には痛みが強くなる．排便，排尿，睡眠は順調
脈診：沈遅細弱
腹診：腹力中等度

経　過　倦怠感と冷えがあり，沈脈（裏証）・遅脈（寒証）・細脈（気血両虚）・弱脈（虚証）等から表裏の寒，陽気の虚損と判断．【漢方薬】を2週間処方．2週間後：「服用3日後から顎関節痛がない」と．時期的に寒さに向かう時期なのでとさらに2週間処方．

4週間後:痛みなし,倦怠感なし,元気になったからもういいでしょうと廃薬.
X + 3年4月:感冒で来院.「この冬の間,顎関節症はまったく出現がなかった」と.
〈ヒント〉
虚弱者の感冒に頻用される処方です.補陽剤の一種で附子を含みます.

原因不明の顎関節痛は西洋医学でも,無論漢方薬でも特効的に効く治療薬がありません.時に漢方医学の診断・治療のプロセスが有効な場合があります.どんな【漢方薬】が使われたでしょうか? 多くのご意見を期待しています.

▼カンファレンス

igana23

陰証で表裏の寒証ということから,麻黄附子細辛湯を考えました.

松本悟

私も麻黄附子細辛湯に1票です.頓服で使うなら三和の芍薬甘草附子湯も効きそうに思いました.
回答:麻黄附子細辛湯

山内浩

おそらく麻黄附子細辛湯かと私も思います.効果が劇的! 見事ですね.この処方はふだん,寒証,虚証の風邪,アレルギー性鼻炎にとても重宝しております.毎月のように何日分かもらって帰る患者さんがとても多いです.腰痛にも応用しておりますが,大野先生のような使い方はたいへん勉強になりました.なかなか最初からスパッと処方できないです.

本題から外れて恐縮ですが,今日の新患で,数年以上にわたる原因不明,難治性の慢性咳嗽,60代の女性が来られました.この数年来の処方内容がワープロで細かく記載されたものを持参され,読むのもたいへんです.咳喘息であるようなないような病態不明の咳き込みが慢性化し,抗不安薬でも副作用ありと中

止．西洋薬に過敏であり，アドエア®も無効！　漢方はなにをやっても無効という触れ込みで，本日は大学病院で肺CTまでやってもらって，全く異常なしとのことでした．漢方では柴胡含有剤が合わない！とまで申されまして，まいってしまいますが，咳以外にときどき少量の鼻水があることをやっとを聞きだし，それならアレルギー性鼻炎もあるでしょうねということで，苦し紛れに小青竜湯，半夏厚朴湯各2包の単純な処方としました．
大野先生のご出題を見まして，麻黄附子細辛湯の証があったか，次回に検討したいと思いました．どうなりますやら．一応，IgE-RASTを採血しておきました．

tabula

今回の出題ですが，やはり麻黄附子細辛湯ですか．一見しっかりした体格ながら，元々の冷え，脈が沈遅細弱．ただ，自分ひとりでは，こうした弁証論治がなかなか出来ません．

ところで，私も慢性咳嗽の60代の女性を経験しました．これまで大抵の慢性咳嗽は対応してきましたが，この方は，山内浩先生と同じようにありとあらゆる検査，治療を行い，結局，鎮咳剤の頓服という全く芸のない処方で半ば諦めておりました．ところがある日，住んでらしたアパートの立ち退き問題が浮上し，抑鬱的となり，喉の違和感も認めたため半夏厚朴湯をお出ししたところ，表情の改善とともにあれだけ悩ましかった乾性咳嗽がケロッと消えてしまいました．結果オーライでしたが，まだまだ修行が足りないのですね．山内先生の患者さんも良くなられるとよいですね．

ゆうじ

"原因不明の顎関節痛は西洋医学でも，無論漢方薬でも特効的に効く治療薬がありません．ときに漢方医学の診断・治療のプロセスが有効な場合があります．"
この考え方，とても大切なんだなぁと思いました．
もしかしたら，この患者様の主訴が腰痛や耳鳴りや筋肉痛だったとしても，この処方が選択のひとつになるのでは……などと考えておりました．
麻黄附子細辛湯でお願いします．

追伸；2週間前，慢性骨盤痛症候群でセルニルトン®をずっと飲んでいる方が，

奔豚気と思われる症状を呈しました．そこで症例問題を思い出し，薬剤部に無理を言って苓桂甘棗湯を処方しました．先週末にお越しいただいたのですが，症状が改善したとのことで，感謝されました．大野先生をはじめ，先生方のおかげです，ありがとうございました．

大野塾長の解答・解説は ≫ P247

第64回 出題・カンファレンス

症例： 21歳，男性（学生）

朝の散歩道に待ちに待った曼珠沙華が今が盛りと群生して朝日と赤を競っています．今年ももう秋です．
今月の漢方薬は基本的には1剤ですが，一時的に2剤の併用となりました．

主　訴 鼻閉
既往歴 花粉症
現病歴 中学生のころから花粉症を発症．年々症状が強くなり鼻閉が通年性となって耳鼻科受診．アレルギー性鼻炎，慢性副鼻腔炎の診断でクラリス®，ニポラジン®，オノン®，ナゾネックス®を処方された．眠気，下痢，喉の乾きがあってつづけられないといって来院
現　症 身長174cm，体重66kg．咽喉頭に異常なし

漢方医学的所見
望診： バスケット部に所属していて筋肉質
舌診： 引き締まった舌，薄い白苔，舌質紅，舌下静脈（±）
聞診： しっかりした太い声
問診： 卒論の時期で肩こり，頭痛を感じる．普段は下痢も便秘もない
脈診： 浮実
腹診： 緊張良好

経　過
初診：項背部のこり，副鼻腔炎を目標に本朝経験方の【漢方薬A】1剤を処方．
2週間後：眠気，下痢，乾きがなくて少しはよいが時々喉に濃い鼻汁が落ちる．「どうもさっぱりしない」「両頬部に熱感と痛みがある」ということで，化膿性の皮膚疾患に適応のある【漢方薬B】を1剤追加した．
4週間後：「【漢方薬B】を追加してからむしろ鼻汁が増えたが頬部がさっぱりして頭がすっきりした」と，追加した【漢方薬B】を休薬として最初の【漢

方薬A】のみとした．

3ヵ月後：「最近は朝夕の1日2回のみ服用している」と．

最初の【漢方薬A】と追加した【漢方薬B】は何でしょうか．多くのご意見をお待ちしています．

▼カンファレンス

igana23

今回の漢方ですが，実証で陽症で，肩こりと頭痛をともなった慢性副鼻腔炎ということで，最初の漢方薬Aは葛根湯加川芎辛夷，追加した漢方薬Bは排膿散及湯と考えました．

佐藤真琴

私も葛根湯加川芎辛夷と思いましたが，追加処方はよくわからず……，荊芥連翹湯ではいかがでしょうか．

山内浩

漢方薬Aは葛根湯加川芎辛夷，漢方薬Bは十味敗毒湯かな，と思いました．ところで副鼻腔炎には辛夷清肺湯をよく使っています．肺熱というのでしょうか，炎症が強く，鼻漏ないし鼻閉がつよいものによい結果をえています．咳や痰にも効くようです．鑑別などご教示くだされればと思います．

別件ですが，先月の慢性の咳嗽患者さまですが，結局初診のみで再診には来ませんでした．なぜこのような患者さまが増えてきているのでしょうか．医師を試そうというような患者さまですね．せっかく検査もしたのに結果を説明する機会もございません．いままで私にも何度かあります．東京（前勤務先の非常勤）ですからあちこちからやってこられます．真剣に向き合い，多分30分くらいかけて診察したのですが．逐次処方の修正は日本漢方の基本でもあります．患者さまがなにを求めているのか，いずれにしても難治化した，前医の紹介もなしに漢方外来に突然いらっしゃる患者さまにはとても疲れるような気がいたしま

すね．1回の診察ですべてが理解できるはずもないのですが，患者さまは名医を求め続けるのでしょうか．ときどき，漢方外来がいやになる日もありますね……．ロートル医のたわごとでございます．

小生が一番多く診ているアトピーの患者さま（初診患者の3分の1）では，重症にもかかわらずステロイド拒否がいまだにございまして，悲しい思いをいたします．薬局漢方（OTC）でいまだに次から次へと効いていない高価な漢方を売りつけられて，QOLの低下している患者さまが，救いを求めて当院にはお出でになります．悲しいことです．

 tabula

最初の漢方薬Aは，皆さんと同じく，葛根湯加川芎辛夷とします．追加の漢方薬Bは悩みましたが，自らの経験も併せて排膿散及湯を選択します．

 松本悟

漢方薬Aは葛根湯加川芎辛夷で異論はありません．問題は追加の漢方薬Bですが，十味敗毒湯，排膿散及湯，そして荊芥連翹湯，どれも効きそうです．化膿性皮膚疾患に適応があるとのヒントから十味敗毒湯かな，と思っていました．igana23先生の排膿散及湯との答えをみて，これも化膿性の皮膚疾患の適応があると言えるので分からなくなりました．腹候に胸脇苦満の記載がないので自信はないのですが，第一印象を大事にして，私も山内浩先生の十味敗毒湯に1票です．
回答：漢方薬A 葛根湯加川芎辛夷，漢方薬B 十味敗毒湯

 ゆうじ

漢方薬Aは葛根湯加川芎辛夷で漢方薬Bは排膿散及湯と思いました．胸脇苦満も無い様子なので，私も排膿散及湯に1票です．
化膿性皮膚疾患という限定でのお話でしたので，議論にも出てこなかったと思いますが，2つ目の処方として桔梗湯などはいかがでしょうか？　桔梗湯は喉の炎症の時のみに使用するものなのでしょうか？　ご教示いただけますか．

大野塾長の解答・解説は ≫ P252

第65回 出題・カンファレンス

症例：44歳，女性（公務員）

冠雪した富士山が朝日に輝いています．もう師走が迫ってしまいました．
インフルエンザの予防接種と風邪の患者さんで大野クリニック院長も鼻水たらして診療となってしまいました．
今月は顆粒剤1剤で快適な生活を取り戻した症例です．

主　訴　胃もたれ
既往歴　発作性上室性頻拍症（ワソラン®服用中）
現病歴　半年前から胃もたれの症状が出現．近医からガスモチン®投与されたが無効．同医院で六君子湯が追加処方された．足関節部位の浮腫が軽快したが，胃もたれが改善せず，時に嘔吐もあり胃がんを心配して内視鏡の検査希望で来院
現　症　身長160cm，体重62kg，血圧113/60mmHg，脈拍76/分，整．胸腹部に異常所見なし
検　査　血液生化学では中性脂肪187mg/dl以外異常所見なし．胃内視鏡で表層性胃炎を認めた

漢方医学的所見

望診：血色がよく，体格も中等度．以前あったという浮腫なし
舌診：湿潤，薄い白苔，歯痕（＋），舌下静脈（±）
聞診：明瞭な言語で気力も充実している感じの発声
問診：下痢・便秘なし．食欲はあるが心下痞，嘔気，時に嘔吐がある．睡眠
　　　　は十分．冷えなし．生理順調・生理痛なし
脈診：沈滑
腹診：心下痞鞕（＋），心下振水音（±）

経　過

初診：六君子湯で浮腫が改善したが，結局六君子湯が無効であった．心下振水音，歯痕舌を認めたことから水毒の存在が示唆された．本例の胃もたれは

気虚に基づくものでないことから人参・朮の組み合わせの漢方薬を省き，水毒に基づくと考え脾胃の痰飲に対する基本方剤である【漢方薬】1剤を投与．
4週間後：嘔気・嘔吐が消失．「食欲が出すぎているのが難点」と話す．
8週間後：「最近頻脈発作がないことに気づいた」と．
6ヵ月後：「ワソラン®不要じゃないですか」と．そのまま継続してもらっている．

本【漢方薬】は六君子湯ほか多くの漢方薬に組み込まれています．単純な処方ですので方意がはっきりしていて使いやすい処方です．
多くのご意見をお待ちしています．

▼カンファレンス

 igana23

今回の漢方ですが，水毒が著明で，心下振水音がみられ，六君子湯が無効であったとのことから，二陳湯を考えました．五苓散も考えましたが，六君子湯に組み込まれている処方とのことから，二陳湯としました．

 松本悟

脾胃の痰飲に対する方剤が問われています．小半夏加茯苓湯，半夏厚朴湯，二陳湯，六君子湯などが思い浮かびます．小半夏加茯苓湯に厚朴と蘇葉を加味した半夏厚朴湯．小半夏加茯苓湯に陳皮と甘草を加味した二陳湯，さらに二陳湯に人参・白朮・大棗を加味した六君子湯です．
私も最初は二陳湯かな，と思いましたが，二陳湯は陳皮・甘草を含む理気剤でもあります．単純に痰飲（水毒）による病態を改善するのであれば，半夏・生姜・茯苓の三味からなる小半夏加茯苓湯で良いと思います．実際，自分では思いつかないでしょうが……．因みに小半夏加茯苓湯もエキス剤にあります．金匱要略には「卒に嘔吐し，心下痞し，膈間に水あり，眩悸する者は半夏加茯苓湯之を主る」とあります．
回答：小半夏加茯苓湯

山内浩

松本悟先生の小半夏加茯苓湯に1票です．二陳湯でもよいと思いますが，痰飲によるはきけ，嘔吐をとる目的ならもっとも基本的です．妊婦にしか投与経験はありませんが．動悸にも効くのは茯苓によるのでしょうか．

 ゆうじ

脾虚・気虚をともなわない，水毒に基づく処方で，かつ単純なもの……．そうなると，やっぱり小半夏加茯苓湯でしょうか．半夏・生姜・茯苓の三味ですものね．

エキス剤の中にもともとこの三味が含まれているものもありますが，きっといろんな処方と併せて使う場面もありそうですよね？　そのあたりについて解説いただけると幸いです．

大野塾長の解答・解説は ≫　P255

第66回 出題・カンファレンス

症例：77歳，女性

「高歌一曲明鏡をおおう　昨日少年今は白頭」許渾の「秋思」という漢詩の一部です．（声高らかに一曲歌ったと思って鏡を見たら，昨日まで少年だったのにもう白髪頭で明鏡を覆ってしまった）という意味でしょうか．
今月の症例はこれぞ漢方薬でなければという病態です．

主　訴 咳嗽
既往歴 高血圧症．全般性不安障害
現病歴 2ヵ月前に咳嗽が出現．近医から PL 顆粒，ダーゼン®，フラベリック® の投与を受けた．1週間後，PL 顆粒服用にて口乾が強くなり夜間の咽頭乾燥から咽頭痛が出現．ムコダイン® とフラベリック® に変更してもらった．1ヵ月後，風邪をこじらせて食欲がなくなり，微熱がとれず，咳嗽と粘稠な痰が改善しないと言って来院
現　症 身長 148cm，体重 44kg，体温 37.2℃，血圧 115/61mmHg，脈拍 77/分，整．胸腹部に異常所見なし
検　査 赤沈 19mm/時，CRP 0.36mg/dl，生化学では BUN 22.0mg/dl，Creat 1.14mg/dl．他に異常所見なし．喀痰培養：口腔常在菌のみ

漢方医学的所見

望診： 色白．頬にうっすらと赤み．羸痩傾向　湿潤，薄い白苔，歯痕（+），舌下静脈（±）
聞診： 嗄声がある．声が小さく聞き取りづらい．語調は穏やか
問診： 後背部のこりあり．風邪の症状が遷延して気分が落ち込んでいる．普段から食が細く，最近心下痞が出現し体重減少傾向．嘔吐・下痢・便秘なし．以前麻黄附子細辛湯服用で食欲が無くなったことがある．睡眠は十分とれている．冷えの傾向
脈診： 沈細
腹診： 腹力軟，心下痞鞕（+）
経　過 初診：虚証・気うつ傾向・胃腸虚弱・長引く咳嗽・粘稠痰を目標に【漢

第66回 出題・カンファレンス

方薬】を処方．
1週間後：食欲が平常に戻り，咳嗽がほぼ改善．「喀痰が治りきらない」ということでもう1週間分処方．
2週間後：咳嗽・喀痰が改善．
多くのご意見をお待ちしています．

▼カンファレンス

 tabula

今回の症例ですが，慢性咳嗽からいくつか処方が思いつきますが，高齢虚証の女性であり，胃腸虚弱も合わせて，滋陰至宝湯と考えます．
ところで，私，数年前より深夜から明け方にかけて，突然肛門の激痛に襲われることがあります．年に数回で，5分から20分程度で軽快するのですが，調べて見ると「特発性肛門痛」だと知りました．肛門括約筋の攣縮かと思われ，こむら返りに準じて，枕元に芍薬甘草湯を置き，発作時に内服してみたところ，凡そ2～3分で症状は消失しました．もし，同様の症状でお困りの患者さんがいらしたら，お試しください．

 igana23

今回の漢方ですが，虚症で胃腸虚弱の方の長引く咳と切れにくい痰，声がかすれるなどから，清肺湯と考えました．

大野修嗣

tabula先生，貴重な症例報告（笑）をありがとうございます．「特発性肛門痛」ですか．そんなのがあるんですね．
肛門痛といえば「咳嗽と痔疾を持った症例で咳嗽にともなう肛門痛に麻杏甘石湯が著効した」という症例報告が『大塚敬節著作集』（春陽堂書店）に掲載されています．『特発性肛門痛』を診たら芍薬甘草湯を試してみます．

 山内浩

滋陰至宝湯に1票です．高齢者，虚証の長引く咳，痰に良いと思います．

慢性気管支炎，COPDの虚証の高齢者（80代）にこの方剤とともに，元気をつけるために補中益気湯を合方して数年みて順調だった例もあります．
風邪のこじれにも今後，このくすりの適応を念頭に置きたいと思いました．最近は抗生剤が効かない遷延性咳が老若男女を問わず多いですね．鑑別などご教示賜れば幸いです．

 ゆうじ

高齢者の遷延する風邪症状ということで，自分の中では候補になりそうな処方がいくつかあがってしまいましたが，やはり微熱がつづいていることから考えて柴胡が含まれている処方から選びたくなってしまいました．柴胡桂枝乾姜湯や補中益気湯でも微熱やだるさに対応しそうですが，あまり長引く痰などには働いてくれなそうですね．やはり皆さんおっしゃるとおり，滋陰至宝湯でお願いします．私の外来には，たまに「排尿後や排便後に会陰部がつる」とおっしゃる方がいます．ほとんどの方は持続的ではないことが多いので心配しないようにお話をしておりますが，あまり頻回に起こるようでしたら，芍薬甘草湯を試してみたいと思います．

 igana23

皆様の回答を見て，やはり滋陰至宝湯なのかなと思っております．どちらかと迷ったのですが，滋陰至宝湯は使用経験がないため，自信がありませんでした．大野先生のご教授をお待ちしています．

大野修嗣

先生方．今回の症例，もう一ひねりお願いします．
後背部のこりあり．風邪の症状が遷延して気分が落ち込んでいる．最近心下痞が出現．胸脇苦満がない．極虚証というより胃腸虚弱の視点を置いてください．長引く咳・痰といっても慢性的ではなくあくまでも最近の病態です．
いかがでしょうか？

 ゆうじ

大野先生，ヒントありがとうございます．
寒熱往来のような病態があったとしても，胸脇苦満がないということで，今回

は柴胡剤にこだわらなくてよいということですね．
また胃腸虚弱に重点をおくということで，長引く咳・痰ということから考えて，理気剤が入ったものを選ぶことになるので……．
ということで，貝原益軒がよく使っていたという，参蘇飲でお願いします．

 山内浩

虚証で，主訴が長引く欬嗽・粘稠痰．胃腸虚弱もあり，気うつ傾向とのことで，私も滋陰至宝湯に1票入れました．「全般性不安障害」の既往があり，「気分が落ち込んでいる」というところがポイントで，心下痞はあってもいいのかな，と思ったのですが……．大野先生のヒントから，やはり参蘇飲になると思います．参蘇飲は私もよく使う方剤ですが，腹候まで診ることはあまりありません．
tabula先生の「特発性肛門痛」について私も調べてみたのですが，「肛門挙筋痙攣症候群」というのを見つけました．『医学大辞典』によると「肛門挙筋の痙攣によって起きると考えられる突発的な肛門痛．骨盤底の側方をさわることで再現され肛門挙筋のマッサージで軽減する痛みを指して使われる．消散性直腸肛門痛（proctalgia fugax）と同義語として用いられることもある」とありました．これなら芍薬甘草湯が効きそうですが，症状的にはいかがなものでしょうか？
回答：滋陰至宝湯 → 参蘇飲

 tabula

大野先生からヒントを戴き，逆に分からなくなってしまいました．他の先生のお答えである参蘇飲を調べると，「胃腸虚弱で，麻黄が用いられない虚弱者の風邪に用いる」とあります．本来，表邪を攻めるべき時にも麻黄が使えない方に，益気解表の本法を使用するわけですね．二陳湯の成分で痰飲を除去するのは理解出来ますが，咳嗽にも効果があるのは，どのような機序なのでしょうか．
特発性肛門痛ですが，ほとんどが深夜から明け方です．肛門に限局しギューッと締めつけられるような痛みで目が覚めます．便意を伴うこともありますが，必ずしも排便を伴うわけでもなく，排便しても痛みは軽快しません．激痛とまではいきませんが，覚醒する程の痛さで，長くとも30分以内には治まります．局所のマッサージを試みたことはないのですが，芍薬甘草湯の効果はまさに劇的でした．

大野塾長の解答・解説は >> P260

第67回 出題・カンファレンス

症例：14歳，男性

今年の症例第1号です．新年を迎えても当地ではノロウイルス感染が蔓延しておりますが，この症例は以前ノロウイルスが流行ったときの症例です．

主 訴 嘔吐
既往歴 特記事項なし
現病歴 昨日から5回嘔吐して来院
現 症 身長162cm，体重52kg，体温38.6℃．腹部では腸雑音亢進
検 査 N.D.

漢方医学的所見

望診：発熱のために顔面紅潮．気分不快のために苦悶様顔貌．体格良好
聞診：声は小さいが言語明瞭
問診：普段は元気な中学生で食欲良好，便秘なし，下痢なし．昨日夕方から嘔吐が始まり，来院まで5回．下痢はない．口渇があるが嘔気のために飲水が不十分．弟が3日前から嘔吐，下痢があり医療機関で治療を受けている
脈診：滑数
腹診：腹力中等度，心下痞鞕（+），胸脇苦満（++）

経 過

初診日：当地で流行しているノロウイルス感染症と診断．腸雑音亢進を腹鳴として半夏瀉心湯を考慮した．しかし，発熱，口渇から熱証，水毒が主証と考え，心下痞鞕（+）でしたが大腹全般に抵抗があり胸脇苦満が主体と考えて別の【漢方薬】3日分処方．
初診日の夜：下痢が始まった．腹痛なし．
2日目：午後から嘔気がおさまり，下痢4～5回で落ち着いた．
3日目朝来院．「症状が改善したので学校へ行ってよいか」と．残りの【漢方薬】を服用して本日だけは登校しないようにと説得．

第67回 出題・カンファレンス

どんな漢方薬が使われたでしょうか？　先生方のご意見をお待ちしています．

▼カンファレンス

松本悟

今回の症例は虚実間証でしょうか．主訴が嘔吐で，口渇があり水毒（+），腹候では心下痞鞕，胸脇苦満が認められる．柴胡剤の適応で，口渇・水毒（+）から，処方されたのは小柴胡湯と五苓散の合方である柴苓湯かと思います．
『勿誤薬室方函口訣』に「傷風傷暑瘧を治す．此の方は小柴胡湯の症にして，煩渇下痢する者を治す．暑疫には別して効あり」とあります．
回答：柴苓湯

igana23

急性疾患による熱症，主訴が嘔吐で水毒が主症ということで，五苓散を考えましたが，胸脇苦満ありということを考慮し，私も柴胡剤が加味されている柴苓湯かと考えました．

リンゴ

14歳嘔吐症状からまず五苓散を考えます．所見では心下痞鞕あり，腸雑音亢進していることから半夏瀉心湯も考慮しますが，飲みやすさから五苓散を処方してしまうと思います．
しかし，胸脇苦満（++）なので，処方した漢方薬は柴苓湯だったと思います．柴苓湯は下痢に処方するというイメージがありますが，その夜に下痢が始まったことから矛盾しないと考えました．

山内浩

柴苓湯は急性の胃腸炎で発熱，嘔吐，下痢などをともなうものに使いやすく，効果も確実ですので小生も1票です．とくに小児では適応が多いと思っています．小柴胡湯合五苓散ですから，柴胡，黄芩の消炎解熱，黄芩の抗菌作用，半夏，生姜，人参などの鎮嘔，健胃作用とともに，五苓散の利水作用の相乗効果によ

り嘔吐，下痢を早期に改善します．

腹痛が強ければ，一時的に小建中湯，桂枝加芍薬湯，芍薬甘草湯などを併用することもあります．

日常臨床では，WBCが1万数千以上と増多（院内迅速で）しているような例では念のため抗菌薬（クラビット®250〜500mg，分1など）を1〜2日分経口投与しており，それでほとんど数日内に軽快しており，飲水指導を徹底することで，外来で点滴をするような患者さんは，漢方を使うようになってから稀になりました．ありがたいことですね．

 ゆうじ

本症例ですが，私も柴苓湯に1票です．

ひとつ疑問に思ったのが，腹診の解釈です．大腹の全体的な抵抗を心下痞鞕が進展したものではなく，胸脇苦満が進展したものと解釈するのが一般的なのでしょうか？　それとも症例により解釈が変わってくるのでしょうか？　ご教示いただけると幸いです．

大野塾長の解答・解説は ≫ P262

第68回 出題・カンファレンス

症例： 24歳，男性

今年は，花粉の飛散を喧伝するメディアに乗せられて来院する患者さんでことのほかざわめいている大寒の季節となってしまいました．花粉症の予防には抗アレルギー薬１剤を投与．症状が出現したら漢方薬を追加として対応しています．A型インフルエンザの対応にも忙しい年となってしまいました．新しい抗インフルエンザ薬で１回だけの吸入でよいイナビル®は患者さんに何か頼りない印象を与えるようです．本日の症例も他院でイナビル®吸入を受けたのですが，頭痛，咳，痰が残存して来院した症例です．

主　訴 頭痛
既往歴 特記事項なし
現病歴 ４日前の朝から咽頭痛，悪寒が出現．３日前の夜39.5℃の発熱があり救急外来受診．A型インフルエンザと診断され，イナビル®の吸入を受けて帰宅．解熱したが咳嗽，喀痰が残存．昨日朝から頭痛が耐えられないと来院
現　症 身長171cm，体重68kg，体温36.4℃．咽喉・胸腹部に異常なし
検　査 N.D.

漢方医学的所見

望診： 左頬部から眼窩周囲の軽い発赤を認める．痛みのために不快そうな表情．体格良好
舌診： 燥，黄白苔，歯痕（＋），舌下静脈（±）
聞診： しっかりした声
問診： 普段体力・食欲良好．便秘なし，下痢なし．昨日朝から頭痛（左前頭部から鼻梁の痛み）が出現．鼻閉があり，鼻咽腔に濃い鼻汁が落ちている．悪寒なく，むしろ熱感を感じる
脈診： 滑数
腹診： 腹力中等度，心下痞鞕（－），胸脇苦満（－）

|経過|

初診日：最近認知されてきた上気道炎後の急性副鼻腔炎と考えた．悪寒がなく，熱感，黄白苔，数脈などの存在があり，ご本人は頭痛と表現しているが，どうも副鼻腔の熱感，疼痛の様子から，鼻炎に有効とされ清熱薬であり，去痰，鎮咳の効果も期待できる【漢方薬】を5日分処方．
3日目：この【漢方薬】を2回服用した時点で膿性鼻汁が大量に排出．その後「頭痛，熱感が次第に軽くなってきた」と．
5日目：頭痛なし，鼻汁少々，咳嗽なしで廃薬とした．

どんな【漢方薬】が使われたでしょうか？ 先生方のご意見をお待ちしています．

▼カンファレンス

 igana23

陽証で実証．表熱証．インフルエンザの後に発症した急性副鼻腔炎による頭痛と思われますので，葛根湯加川芎辛夷で良いかとも思いましたが，局所の熱感のことも考えて，辛夷清肺湯と考えました．

 松本悟

実証から虚実間証で主訴は頭痛（副鼻腔の熱感・疼痛）．鼻炎に使う清熱薬で去痰，鎮咳の効果もあることから，私も辛夷清肺湯に1票です．葛根湯の加味方なら葛根湯加桔梗石膏（葛根湯エキス顆粒＋桔梗石膏エキス細粒）でもいけると思います．
回答：辛夷清肺湯

 山内浩

辛夷清肺湯に1票です．急性副鼻腔炎の消炎排膿作用がシャープなのにはおどろきです．慢性の副鼻腔炎にもこの処方をよく使ってみますが，短期間には改善しません．一方，鎮咳去痰作用も強そうなので気道感染後の遷延性咳嗽，肺熱にももっと使ってみたいと思います．

インフルエンザも峠でしょうか．先週までは多かったです．この数週間，一種の風邪であろうとは思いますが，こじれまして，悪風，鼻閉，軽い痰，手足・腰・背中のなんともいえない痛み（筋肉痛），じっと横になっていたい疲労倦怠感が強く，困りました（私のことです）．腹部は少腹の鈍痛がつづき，憩室炎でもあるかと，CRP，血算，生化学もやってみましたがまったく正常，発熱もなしで除外．食事は食べられ，下痢なし，尿不利なし，むくみなし，すこし口渇あり．当初，麻黄附子細辛湯を飲んでいましたが，効果不十分で寒気もとれません（いつもは私の風邪にはよく効きましたので）．お腹には大建中湯などをためしましたが改善なし．

開業医は休めず，何人か患者さんを診ては院長室に横になり，ふうふういって診察していました．また夜も医師会の勤め，会合もあり，冷えと疲れが増すばかり．ということで，冷えと水毒かと思い至り，真武湯にしてやっとすこし温まり，痛みが減り，だるさが軽減して来ました．少陰病の典型でしたでしょうか？今日はなんとか横にならないで患者さんを診ることができ，このまま軽快を祈るばかりです．乱筆深謝．

リンゴ

「清熱薬であり」をヒントに，辛夷清肺湯だと思います．
当院は婦人科クリニックで，最近は妊婦健診もしていないので，急性期の感染症に漢方を処方する機会がほとんどありません．年末に風邪を引いたので，これ幸いと思い自己治験しました．辛夷清肺湯を飲んだことがなかったので，試しに服用したところ，寒気がして体が冷え，鼻水はひどくなるばかりで，石膏の清熱作用を苦しみながら体験しました．お恥ずかしい話です．慌てて小青竜湯に戻しましたが，完治するのに数日かかってしまいました．

ゆうじ

泌尿器科領域ではあまり使用したことはありませんが，辛夷清肺湯でお願いします．
副鼻腔炎を含んだ上気道感染に際して使用する処方に，葛根湯加川芎辛夷・排膿散及湯といったところが最初に思いつくのですが，鑑別点などご教示いただけると幸いです．腹証や脈証からというよりは，病態からある程度推測して鑑

別するものと考えておりますが，いかがでしょうか？

 原 譲

僕も辛夷清肺湯には心が揺らぎますが，中に入っている麦門冬がちょっと気になり（湿性がここではちょっと邪魔かなと考えました），色々考えて（あえて話題性も入れる意味で），麻杏甘石湯合黄連解毒湯なんかどうでしょうか？

尺沢（LU5）と経渠（LU8）にパイオネックスを貼ってしまいたい症例ですね．このような患者さんは，インフルエンザなどでよく喉が痛くなるので，のど飴を多量に摂取しています．また，スポーツドリンクもがんがん飲んでいて，湿熱が強くなっています．こうなると，この症例のように肺熱となり，鼻閉，黄色い膿状の鼻水がよくでてきて，咳も湿性となっているパターンです．ひどい方は喘息もでてきます．患者さんの所見からは，腎虚（冷え症）はあまり考えられないようですから，強めに，麻杏甘石湯合黄連解毒湯の合方もおもしろいかもしれません．

大野塾長の解答・解説は >> P265

第69回 出題・カンファレンス

症例： 63歳，女性（主婦）

今週は寒の戻りかと肩をすくめていますが，木々に蕾を確認して和みを感じさせる季節となりました．
今月は「寒さ」が一つのキーワードになった症例です．．

主　訴 頭痛
既往歴 強皮症治療中（プレドニゾロン 2mg，プロサイリン®3錠，タケプロン®15mg）
現病歴 強皮症は上記処方で症状なし．皮膚硬化も消失．X年2月10日来院時「ここ1ヵ月の間，時々頭痛，時々上腹部痛」と，昨日から軽度の悪寒とともに頭痛が持続している
現　症 身長 152cm，体重 41kg，体温 35.8℃，血圧 139/77mmHg，脈拍 65/分．咽頭，胸腹部に異常所見なし
検　査 CRP < 0.05mg/dl，赤沈 22mm/時，KL-6 747（< 500）ほか異常所見なし

漢方医学的所見

望診： 色白で頬がややピンク色に紅潮．痩身．穏やかな表情．頭髪は薄い
舌診： 湿，無苔，舌下静脈（±）
聞診： やわらかい小さな声
問診： 少し食べ過ぎると胃部の痛みと不快感がある．肩・項のこりはない．便秘なし，下痢なし．何の誘引もなく悪寒・頭痛が出現．鎮痛剤は胃痛のため服用できない．手足に冷えを感じるが以前のようにレイノー症状はなく，普段は冷え症とは感じない．特に寒い時期には悪寒と頭痛が出現する
脈診： 浮弱
腹診： 腹力軟，臍上悸（++），心下痞鞕（−），胸脇苦満（−）

> |経過|
>
> 2月10日:胃弱であるが悪心・嘔吐なく,頭痛も激しいものではない.表寒虚証と判断して【漢方薬】を5日間投与.
> 2月17日:「この【漢方薬】を服用している間は悪寒も頭痛もなかった」「今朝は寒くまた頭痛がしている」.脈は浮弱脈.2週間投与.
> 3月3日:頭痛,悪寒ともになし.弱脈.「暖かくなるまでつづけたい」と,4週間分投与.
> 3月31日:「悪寒,頭痛はもう大丈夫そう」ということで,いつもの強皮症の処方のみとした.
> X+1年晩秋:「予防にこの【漢方薬】を処方しておいて欲しい」ということで2週間分投与.
>
> 今月の症例は基本中の基本,衆方の祖ともいわれる処方が役立ちました.どんな【漢方薬】を想像されますでしょうか? 多くの先生方のご意見をお待ちしています.

▼カンファレンス

 igana23

表寒虚証で気逆の傾向の見られる頭痛ということで,桂枝湯,桂枝人参湯等を考えましたが,衆方の祖ということで,桂枝湯と考えます.

 山内浩

igana23先生と同じく衆方の祖より,桂枝湯とします.
川芎茶調散,香蘇散,胃弱より参蘇飲なども考えました.

 リンゴ

答えは「衆方の祖」桂枝湯だと思いますが,どうしてそのような処方ができるのか,まだ考えているところです.
寒冷刺激で頭痛が継続しているものということから,当帰四逆加呉茱萸生姜湯,麻黄附子細辛湯,桂枝人参湯などを考えましたが,どうしても桂枝湯は鑑別に

挙がってきません．解答を楽しみにしております．

 ゆうじ

『衆方の祖』というヒントで桂枝湯なのですが，ノーヒントでは答えられる自信がありませんでした．少なくとも，経過の欄を見ないで何が良いだろうと考えたところ，麻黄附子細辛湯・桂枝人参湯・当帰四逆加呉茱萸生姜湯・桂枝加桂湯・桂枝加葛根湯などが並びました．
浮脈ではありますが，弱脈なので，麻黄附子細辛湯も良いのではないかと考えますがいかがでしょうか？
漢方を勉強していくと，悪寒と悪風という言葉をよく聞きますが，この2つ，ほぼ同義語でよいのでしょうか？　何か厳密に使い分けていたら教えてください．

 松本悟

私も「桂枝湯」に1票です．
吉益東洞『方機』に「頭痛発熱汗出で悪風する者は正証也．頭痛の一証も亦當に此方を投ずべし．若し咳嗽嘔逆によりて頭痛する者は此の湯の治する所に非ざる也．（略）脈浮弱或は浮数にして悪寒する者は証具ずと雖も亦此方を用ゆべし，浮数浮弱は蓋し桂枝湯の脈状也（略）」とあり，浅田宗伯『勿誤薬室方函口訣』に「此方は衆方の祖にして古方此に胚胎する者百有餘方あり．其変化運用愚弁を待たず」とあります．
回答：桂枝湯

大野塾長の解答・解説は >> P274

第70回 出題・カンファレンス

症例：38歳，女性

まずは，東北地方太平洋沖地震に被災された関係者の方々には心よりお見舞い申し上げます．このサイトに参加されている先生方は被害をお受けにならなかったでしょうか？「自然界には想定というものが通じないのだ」ということを思い知らされました．

今月の症例は当院で漢方治療の是非を懸命に検討している「線維筋痛症」の症例のうちの1例です．

主　訴 背部痛

既往歴 半年前に胆石の手術

現病歴 X年4月背部痛が出現．近医受診して胆石を指摘され手術を受けた．その後も疼痛がつづき，次第に広範な部位となり近医受診．ノイロトロピンの静注，メキシチール®・リリカ®（プレガバリン）・ロキソニン®・越婢加朮湯・桂枝加竜骨牡蛎湯などの投与を受けたが改善せず，体重が52kgから41kgに減少して紹介にて当院へ来院

現　症 身長157cm，体重41kg，体温36.1℃，血圧114/81mmHg，脈拍108/分．咽喉・胸腹部に異常なし

検　査 CRP＜0.05mg/dl，赤沈13mm/時，抗核抗体陰性．その他異常所見なし

診　断 圧痛点12箇所など1990年のアメリカリウマチ学会の分類基準を基に「線維筋痛症」と診断

漢方医学的所見

望診： 顔貌はやつれた感じ．痛みで緊張した表情．大腿部は網状皮斑状．痛みのために動作が緩慢

舌診： 歯痕（++），舌質淡白色，舌下静脈（±）

聞診： 声の質・大きさに問題なし

問診： 背部痛のほか，項頸部・腰部・臀部の疼痛がある．足趾尖端のチクチクしたしびれ．痛みによって不眠．便秘なし，下痢なし．強くはない

第70回 出題・カンファレンス

　　が手足に冷えを感じる
脈診：浮滑数
腹診：腹力軟，臍上悸（−），心下振水音（−），心下痞鞭（−），胸脇苦満（−）

経　過

X 年
9月18日：体力的には虚実間からやや虚証．水毒・冷えを認め，また枯燥した肌や網状皮斑から瘀血あるいは血虚の存在を考慮．NSAIDs 無効の軟部組織の疼痛を目標に【漢方薬 A】1剤を処方．
11月6日：腰から下，前腕の疼痛が改善傾向を示し，不眠が改善．しかし，両側の肩周囲の疼痛が残存したため，肩関節周囲炎に用いる【漢方薬 B】を追加．
12月4日：肩周囲の疼痛が改善．背部痛は軽度であるが持続．両漢方薬を2ヵ月投与．

X + 1 年
3月5日：肩周囲痛なし．背部痛も時に出現する程度に改善．不眠なし．全般的に疼痛は 10 → 2 程度に改善．不眠もなく食欲が出て体重は 41kg → 51.5kg に増加．最初の【漢方薬 A】のみを2ヵ月処方．

今月の症例は非常に早期に改善が見られた線維筋痛症です．線維筋痛症を漢方薬で治療しますと，よく反応する症例では半年くらいで効果が実感されます．使われた2種類はどんな漢方薬を想像されますでしょうか．多くの先生方のご意見をお待ちしています．

▼カンファレンス

 tabula

最初の漢方薬 A が，はっきり言って自信がありません．私自身も完全に線維筋痛症と診断がついた方は，2名程しか経験しておりません．頑固な疼痛，そして，瘀血・血虚，水毒・冷え等から漢方薬 A を疎経活血湯とします．そして，漢方薬 B は二朮湯と致しますが，いかがでしょうか．

リンゴ

利水と止痛を目標に防已黄耆湯が最初に思い浮かびましたが，肌の乾燥血虚があるので漢方薬Aは当帰芍薬散としました．肩周囲の疼痛で追加した漢方薬Bは二朮湯だと思います．

山内浩

今回の痺症の漢方薬A候補としては，麻杏薏甘湯，薏苡仁湯，桂枝加朮附湯などを考えます．
薏苡仁湯がよろしかったでしょうか？　血虚，皮膚乾燥あり，補血薬としては当帰，芍薬も入っております．おだやかに寒湿痺を治す処方で，副作用も少ないようです．麻杏薏甘湯は比較的軽症向きで，手の腫脹くらいには使っています．桂枝加朮附湯も頻度的には多く選択されますが，附子を要するかどうかで決めます．肩から上肢の冷え，痛み，しびれには効果的ですが．
漢方薬Bは二朮湯でしょうか．

松本悟

症例は虚実間からやや虚証で，血虚があり，瘀血，水毒，冷えが認められることから，漢方薬Aは疎経活血湯に1票です．漢方薬Bは皆様と同じ二朮湯と思います．
回答：漢方薬A 疎経活血湯，漢方薬B 二朮湯

ゆうじ

漢方薬Bは先生方と同様二朮湯で良いかと思います．漢方薬Aは疎経活血湯が第1印象として思い浮かびました．補血としては薏苡仁湯が良いと思いますが，水毒や冷えに対しては，朮・桂枝ぐらいしか入っていないように思ったので……なかなか判断に迷います．ただ，構成生薬が少ないほうが効果が早く見られると以前大野先生に教わりましたし，疎経活血湯は筋肉の疼痛というより，神経からくる痛みに使われるイメージがあったので，今回は軟部組織の疼痛ということでやっぱり薏苡仁湯にします．いつもまとまりがなくてすいません．

大野塾長の解答・解説は >> P280

第71回 出題・カンファレンス

症例：42歳，女性

先生方，どのような連休をお過しだったでしょうか．

主 訴 上腹部痛

既往歴 関節リウマチ（stage Ⅱ class Ⅱ；モーバー®，プレドニゾロン5mg，モービック®，イサロン®，ムコスタ® で治療中）

現病歴 他院で関節リウマチ治療中であったが，上腹部痛が時々出現して内視鏡検査を希望されて来院

現 症 身長158cm，体重45kg，血圧111/49mmHg，脈拍87/分，整．胸腹部に異常所見なし

検 査 CRP 1.47mg/dl，赤沈 18mm/時，WBC 11,410/μl，MMP-3 90.2．胃内視鏡では多発性のポリープと逆流性食道炎（gradeA）

漢方医学的所見

望診：顔色がさえない．多関節炎を認めるが明らかな変形なし
舌診：やや厚い黄白苔，舌下静脈（±）
問診：平素より胃部の不快感（嘔気）があり食事に関係なく時々上腹部の痛み，胸やけが出現する．排便は不調で軟便であったり硬便であったりと一定しない．2ヵ月に1度のペースで口内炎をくり返していた
脈診：沈弦数
腹診：腹力は中等度．心下振水音（−），心下痞鞕（−），胸脇苦満（−）

経 過

X年4月18日：胸中の熱，上腹部の痛み，嘔気，逆流性食道炎の所見などを参考に【漢方薬】を投与．

5月10日：「2週間ぐらいで胃部がすっきりしてきたが，関節水腫が増強したようだ」と．本【漢方薬】に防已黄耆湯を追加．

6月7日：腹部・胸部の症状消失．関節痛も軽快傾向にあると．CRP 0.07mg/dl，MMP-3 37.1と関節リウマチの活動性も軽快傾向．以後関節リウマチも当院

で経過観察となった．モービック®を中止しプレドニゾロンの減量を開始．
X＋1年3月19日：腹部の症状は消失しているので本【漢方薬】を中止とした．
関節は冷えると痛むことから防已黄耆湯を桂枝加朮附湯に変更．
4月30日：桂枝加朮附湯とモーバー®のみで経過．

本症例は関節リウマチとその治療による食道・胃の障害に対して漢方治療を試みた．その後の内視鏡検査は症状の出現がなく拒否されている．

食道・胃の症状に対するこの【漢方薬】はどんなものだったでしょうか？
ご意見お待ちしています．

▼カンファレンス

 igana23

陰証で，裏の熱証がみられ，胸中に熱がある方の，上腹部痛，胸やけ，さらに口内炎をくり返すことより，黄連湯と迷いましたが半夏瀉心湯と考えました．

 松本悟

私も半夏瀉心湯に1票です．心下痞鞕（−）ですが，半夏瀉心湯証として問題ないと思います．
回答：半夏瀉心湯

大野修嗣

igana23先生，黄連湯を外して半夏瀉心湯と考えられたことについて，もう少し考え方を教えていただければ幸いです．

 igana23

黄連湯を外した理由ですが，裏の熱証で，口内炎をくり返すとのことで，まず半夏瀉心湯がうかびました．ただ下痢，腹鳴，精神症状等の症状がなく，上腹部痛，胸やけが主ということで，次に黄連湯を考えました．迷いましたが，日頃処方する機会の多い半夏瀉心湯を選択しました．

ゆうじ

確かに半夏瀉心湯と黄連湯でどちらかというと難しいです.
黄連湯　　　：半夏5.0；黄連・甘草・桂枝・大棗各3.0；乾姜・人参各2.0
半夏瀉心湯：半夏4.0；黄芩・人参・大棗各3.0；乾姜・甘草各2.0；黄連1.0
(間違ってたらすいません)
処方内容からすると，どっちも大差ないような気がしますが……
ただ，調べてみたら「傷寒，胸中熱有り，胃中邪気あり，腹中痛み，嘔吐せんと欲するものは，黄連湯之を主る」とありました．なんかあまりにも今回の症例にすべて当てはまるので，びっくりしました．
ということで，黄連湯でお願いします．

原讓

大野先生，この症例で質問があります．
脈状：沈弦数となっていましたが，細脈の要素はなかったでしょうか？
腹診では，打診はされましたでしょうか？　また，されていれば，腹部ガス貯留はなかったでしょうか？
顔にシミは多くないでしょうか？　月経異常，経血の性状等の情報あれば，お願いいたします．
「関節は冷えると痛むことから防已黄耆湯を桂枝加朮附湯に変更」とありますが，この患者さん特有の事象でしょうか？　それとも，一般的に，ということでしょうか？
便通の調子が不規則ですが，便臭についてはどうでしょうか？　強くないですか？　また排便異常は，リウマチの治療開始後にはじまったのでしょうか？　それとも，生来，そういう傾向の方だったのでしょうか？
口内炎も，脾虚による口内炎と，湿熱による口内炎があると思いますが，口内炎の詳しい性状，「青白い，周りが発赤している」等の情報あれば，お願いします．
入浴により関節症状はどうなるか，情報あればお願いします．

病気の発症については，最近の研究では，genetic factor 30%，環境因子70%といわれているようです．リウマチの場合も genetic factor はもちろんあるでしょうが，それにもまして，その遺伝子を発現させるための環境刺激因子が重

要と考えています．一度発症してしまうと，なかなかその遺伝的スイッチを切ることは困難となりますが，炎症をコントロールすることは可能だと思います．そこで，この方の生活スタイル，嗜好品（飲酒，喫煙，甘味類の摂取状況），既往歴（小さな怪我でもよいです．生誕時の様子から，その他交通事故，むち打ち等），他にはとくにありませんでしたか？ 特に，免疫異常をともなう疾患の場合には，生誕時に問題が多く存在することがあります．

解答発表後でもよいですのでご教示ください．
経過からすると，清熱剤（湿熱に対して）を少しかぶせたほうがよさそうな感じもしましたが，どうでしょうか？

大野修嗣

原譲先生，ご質問をありがとうございます．
1. 脈診では細脈の要素はありませんでした．
2. 腹診では腹部ガス貯留を認めていません．
3. 生理不順，生理痛の訴えはありません．顔面のシミについては化粧のために判然としません．
4. 防已黄耆湯から桂枝加朮附湯への変更は，ほぼ一般的であり，本症例にも効果的でした．
5. 便臭に関しては聞き漏らしています．排便異常は関節リウマチの治療後ではなくほぼ生来のものと認識いたしました．
6. 口内炎はいわゆる aphtous 型です．便通異常を有していることから何かしら脾虚の要素があり，何らかの環境因子によって湿熱の状況も生じているとも解釈できます．
7. 入浴時の関節痛の状況は聞いていません．ただ防已黄耆湯を桂枝加朮附湯に変更して効果的だったことから，また一般的な関節リウマチ症例の通例からも，入浴時に関節痛が軽快するのではないかと考えます．
8. 病気の発症に関わる遺伝的素因と環境因子の関係については，疾患別の詳細な検討が必要かと思います．一卵性双生児において関節リウマチが両方に出現する頻度は詳細に検討されていて 67% です．
9. この方の生活スタイル，嗜好品については詳細な聴取はしていませんのでなんとも．既往歴での怪我等，大きなものはなさそうです．

以上です．先生でしたらどんな処方を選択されますでしょうか．

リンゴ

今年は毎回問題に取り組もうと決心して頑張っています．
上腹部の痛みがあることから安中散も考えましたが，やや厚い黄白苔から湿熱があると考えて半夏瀉心湯としました．

原譲

大野先生，ヒントをたくさんありがとうございます．
リウマチでの一卵性双生児の発症率が67%とは，ずいぶん高いものですね．ただ，成人して別々の生活スタイルになるまでは，通常その親と一緒に生活していると思うので，食生活の嗜好がどうしても似てくると思います．geneticな因子は，つまり67%以下と考えたほうがよさそうですね．

さて，今回の患者さんですが，RAあり，ベースに脾虚がありそう．
脈状：沈弦数…炎症が強いため，もしくはプレドニゾロン投与の影響．本来はこんなに強い脈ではないはず……．
内視鏡所見の多発性ポリープ（十二指腸液の逆流による刺激の結果？　よく，胆汁の逆流も胃内に認めます）と逆食炎は，胃より下の腸管への蠕動がうまくいっていないことを表し，よくあるパターンでは，(1)脾虚による蠕動不良，(2)腸内細菌の異常繁殖にともなう腸管圧の上昇で，逆流するタイプ（甘味類，醸造酒を多用する方で，湿熱あり）とあり．今回の症例では，大野先生の追加のヒントにより(1)によるものと考えます．BMIも18%しかないので（うらやましい！），脾の機能は大分弱いと考えます．方剤候補は，もうすでに他の先生方が挙げられている，黄連湯：半夏5.0；黄連・甘草・桂枝・大棗各3.0；乾姜・人参各2.0と，半夏瀉心湯：半夏4.0；黄芩・人参・大棗各3.0；乾姜・甘草各2.0；黄連1.0が候補となりますが，脾虚のウエイトを重んじると，黄芩の清熱より，桂枝（肉桂）を配した黄連湯のほうが，今回は良さそうです．大野先生もあとで使われている桂枝加朮附湯にも桂枝が入っていますし……，冷えによる脾胃不和に対処すべきところと考えます．ただ，ちょっと心残りなのは，この方の脈です．もし炎症にともなう反応であれば，清熱を優位にとり，半夏

瀉心湯を選択することもあり得ます．常道では，迷ったときにはマイルドなものからと，教えていただいたことがあるので，自分であれば黄連湯から始めると思います．

 山内浩

胸中の熱，上腹部の痛み，嘔気，胸やけ，排便は不調で軟便であったり硬便であったりと一定しない，などから黄連湯が第1候補かと思います．
半夏瀉心湯は第2候補で，一般に心下痞鞕あり，胃痛はすくない，便通は下痢，腹鳴が多い，などが特徴かと思います．しかし，いずれも胃熱には対応可能かと考えられ，黄芩（半夏瀉心湯）と桂皮（黄連湯）の違いです．口内炎には両者とも有効のようです．厳密なる鑑別は臨床的にはむずかしい！

大野塾長の解答・解説は ≫ P286

第72回 出題・カンファレンス

症例：56歳，女性

沖縄はすでに梅雨明けになりそうだとか．沖縄の梅雨明けが早いと冷夏になるという統計があるそうです．節電東日本にはありがたいことですが，いかがなものか．

さて，今月の症例です．いままで典型例ばかりを探して出題しておりましたが，今回は本治法に近い応用問題といたしました．こんな症例もあるんですね．

主　訴 腰痛
既往歴 花粉症，鼡径ヘルニア手術，脊柱管狭窄症
現病歴 1ヵ月前から腰痛，右股関節痛と右下腿外側の疼痛が出現して，整形外科受診．腰部，股関節のX線では異常がなく，セレコックス®とムコスタ®を処方され，牽引治療をつづけた．1ヵ月経っても改善を認めず来院
現　症 身長168cm，体重82kg，血圧132/70mmHg，脈拍65/分，整
検　査 CRP＜0.05mg/dl, HDL 68, LDL 208, T-G 289 ほか異常所見なし

漢方医学的所見

望診：顔色良好，肥満，3月というのにうっすらと汗ばんでいる
舌診：薄白苔，舌質淡紅色，舌下静脈（±）
聞診：太い声で元気がよい
問診：花粉症は流涙が強く，昨年は他院からのアレロック®に当院で越婢加朮湯を併用して効果的だった，と．脊柱管狭窄症の症状は数年出現ないが，今回の腰痛，下肢痛の原因ではないか，と．冷え症はなく，むしろややのぼせ気味．便秘の傾向にあるが下剤の服用はない．食欲旺盛で健診では常に高脂血症を指摘される．睡眠は順調
脈診：沈実
腹診：腹力良好で太鼓腹．胸脇苦満なし

経　過 初診：腰痛に用いる漢方薬は腎虚，寒証用の漢方薬が多いが，本症例は典型的な陽実証の症例と判断した．瘀血の兆候もない．便秘傾向，腹証

を勘案して【漢方薬】を処方.
1週間後：排便が順調となり，股関節痛が軽快.
1ヵ月後：腰痛が改善. 下腿外側のしびれたような痛みも改善.「この【漢方薬】で体重が落ちた，ずっと服用したい」と．1ヵ月処方.
1年半後：風邪を引いて来院. この【漢方薬】は「当初3kgの体重減少があったが，その後体重に変化なし．排便も順調だし，腰痛もないので服用はやめた」と．

どんな【漢方薬】が使われたでしょうか？　奮ってご意見をお寄せください.

▼カンファレンス

松本悟

今回の症例は陽実証で肥満（食毒）があり太鼓腹．そして，のぼせ気味で便秘傾向とくれば，主訴は腰痛ですが，防風通聖散を使いたくなります．
回答：防風通聖散

詩帆

小児科医ですが，思春期を遠く過ぎた方々も，結構，診させていただいています．この2ヵ月，先生や皆様の書き込みのレベルの高さに，すっかり怯えてしまっていましたが，勇気を出して参加させていただきます．よろしくお願い申し上げます．
さて，今回の演習問題です．
実は，似たような症例に出会ったことがあります．整形外科に腰痛と右下肢の疼痛で通院し，NSIDEsを処方されて全く効果が無く，漢方を希望し受診された女性でした．その際にその方から，「排便すると楽になる」との情報があり，右下腹部に圧痛を認めたため，桃核承気湯を処方したところ，数日も経過しないうちに疼痛症状が改善し，歩行も困難だった方が，数日後，すたすた歩き出したという経験をいたしました．便通を改善させると良くなる腰痛（下肢痛）があることを，この時に学ぶことが出来ました．
今回の症例も，まず同様に考えましたが，問診や舌診や腹診で，瘀血の症状に乏しいこと，また，実証で太鼓腹，高脂血症などから，私なら防風通聖散を処

方すると思います.
回答：防風通聖散．ご指導，よろしくお願い申し上げます．

リンゴ

腰痛といえば五積散をよく使います．先月も人工股関節手術既往のある患者さんに処方し，腰痛が改善し喜んでいました．
今回の症例は，肥満，腹力良好，太鼓腹，便秘の傾向ありということですので，防風通聖散を処方したいと思います．

山内浩

湿気の多い季節，湿邪のためか，腰痛持ちにはじとじとした痛みが悪化しがちでつらい季節です．私事で恐縮でございます．昔，帰宅時酔っぱらって新幹線のエスカレーターを駆け上った際に足を踏み外して腰部打撲，急性腰痛となって以来，しばしば痛みに悩まされ，邪道ですがモーラステープ®のお世話にもなってきました．その後は老化現象も加わり，X線では変形性腰椎症も明らかとなっています．漢方もその都度いろいろですが，詩帆先生のおっしゃるように便通をよくつけると痛みが軽減する！というのは本当です．小太りですが，防風通聖散ほどではないようで（勝手に思い込んでいるだけ？），便通をつけるためにマグネシウム製剤を比較的多量に飲んでいると瀉下とともに腰痛は明らかに減少します．1日，軟便で3～4回下してやると腰痛は楽になります．一番効果のあったのは，5年前，大腸憩室炎のため数日絶食せざるをえなかったあとのことで，憩室炎の痛みの消失とともに腰痛がまったく消失しました．数キロの体重減少の効果もあったでしょう．約半年間はまったく腰痛を忘れておりました．その後は食毒，肥満のためか，再発いたしておりますが．

さて，本例では実熱証の肥満で防風通聖散に1票です．
作用機序はわかりませんが，瀉下とともに清熱，痛みの一因となる瘀血の改善，体重減量による負荷軽減，水毒の改善などの総合効果でしょうか．
瘀血が強ければ通導散をすこし併用したりしますが本例ではその必要もなく，本治法でよくなったという漢方の極意を教えられる気がいたしました．

大野塾長の解答・解説は >> P293

第73回 出題・カンファレンス

症例：38歳，女性

節電の大合唱で，熱中症で救急搬送される患者さんが昨年の3.5倍とか．当院にも連日熱中症疑い症例の来院が増えています．補液に加えて，清暑益気湯，五苓散，白虎加人参湯，猪苓湯とまさに漢方薬の独壇場です．
今月の症例は漢方医学的に面白い症例です．

主　訴　頭痛
既往歴　特記事項なし
現病歴　脊髄圧減少症の頭痛，倦怠感などの諸症状に対してカフェイン，半夏白朮天麻湯にて治療中．X年5月4日悪風，薄い鼻水が出現，頭痛，倦怠感が増悪して5月9日に来院
現　症　身長166cm，体重57kg，血圧98/64mmHg，脈拍87/分，整．体温37.5℃．咽喉の化膿・発赤なし．咳嗽なし

漢方医学的所見
望診：中肉中背，色白，うっすらと発汗，頭痛が辛そうな様子
舌診：薄白苔，舌質暗紫紅色，歯痕（+），舌下静脈（±）
聞診：声が小さく優しい発声
問診：来院時，悪風はすでにほとんどないが，薄い鼻汁が残り，熱感，頭痛，ふしぶしの痛みが強い．倦怠感が強く1日中臥床状態．食事は摂れるが少量である．他の消化器症状はない
脈診：浮滑数
腹診：特記事項なし

経　過　表熱証の病態で，鼻汁，頭痛などから銀翹湯，桑菊飲などの中医学処方の適応を考慮したが，薄い鼻水であり，咽喉の炎症所見なく，これらを除外して，傷寒論に記載されている【漢方薬】を投与．その【漢方薬】を2回服用後，激しい眩暈が出現．起き上がれなくなって半日臥床状態であった．次の日に起床した時点で感冒様症状（熱感，鼻汁，ふしぶしの痛み）ととも

に以前からあった頭痛，全身倦怠感がすっかり消失．激しかった眩暈もまったく感じなかったが，眩暈があまりに激しかったと来院．眼振を認めず，他の神経学的所見に異常なく，この時点で治癒と判断した．主治医に脊髄圧の測定を依頼しましたが，現在まで回答はいただいておりません．

漢方薬治療では希にこのような治り方がみられます．
①これを何と表現しますでしょうか？　②使用した【漢方薬】は何でしょうか？　ご意見をお待ちしています．

▼カンファレンス

 原譲

大野先生，おもしろそうな症例ありがとうございます．
皆さんが回答を始める前に，症例の症状について，質問あります．
・主訴の頭痛の性質はどのようだったでしょうか？　「脊髄圧減少症の頭痛」とされていますが，痛み方，痛む部位，時間帯等，わかる範囲で結構ですので，情報ください．
・また，「頭痛，倦怠感が増悪して5月9日に来院．」と記載されていますが，この頭痛は，以前よりある頭痛＝「脊髄圧減少症の頭痛」と考えてよいのでしょうか？　それとも，通常の感冒時にみられるタイプの頭痛（例えば，膀胱経，少陽経の範囲に出てくるもの）で，別物なのでしょうか？　であればやはり，頭痛部位，性状がわかりましたら，ご呈示をお願いいたします．
・「脊髄圧減少症の頭痛」――既往歴は，何でしょうか？　もしかすると，既往歴に眩暈のヒントがあるかもしれませんので，わかる範囲で結構ですので，ご呈示をお願いいたします．

私が以前診ていた脊髄液減少症の患者さんは，易感染性，慢性疲労状態等が強く管理が大変だったので，今回の患者さんには，とても興味がわきました．

大野修嗣

原譲先生，ご質問をありがとうございます．

頭痛は以前からあった頭痛とは症状が違っているようです．
以前よりあったものは締めつけるような痛みが持続的だったのですが，今回は急性発症であり，症状が強い時間と弱まる時間があり，ときにズキズキとしたと．また発症時の悪風，浮脈（診察時ですが）などから，いわゆる「風寒」による頭痛と解釈できます．経絡的には太陽膀胱経の範囲との解釈はできます．
既往歴として特段のものは聴取できていません．
本症例も易感染性を有し，慢性疲労状態といえそうな全身倦怠感を訴えていました．
以上です．

 tabula

①の現象は，いわゆる『めんげん（瞑眩）』であろうと思われますが，私自身は経験したことがありません．あるいは，それを見て取れていないだけなのかもしれませんが．吉益東洞はこれを大変重要に捉えていたそうですが，病態生理的にはどのように考えられるものなのでしょうか．
②のほうは，解表剤とおもわれますが，すでにうっすら発汗もあり，もともと半夏白朮天麻湯を用い，舌所見や薄い鼻汁等のキーワードから，小青竜湯でしょうか．是非，その後の脊髄圧を知りたいものです．

 詩帆

北海道道南は，暑い地方の皆様には申し訳ない程の気温と湿度なのですが，それでもこの数日，めまいと頭痛，嘔気を訴える患者さんが多くなってきました．熱中症ではなく，ほぼ全例がODと起立性低血圧が原因です．今回の症例のような雰囲気の女性がやはり目立ちます．加えて，当地ではイネ科の雑草の花粉症があと2週間ぐらいつづくのですが，この患者さんたちの多くも頭痛を訴えています．この方々は，鼻炎症状が落ち着くと頭痛も軽快するようです．

さて，今回の患者さんですが，鼻汁に対する私の乏しい選択肢では，表熱証＋薄い鼻水で小青竜湯しか思い浮かびません．
①の現象については，瞑眩現象だと思います．
半日臥床状態にあったことを相談された患者さんに対して，大野先生は，どのようなご説明をされて患者さんの不安を取られたのですか？　よろしければ是

非教えてください.

 リンゴ

薄い鼻水,熱感,頭痛,ふしぶしの痛みからすぐに考えたのは麻黄附子細辛湯ですが,浮脈,表熱証の病態に合いません.辛涼薬の薄荷が入っている川芎茶調散も考えましたが,傷寒論に記載されている漢方ではありません.
経過の内容と一致しませんが,発症から数日経っていて,倦怠感強く臥床状態から少陰病と考え,脈は一致しませんが麻黄附子細辛湯とします.
また,今回の漢方治療でみられたのは瞑眩だと思います.

 山内浩

今回の例はむずかしいです.
表寒証と考えて,桂枝湯,葛根湯,麻黄湯,小青竜湯,桂麻各半湯,麻黄附子細辛湯(表裏両寒証)などから選択することになると思います.
桂枝湯でこれほどの効果を期待しうるかわかりませんので,臨床の実際ではまずは麻黄附子細辛湯を私なら処方してしまうかと思います.脈浮でもかまいません.少陰病ですが,幾分太陽病も併存しています.

 松本悟

今回の症例は虚証の方で主訴が頭痛.うっすらと発汗していて,薄い鼻汁が残っている.そして熱感,倦怠感が強い.脈は浮滑数で腹診に特記事項はない.
『傷寒論』太陽病上篇「太陽病,頭痛発熱,汗出で悪風の者は,桂枝湯之を主る」,吉益東洞『方機』「頭痛発熱汗出で悪風する者は正証也.頭痛の一証も亦當に此方を投ずべし.若し咳嗽嘔逆によりて頭痛する者は此の湯の治する所に非ざる也.(略)脈浮弱或は浮数にして悪寒する者は証具ずと雖も亦此方を用ゆべし,浮数浮弱は蓋し桂枝湯の脈状也(略)」.
よって,薄い鼻汁ではなく頭痛が主訴のこの症例には桂枝湯が良いかと思います.
回答:桂枝湯

 ゆうじ

熱感,頭痛,ふしぶしの痛みが強い.倦怠感が強く1日中臥床状態,とのこと

ですので，まだ表証が中心．また浮滑数脈で歯痕あり薄い鼻汁があるので水滞をともなう表寒証と考えました．ということで，②は小青竜湯でお願いします．

治療中にみられた変化①は，瞑眩でよいと思いますが，私はまったく経験がございません．大野先生はじめ，沢山の経験のある先生方，こんな例があったというのをお教え願えないでしょうか？　また，どんなときに瞑眩が起こりやすいという経験則はありますでしょうか？　いつも質問ばかりですいませんが，よろしくお願いいたします．

 原譲

山内浩先生もコメントされていたとおり，症状がいろいろあり，最近の出題の中では難問ですね．

患者さんの状態を一見すると，いつもは虚証のはず……「本症例も易感染性を有し，慢性疲労状態といえそうな全身倦怠感を訴えていました」なのですが，虚証の割には，脈が「浮滑数」と，ちょっと元気過ぎます．体に，外邪に対する抵抗力がまだ残っている状態と考えられます．

「浮脈」なので，まだ表邪が解除されていないと考えられます．微熱もあり，発汗解表で攻めた方がよさそうです．

つまり，陰病期と考えるよりも，陽病期と考えた方がよさそうです．発症より少し時間が経過していますので，太陽病期から少陽病期ぐらいかな，と考えると，頭痛の出現部位が，その病期の決定の参考となりますので，大野先生にだめ押しの質問をさせていただいたのですが，先生のご診察では膀胱経とのことなので（側頭部の痛みがあれば，少陽病期も考慮する必要ありますが，この症例ではなさそうです），患者さんは，まだ太陽病期にいるようです（ちなみに，膀胱経の頭痛であれば，委中，飛揚，昆崙を同時に押圧すると，このタイプの頭痛は，すぐに解除できるはずです．診療では，この経穴に王不留行や円皮針処置ですぐに頭痛が解除できます）．

太陽病期は，1.表寒虚証の中風，2.表寒実証の傷寒，3.温病，4.風温とありますが，このケースでは中風と考えました．つまり桂枝湯証を候補とします．

滑脈，歯痕……痰飲の存在，眩暈もその症状の一部と考えられます．「次の日に起床した時点で感冒様症状（鼻汁，ふしぶしの痛み）とともに以前からあった頭痛，全身倦怠感がすっかり消失．激しかった眩暈もまったく感じなかった」と，

やはり痰飲の症状が出ているようなので，何か利水薬を大野先生は使われたのかも……．
素直に考えれば，傷寒論の薬ということで「桂枝湯」ですが，私だったら，桂枝加附子湯に茯苓・朮が加わった，桂枝加苓朮附湯あたりで手応えをみてみたいと思います．
ベースに免疫不全状態がある患者さんと考え（脊髄圧減少症の存在），営衛不和がもともとありそうなので，桂枝湯を投与し，瞑眩として眩暈がでてきたと考えると，筋の通る気がします．

大野塾長の解答・解説は >> P297

第74回 出題・カンファレンス

症例：57歳，女性

いよいよの夏の暑さです．スイカをかじりながら書き込んでいます．恒例の症例検討です．

主　訴 頭痛
既往歴 線維筋痛症（主に薏苡仁湯で改善）
現病歴 線維筋痛症の発症以前から頭痛に対してSG顆粒®を服用していた．線維筋痛症と不眠症が薏苡仁湯と桂枝加竜骨牡蛎湯で改善したので，今度は頭痛を漢方薬で治療したいと
現　症 身長147cm，体重48kg，血圧154/84mmHg，脈拍81/分，整．胸腹部に異常所見なし．血液検査，心電図，胸部レ線に問題なし

漢方医学的所見
望診：やや小太りで肌は浅黒く，むしろ血色はよくない
舌診：剥白苔，やや燥，舌下静脈（+）
聞診：言葉が硬い印象
問診：性格は固定観念に縛られ，降圧剤は飲みたくないと頑固である．イラつくと肩こりや浮動感が出現する．排便・排尿に異常ないが，胃のあたりが痞えて食欲がなくなることもしばしば
脈診：弦
腹診：心下痞鞕（±），腹力軟弱．胸脇苦満なし．腹皮拘急なし

経　過
X年
10月26日：腹証，桂枝加竜骨牡蛎湯が有効であったことなどからどちらかといえば虚証と判断．寒熱は中間．神経症的な気分を考慮して【漢方薬】を処方．血圧154/84mmHg
12月21日：SG顆粒®の使用量が減って今回は処方不要．血圧143/83mmHg
X＋1年

1月18日：肩こり，頭痛が軽快．血圧 143/86mmHg．
4月26日：ここ1ヵ月頭痛なし．血圧 135/79mmHg，脈拍 78/分．
7月26日：SG 顆粒®の服用なし．血圧 127/76mmHg，脈拍 80/分．「この【漢方薬】も不要だ」と．投薬なし．
X＋2年
7月4日：久しぶりに来院．「再び頭痛が出現したので【漢方薬】が欲しい」と．
8月1日：腹痛と下痢で来院．「頭痛の【漢方薬】は2日間服用しただけで改善した」と．感染性胃腸炎に対する治療とした．

いくつか候補となる漢方薬があるかと思います．候補となる漢方薬を挙げてください．

▼カンファレンス

 igana23

中間〜虚証に近いタイプでやや小太り，寒熱も中間だが舌がやや燥などから，気逆気味と思われ，血圧も高めということで，慢性頭痛に用いる釣藤散を考えました．頭痛には外に五苓散，桂枝人参湯なども処方しますが，水毒があまりないことや，冷えや胃腸症状がみられないことから当てはまらないと思いました．
答え：釣藤散

 tabula

慢性頭痛といえば，釣藤散，呉茱萸湯などをよく使用しますが，今回の症例は経過や脈から外邪（風寒・風熱・風湿）による頭痛ではなく，内傷頭痛を疑います．明らかな寒はなく，呉茱萸湯は除外してよさそうですね．頭痛に関する主な臓腑は，肝・脾・腎ですが，この例では腎陽虚，腎陰虚ともなさそうです．痰飲の見られない弦脈から，肝の疏泄機能低下による気の推動機能障害と考えました．肝の陰血が不足し，肝陽が上衝し頭痛の原因となりそうです．また，イラついた際の肩こりや浮動感も肝の疏泄作用の失調から浮動感，さらに瘀血

も関与して肩こりが，また肝鬱が横逆して脾胃を冒し，食欲がなくなると考えると上手く説明できそうです．そこで，肝の火を沈めるには釣藤散でもよさそうですが，そこまでの熱の勢いはなさそうで，軽度の瘀血も存在していることから，加味逍遙散を選択しました．

リンゴ

頭痛に使う漢方の鑑別ということだと思いますが，冷えからくる頭痛には呉茱萸湯，葛根湯など．肩こり〜首から後頭部にかけての頭痛は，釣藤散，葛根湯など．特に更年期の女性の頭痛には気を鎮め，脳血流改善効果のある釣藤散をよく使います．
ストレス関係では，気と血を巡らせる桂枝の入った処方，最も重宝しているのが柴胡桂枝湯です．心下支結や舌白苔があれば処方します．
今回の患者さんも神経症的ですが，虚証，心下痞鞕など人参湯証らしき所見があることから，桂枝人参湯を考えました．ただ，「イラつくと肩こり浮動感が出現」し，血圧も高いことから釣藤散も捨てがたいです．
それから，川芎茶調散の証は未だつかめずにいますが，他の漢方が効かない時に使ってうまくいった経験があります．

岩塚和子

はじめまして．四日市で大野先生のご講演を拝聴し，感銘を受け入会しました．漢方薬を使い始めて約5年の初心者ですが，参加させていただき，恥をかきながら漢方の勉強をつづけたいと思っています．どうぞよろしくお願いします．

虚実は「どちらかといえば虚証」，寒熱は「中間」，気血水では「肌は浅黒く，血色はよくない」「舌下静脈（+）」より瘀血がありそう．臓腑では「弦脈」「イラつくと肩こりや浮動感が出現する」ことから肝に問題がありそうで，肝気鬱結と考えます．「胃のあたりが痞えて食欲がなくなることもしばしば」は肝気横逆の症状と考えます．「神経症的な気分を考慮して漢方薬を処方」したところ「肩こり，頭痛が軽快」したことから，加味逍遙散を考えます．
答え：加味逍遙散

大野塾長の解答・解説は >> **P173**

第75回 出題・カンファレンス

症例：63歳，男性

紀伊半島その他，台風12号の災害地の方々には心よりお見舞い申し上げます．またまた想定外の大惨事です．想定すること自体が無理なのでしょう．日本国が災害列島になってしまった感があります．諸行無常，無情な日々です．今月の症例です．

主 訴 嘔気
既往歴 肩関節周囲炎
現病歴 X年1月中旬に右頚部の腫脹に気づき某大学病院耳鼻科受診．検査の結果中咽頭前壁癌と診断された．癌専門病院に転院して2月16日に手術．3月15日は胸部のドレーンが外れ，4月1日から33回の予定で放射線治療が開始された．嘔気が強く食事が摂れないと言って来院
現 症 身長176cm，体重68kg，体温37.3℃，血圧133/78mmHg，脈拍62/分，整．右耳介後部から右胸部まで手術痕を認める

漢方医学的所見
望診：気丈で，体力はありそうだが疲弊した感がある．顔面は浮腫傾向
舌診：白膩苔，湿舌，舌下静脈（++）
聞診：発声はしっかりしている
問診：体は丈夫そうだが，食欲はあるものの嘔気が強く食べられない．口渇があり水分は十分に摂っている．便秘ではないが食事量が少ないので排便が少ない．排尿に問題ない．睡眠は寝ても寝ても足りない感じだ
脈診：沈遅滑
腹診：筋肉が落ちて全体に軟，心下振水音，心下痞鞕（++）

経 過
初診日：六君子湯を考えたが，食べたいという気はあるがとにかく嘔気が強いこと，口渇が強く，顔面の浮腫，心下振水音などを手がかりに「先ズ渇シテ後，嘔スルハ水心下ニ停スルトナス」の典型例として【漢方薬】を1剤処方．

1週間後：激しい口渇が軽快．「何とか食事ができる」と．「病院で貰った西洋薬の胃薬より効果が感じられる」と．
4週間後：放射線治療中であるが「ほとんど普通に食事ができる」と．

この【漢方薬】は比較的単純な処方です．構成生薬の数が少ないほど切れ味が良いというのが漢方薬の一つの目安です．一点，嘔気・嘔吐を目標に使用できる漢方薬かと思います．
どんな【漢方薬】が使われたかご意見をお待ちしています．

▼カンファレンス

igana23

今回の方はどちらかというと陽証タイプかと思われ，虚実間証で裏の寒証かと考えました．「先ず渇して……」の条文と単純な処方とのことから，小半夏加茯苓湯を考えました．まず浮かんだのは五苓散でしたが，尿に関する記述がないことや「水逆」の証もないこと，そして上記のヒントより，小半夏加茯苓湯としました．

岩塚和子

金匱要略「先ず渇して後，嘔するは……」，「構成生薬の数が少ないほど切れ味が良い」というヒントから，私も小半夏加茯苓湯を考えます．ただ，大野先生のヒントがない状況でこのような患者さんが来院された時，顔面浮腫傾向から五苓散を選んだり，舌下静脈（++）や癌の治療中という経緯から，嘔気という主訴を忘れて，駆瘀血剤を選んだりしそうな気がします．大野先生のような方剤選択を，臨床現場でできるようになるには，何が必要でしょうか．
答え：小半夏加茯苓湯

松本悟

今回の症例は嘔気・嘔吐だけだと二味からなる小半夏湯で良いと思いますが，口渇が強いのでエキス剤にもある小半夏加茯苓湯に私も1票です．
回答：小半夏加茯苓湯

リンゴ

小半夏加茯苓湯だと思います．妊娠初期のつわりにはよく使います．一般の症例には1回しか処方したことがありませんが，構成生薬が少ないせいかよく効きました．

ただ，ヒントがなければ六君子湯を処方していたと思います．顔面浮腫がありますが，六君子湯に入っている茯苓，朮に期待してしまいそうです．原典の文言にもっと学ばなければいけないと感じました．

山内浩

癌患者さんの漢方投与にあたりましては参考剤を持たせて入院すると，担当医の指示ですが病棟ではとりあげられてしまうという，誠にもって漢方処方に無理解な大病院もございまして残念です．肝臓専門医としてC型肝炎にたいするPEG-IFN＋リバビリン療法を少数例やっていますが，導入期には吐気，胃の膨満感の副作用も多く，六君子湯，補中益気湯がよく効きます．

本例では私も小半夏加茯苓湯に1票です．
つわり以外にはなかなかこの処方を思いつかず，六君子湯，半夏厚朴湯，香蘇散，茯苓飲，茯苓飲合半夏厚朴湯，などを選択したかもわかりません．

ゆうじ

皆様と同様に小半夏加茯苓湯でお願いします．
ただ，担癌状態だと，補気ないしは理気剤があったほうが良いような気もしますが，小半夏加茯苓湯がふくまれる半夏厚朴湯，あるいは香蘇散，二陳湯などの理気剤や六君子湯などの補気剤と敢えて併用で使う場合はありますか？　ご教示お願い致します．

大野塾長の解答・解説は >> P175

第76回 出題・カンファレンス

症例：63歳，男性

北の国からは積雪の頼りも届き，急に寒くなりました．当地ではマイコプラズマが流行って，さらに昨日はインフルエンザ疑いの児童も来院されました．先生方，風邪など引かないようにご用心お願いします．
さて，今月の症例は前回の症例のつづきです．

前回の要約
63歳の男性．中咽頭前壁癌の手術後で，放射線治療中の嘔気に小半夏加茯苓湯が役立った症例です．

前回以後の問診
小半夏加茯苓湯で食事は摂れるようになって体重も少しずつ戻ってきたのですが，口腔乾燥症状が強く，全身倦怠感が出現してきています．

漢方医学的所見
望診：体重が快復傾向にあるとはいえ，消耗している様子．浮腫はない
舌診：燥白苔，淡白舌，舌下静脈（±）
聞診：発声はかすれぎみ
問診：倦怠感あり．小半夏加茯苓湯で嘔気は改善しているが，食欲が落ちてきた．口渇でなくて口乾．時に咳嗽があり，咽喉の乾燥が原因のようだ，と．やはり睡眠は寝ても寝ても足りない感じが残っている
脈診：沈遅弱
腹診：筋肉が落ちて全体に軟，胸脇苦満（±）

経　過　気虚に対する代表的【漢方薬A】が思い浮かびました．しかし，これだけでは口腔乾燥，咳嗽には効果が期待できないと考え，この【漢方薬A】の加減方としてよく知られている漢方薬としました．
医療用の顆粒剤がありませんので，【漢方薬A】と「大逆上気，咽喉不利」に使用される【漢方薬B】を合方して類似処方としました．

第76回 出題・カンファレンス

【漢方薬A】と【漢方薬B】とはどんな漢方薬で，合方していかなる漢方薬としたでしょうか．
先生方のご意見をお待ちしています．

▼カンファレンス

igana23

今回の方は，陰証で虚症，半表半裏の寒証かと思われます．口腔乾燥症状と全身倦怠感ということで，補剤と滋潤剤の合方が良いかと思いました．「味麦益気湯」という処方がまず思い浮かびましたが，エキス剤では，補中益気湯と麦門冬湯の合方としました．
答え：A 補中益気湯　B 麦門冬湯

岩塚和子

igana23先生と同じく，気虚に対する代表的方剤Aは，「浮腫はない，食欲が落ちてきた，睡眠は寝ても寝ても足りない感じ」から補中益気湯を選択します．漢方薬Bは，「大逆上気，咽喉不利」から麦門冬湯とします．合方して，いかなる漢方薬になるか，は，わかりませんでした．大野先生のご講演で「口乾は瘀血」というお話を伺いました．癌は瘀血，という発想があると思います．腹診や舌診などで瘀血の所見はないように思いますが，この患者さんで瘀血を考慮する点はあるのでしょうか．ご教示いただければ幸いです．
答え：A 補中益気湯　B 麦門冬湯

松本悟

私も味麦益気湯に1票です．味麦益気湯は補中益気湯と生脈散（麦門冬，人参，五味子）の合方で，補中益気湯証に津液不足，呼吸器症状が加わったものに使用すると理解しています．問題は生脈散の代わりに使うエキス剤は何かです．
担癌患者の気虚には補中益気湯．「大逆上気，咽喉不利」とくれば麦門冬湯となります．五味子が抜けますが，麦門冬の量，方意からみてエキス剤ではこれしかないと思います．
回答：A 補中益気湯とB 麦門冬湯の合方で，味麦益気湯．

リンゴ

気虚の処方は四君子湯か補中益気湯か悩みましたが，「消耗している様子」「倦怠感」「寝ても寝ても足りない感じ」から補中益気湯としました．それから，口腔乾燥に対しては麦門冬湯を処方したいと思います．合方した類似処方は……，わかりません．まだまだ勉強不足です．

山内浩

本例はA補中益気湯とB麦門冬湯，と思いますが，実際の症例では乾燥をともなう咳嗽の方剤選びにはいつも苦労しております．
もし夜間につよく，激しく，痰はほとんどでない，やせて枯れた高齢者などで，津液がめぐらず（陰虚で虚熱），といった印象では，滋陰降火湯との鑑別が大切かと思います．補中益気湯との併用でいわゆる気陰双補でしょうか．本例ではさほどの乾燥，咳ではないので，半夏の鎮咳，降気と麦門冬の滋潤作用で効いたのでしょうか．

ゆうじ

今回の症例は補中益気湯と麦門冬湯で味麦益気湯に近似した処方と考えます．
麦門冬湯（金匱要略）．「大逆上気，咽喉不利，逆を止め，気を下す者，麦門冬湯之を主る」（大逆とは，うんと気が上って，呼吸が苦しくて，咽が詰まったようになっていること）．大逆に対して，気を下げるのは半夏＋麦門冬（滋潤作用ももちろんありますが）であると成書で見ましたが，この組み合わせが入る処方は他に何かありますか？
味麦益気湯が補中益気湯と生脈散の合方であるとすれば，生脈散が含まれるものに清暑益気湯がありますが，清暑益気湯と麦門冬湯という組み合わせも良い処方になるのでしょうか？
以上2点，よろしくお願いいたします．

大野塾長の解答・解説は >> **P178**

第77回 出題・カンファレンス

症例： 82歳，女性

秋の盛りです．昨日の下痢の患者さん，毎日柿を5〜6個も食べてしまうとか．ビタミンCが豊富なためにお腹を冷やしてしまったようです．「柿食えば　腹が鳴るなり　瀉心湯」なんて呪文を唱えながらの診療です．

主　訴 腰脚痛
既往歴 高血圧，気管支喘息，白内障
現病歴 X年6月22日から芋掘りをして毎日発汗．29日には多量に発汗して帰宅後高度の腰脚の痛みが出現．痛くて眠れない．次の日，近医整形外科を受診して，注射と鎮痛剤を処方されたが胃痛・食欲不振が出現して，次の日に来院
現　症 身長144cm，体重36.0kg，血圧142/84mmHg，脈拍90/分，整

漢方医学的所見

望診： 羸痩．皮膚は枯燥とみられる「かさつき」があり，昨日の発汗後は乾燥状態が悪化．咽喉乾燥
舌診： 燥無苔，舌質暗紫紅色，裂紋．舌下静脈（++）
聞診： 力がない発声
問診： この1週間で体重が5kg（少しオーバーかな？）も減少した．胸苦しい不快感がある．口乾があり水分をがぶ飲みして頻尿であるが，昨日から排便がない．昨日は若干の悪寒があったが今はない．手足は温かい．腰痛は筋肉の攣急といった状態で体が思うように動かせない
脈診： 浮弦
腹診： 腹皮拘急（++）の部分以外は軟弱

経　過

6月30日（初診）：発汗後，咽中乾，小便数，心煩，足温などから脱水状態による筋の攣急様状態と考えて日ごろ頻用しているお馴染みの【漢方薬】1剤を3日分処方．

7月2日：腰脚の痛みが消失して，思うように動ける．
7月3日：排便が順調になった．同じ【漢方薬】を処方．
7月22日：体重が元に戻った．治療終了．

今月の【漢方薬】は先生方お馴染みの傷寒論の処方です．
傷寒論の端っこにちょこっと掲載されている漢方薬がこれほど現代に重宝されているとは張仲景先生も夢にも考えなかったでしょうね．

ご意見をお待ちしています．

▼カンファレンス

 岩塚和子

答え：芍薬甘草湯

浮弦脈，燥無苔，舌質暗紫紅色，裂紋より，気虚・肝陰虚と弁証しました．
芍薬は，漢薬学辞典によると，養陰柔肝平肝・柔肝緩急止痛・斂陰収斂止汗の効能があります．発汗過多のときに，止汗の作用で効果があり，津液の喪失によって損傷した陰を補い，肝血を補い，止痛・便通の改善があったと考えました．
甘草は補気．
芍薬甘草湯は，止痛効果しか頭にありませんでした．芍薬甘草湯が正解であるとすると，養陰柔肝平肝で陰虚の急性の便秘にも効果があるのですね．
甘草が多い方剤で，偽アルドステロン症が心配されます．
大野先生は，この症例で，どれくらいの量の芍薬甘草湯をお使いになったかご教示をお願い申し上げます．（芍薬甘草湯が正解であれば）

大野塾長の解答・解説は >> P183

第 78 回 出題・カンファレンス

症例： 43歳，女性

「師走」の語源は「為果す」なのだそうです．先生方，この1年，十分に仕事を為し終えたでしょうか．成果はいかがでしたでしょうか．ここのところマイコプラズマが空前の流行とか．今月の症例も長引く咳嗽に起因した症状を訴えた症例です．

主　訴 上腹部痛
既往歴 胆石の手術
現病歴 X年9月5日ごろから風邪症状が出現．近医から抗生剤，解熱剤，鎮咳剤など処方された．9月10日熱は37.2℃程度だが咳・痰が残り上腹部痛が辛いと言って来院
現　症 身長155cm，体重62kg，体温37.4℃，血圧130/76mmHg，脈拍87/分，整．聴診上胸腹部に問題なし
検　査 WBC 6400/μl，CRP 2.23mg/dl，赤沈30mm/時

漢方医学的所見
望診： 上腹部を押さえて咳をしている．体格良好
舌診： 燥白苔，歯痕（±），舌下静脈（＋）
聞診： 痰が絡んだ咳嗽
問診： 痰を排出するために咳をしている感じ．以前風邪が長引いて熱感と咳嗽，咽頭痛がつづいたときには小柴胡湯加桔梗石膏がよく効いた．今回も同様に食欲がなく咳・痰がつづいているが，今回は咳をすると上腹部から胸部が痛い．排便・排尿に異常なし
脈診： 滑数
腹診： 胸脇苦満（＋＋）

経　過
9月10日：食欲不振，胸脇苦満から半表半裏の熱証．上腹部から胸部にかけての疼痛を目標に本朝経験方の【漢方薬】を処方．

9月13日：咳嗽・喀痰は若干残存しているが，上腹部痛，胸壁痛は改善．体温36.4℃．

9月17日：症状改善して治療終了．

先生方のご意見をお待ちしています

▼カンファレンス

 岩塚和子

答え：柴陥湯

胸脇苦満で半表半裏から柴胡剤，熱証で上腹部から胸部の疼痛がある咳嗽は小陥胸湯と小柴胡湯との合方の柴陥湯と考えます．

咳嗽の治療はなかなか厄介ですが，咳をしすぎて腹筋や胸の痛みを感じるようになった患者さんに柴陥湯を使って効果が出ることが多いと感じています．

 ゆうじ

今回の症例ですが，本朝経験方というヒントもあり，柴陥湯を選択します．

少陽病期で，虚実中間，半表半裏の熱症．痰の性状などはやや乾燥ぎみな印象（舌も燥白苔）をもちます．柴朴湯では痰をやや乾かせてしまいそうなので，柴陥湯でお願いします．

ただ，脈が浮・数で咳がつづくとのことですので，食欲があるということであれば，あえて鎮咳作用を期待して麻杏甘石湯を使うのはいかがでしょうか？

 山内浩

今年は設問のごとく，遷延性の咳痰患者が多い印象です．うまくいかない症例もありまして，漢方併用でなんとかこなしている状況です．咳喘息（CVA）なのかどうかもよくわからない場合があります．

炎症症状の乏しく，咳ばかりつづく例にはステロイド吸入，β刺激剤もどんどんやってしまいます．しかし，この症例のように感冒後の咳に漢方が効く例があることはありがたいことです．

小生も設問の答えは柴陥湯とさせていただきます．

乾咳に麦門冬湯（食前）で潤して，リンコデ（食後）で鎮咳，という絶妙の処方を以前に塾長から教わってときどき処方していますが，有効例が多いです．
一方，咳も痰も多く，発熱や炎症所見のある気管支炎，気管支肺炎，マイコプラズマ肺炎などには抗菌剤に併用すべき漢方にしばしば迷います．ぜひ，ご教示いただければと思います．

 松本悟

胸痛をともなう咳痰ということで，私も柴陥湯に1票です．『漢方概論』(藤平健・小倉重成著．創元社）に「少陽の実証で，発病後数日を経て，表証が去って熱は弛張熱となり，咳嗽が激しく，痰は粘稠で咯出しにくく，胸が痛み，心下痞鞕，胸脇苦満ともに中等度である場合に，本方がよいことがある．」とあります．私はよくリンコデを併用しています．
回答：柴陥湯

大野塾長の解答・解説は >> P185

第79回 出題・カンファレンス

症例：47歳，女性

年が明けました．「一陽来復」を祈念したいところです．暮れ正月の喧騒は落ち着きましたでしょうか．本年もよろしくお願いします．
本年最初の症例です．

主　訴 全身痛
既往歴 シェーグレン症候群
現病歴 X年10月ごろから目，口腔の乾燥症状が出現．当院にてシェーグレン症候群の診断の基に麦門冬湯，サリベート，ヒアレイン®点眼などで治療．X＋5年12月頚部〜肩甲骨部の疼痛が出現．X＋6年1月には朝の腰痛のため起床困難となった．X＋6年2月の来院時には痛みを全身に感じるようになったと
現　症 身長168cm，体重52kg，血圧107/66mmHg，脈拍70/分．胸腹部に異常なし
検　査 CRP 0.07mg/dl，赤沈45㎜/時，IgG 2750mg/dl，SS-A（＋）

漢方医学的所見
望診：羸痩傾向．痛みに対する不安感を感じさせる顔貌．口唇にかさつきあり，手掌紅斑あり
舌診：無苔，燥，淡紫紅色．舌下静脈（＋＋＋）
聞診：声が小さく振るえているよう
問診：寒さによって痛みが増強する．手掌は紅くほてっている．線維筋痛症が心配．最近生理不順が出現している．軟便傾向となってきた
脈診：沈遅細
腹診：軟弱，腹部全体に圧痛を訴える

経　過
X＋6年2月6日：虚寒証で血虚と瘀血の兆候があり，乾燥症状もともなっていることから【漢方薬】を処方．

第79回 出題・カンファレンス

X＋6年3月6日：乾燥症状と手荒れが軽快傾向．舌下静脈（＋＋＋）が持続しているため，桂枝茯苓丸を合方．
X＋6年4月3日：温かくなったためか全身痛が10→3となって楽になった，と．
X＋6年6月26日：ここのところ2ヵ月は生理が順調．疼痛は軽快傾向にある．
X＋6年8月21日：東北地方の実家までお墓参りに行ってこられた．疼痛をほとんど感じていない．
X＋7年2月：普通の生活がおくれている．【漢方薬】と桂枝茯苓丸はそのまま継続服用している．

【漢方薬】とは何でしょうか？　沢山のご意見をお待ちしています．

▼カンファレンス

 岩塚和子

虚寒証・血虚・瘀血・口唇のかさつき・手掌の紅斑・月経不順より，温経湯を考えます．
温経湯を使うような場面はほとんどなく，以前，口唇とその周辺が乾燥して困っている60代の女性に使って改善した例があるくらいです．
この症例のように，温経湯が線維筋痛症を心配するほどの全身の疼痛に用いて有効，と知って開眼した気持ちです．
桂皮と呉茱萸で散寒止痛，当帰は活血止痛・補血，芍薬甘草湯も含まれているので主訴が痛みの症例でも，虚寒証・血虚・瘀血などがあれば考慮すべき方剤であると指摘された思いです．
この症例における血虚は，舌の無苔・燥と口唇のかさつきから弁証すればよいのでしょうか．そもそも，口唇のかさつき＝血虚，でしょうか．また，脈診について，沈遅は寒証・細が血虚を示す，と理解すればよいのでしょうか．ご教示をお願い申し上げます．
また，もともとのシェーグレン症候群について，温経湯と桂枝茯苓丸により目や口腔の乾燥も改善した，ということがあったでしょうか．
答え：温経湯

松本悟

虚寒証で血虚と瘀血の兆候があり唇口乾燥，手掌煩熱が認められるので，私も温経湯証と考えます．私は手掌角化症の方に使用したことがあるだけですが，このように全身痛（線維筋痛症）に効くとは驚きです．やはり漢方は随証治療なのですね．
回答：温経湯

 山内浩

本例には小生も温経湯に1票です．
血虚と瘀血，受寒（による疼痛）があり，皮膚乾燥（津液の不足）あり．とくに条文のように唇口乾燥，手掌煩熱とあるので温経湯の可能性が高いようです．しかし，同様に寒冷にあたって経絡，臓腑の中寒による疼痛（下腹部痛，腰痛，その他の疼痛），疝痛（寒疝）に有効とされる当帰四逆加呉茱萸生姜湯も有力な候補です．
本処方では，「内に旧寒あり」が疼痛の主要な病因とされているようですが，本例ではあきらかではなく，乾燥症候群がメインのようですのでやはり血虚，津虚を補い潤す方剤が基本となる，ということで温経湯が有力かな，と思いました．麦門冬湯は併用されたのでしょうか．桂枝茯苓丸でさらに瘀血も強力に除去されて，通ぜざれば痛む（不通則痛），という原理にて疼痛も緩和されたのでしょうか．
ちなみに，温経湯を日常，アトピー，手湿疹，主婦湿疹によく使っております．通常，口唇乾燥や手のほてり，熱感もともないます．女性ばかりでなくて，若年男性のアトピー性の乾燥性の手指湿疹にも有効例を経験しています．

大野塾長の解答・解説は 》 P197

第80回 出題・カンファレンス

症例： 68歳，女性

久々の豪雪と猛威を振るうインフルエンザで「立春の声聴けど春遠し」の心境です．
今月は今盛りのインフルエンザ関連の症例です．

主 訴 咳嗽
既往歴 特記事項なし
現病歴 X年1月17日悪寒と37.8℃の発熱で1月19日に近医受診．インフルエンザA型と診断され，タミフル®5日分処方された．2日目には解熱したのでタミフル®を自己中止．1月22日に再び発熱，咳嗽が出現．その後咳嗽がつづき，1月27日に来院
現 症 身長150cm，体重44kg，体温37.4℃，血圧146/90mmHg，脈拍92/分，整．胸部聴診上右下肺にcrackle聴取
検 査 胸部レ線にて右下肺に浸潤影を認める

漢方医学的所見

望診： 色白で熱のためか頬が紅潮．痩せぎみで怠そう
舌診： わずかに黄舌苔，舌質は紅色，舌下静脈（++）
聞診： 咳嗽は湿性（ぜろぜろしている）．嗄声
問診： 熱のために倦怠感が強く，食欲が落ちている．1週間で体重2kg減少．
膿性痰が切れにくく，痰を喀出するための咳嗽が辛い．悪寒はない
脈診： 細滑数
腹診： 腹力軟，右心下支結（±）

経 過 インフルエンザ後の感染後遷延性咳嗽というよりインフルエンザの中途半端な服薬後に細菌感染を惹起して肺炎となったと診断．
食欲が落ち，体重減少もあったので抗生剤を混注した点滴を開始．やや虚証，肺の熱証，切れにくい痰から肺陰虚などと弁証．**【漢方薬】**1剤を処方．
2日後から大量に喀痰が出始め，3日後には平熱となった．食欲も回復した

ため抗生剤を混注した点滴は終了．
7日後喀痰がほとんど無くなった．咳嗽もないということで治療を終了としました．

どんな【漢方薬】が使われたでしょうか？　沢山のご意見をお待ちしています．

▼カンファレンス

 ゆうじ

今回の症例ですが，陽証で虚証，肺の熱症から肺陰虚であるということですので，治法は滋陰潤肺・清熱化痰 → 清肺湯でお願いします．
最近，大野先生のお薦めもあり，『中医学入門』（神戸中医学研究会．医歯薬出版）を，疑問に思った部分から読み始めております．なかなか難解ですが，肺陰虚という言葉が完全に自分で理解できなかったので，読み進めていったら，納得できる解説がありました．

　肺陰虚；肺の陰液の不足の病態で，慢性病による栄養障害・炎症による津液の消耗・乾燥した環境での居住や労働によって生じる．特徴は津液不足による燥症と虚熱である．

まさに，今回の症例に当てはまりますよね．肺陰虚という言葉があるんだから，肺陽虚という言葉があるのかと思い，調べてみたら見つかりませんでした，なかなか中医学的な考えを理解する道のりは遠いです．少しずつ，理解したいと思います．
ちなみに，肺陰虚の代表的な方剤として，百合固金湯というのがありました．肺は五行で金にあたるので，固金湯は肺に効く方剤なんだという想像はついたのですが，使用経験がまったくありません．ご教示いただけると幸いです．

 山内浩

インフルエンザが急増しておりますが，誠に時宜を得た好症例と存じます．
近くの保育園の保育士さん，昨年秋に当院で予防接種するも，10日前にＡ型インフルとなり，タミフル®，漢方で軽快したばかりでした．本日，再び発熱にて来院，今度はＢ型インフル陽性とでてしまい，泣きつかれました！　園内で

大流行とのことです．また，保険証を持たない（保険に入っていない！）受診者も時々おられ，自費で高額となってしまいます．今日の例は医学的にインフル迅速検査をやらざるをえず，A と判明しましたので，タミフル® も処方せざるをえませんでした．漢方はいらないといわれてしまいました．

さて，ゆうじ先生と同じく本症例には，肺炎にともなう粘った多量の膿性痰があり，肺の熱証，肺の陰虚証から清肺湯に 1 票です．

肺の陰虚証からは滋陰至宝湯，滋陰降火湯との鑑別を要します．
滋陰至宝湯は清熱作用はマイルドで，虚証で，逍遙散が合うような自律神経失調の傾向があったり，慢性の咳痰（たとえば高齢者の COPD など）に用います．
滋陰降火湯は肺の陰虚と虚熱による乾咳（痰は少ない）で，全体的に気道の乾燥傾向が強い人に用います（炎症が軽度で皮膚乾燥が中心のアトピーにもよく用いられます）．
また，熱証で痰の多い咳のため不眠傾向のある気管支炎などに用いられる竹筎温胆湯も候補かと思いますが，不眠などの記載はなく，また陰虚証には適しませんので除外です．
ただ，小生は湿性咳漱が強い，夜も眠れない，といった急性の気管支炎に本方をもっともよく使用して当たり！の経験が多いです．
本例に用いられた抗菌剤，もしよろしければご教示くださいませ．いつも悩んでおります．

 岩塚和子

当地でもインフルエンザの患者さんが目立ちます．高熱・悪寒・関節痛・咳嗽などの典型的な症状の患者さんから，微熱・倦怠感程度の症状の患者さんもおり，インフルエンザの診断は難しいなあ，と今年も感じております．
さて，今回はインフルエンザ罹患後に感染性肺炎となった，という症例です．
大野先生は「肺の熱証，切れにくい痰から肺陰虚などと弁証」と記述しておられます．肺陰虚では，虚熱により舌の乾燥・皮膚の乾燥・寝汗などをともなうものと考えますが，その記載はありません．熱は細菌感染によるものであり，熱により黄舌苔を示しているようです．脈は滑脈です．このことより，肺の熱証つまり熱痰に用いる麻杏甘石湯または五虎湯を考えます．

答え：麻杏甘石湯または五虎湯

迅速検査でインフルエンザと診断した時，咳嗽をともなう場合は，イナビル®・タミフル®などのインフルエンザ治療薬とともに麻黄湯を1〜2日分処方し，2〜3回分は3時間くらいの間隔で服薬すること，必ず体を暖かく保って温かい汁物を食べるよう指導しています．麻黄湯の服用で咳嗽が遷延することが少ないように感じています．
大野先生のインフルエンザ治療についての方針などをご教示いただければ幸いです．

大野塾長の解答・解説は ≫ P202

第81回 出題・カンファレンス

症例： 39歳，男性

今朝，散歩道に梅が咲いていました．寒さに怯えた冬ももう過ぎようとしています．
当地では昨日から花粉症が満開です．今月の症例も花粉症の症例です．

主訴 目の痒み

既往歴・家族歴 特記事項なし

現病歴 X－3年から花粉症となり，X－1年はOTCに満足が得られなくて近医からタリオン®，0.1%フルメトロン®点眼液，アラミスト®の点鼻を処方された．X年2月19日に同様の処方をもらったが，眠気があり，目の痒みが耐えられない，と3月7日に来院

現症 身長176cm，体重70kg，血圧122/68mmHg，脈拍82/分．眼球結膜が充血・浮腫傾向．聴診問題なし

漢方医学的所見

望診： 健康そうな体格，筋肉質

舌診： 薄い白苔，歯痕（+），舌質紅，舌下静脈（+）

問診： とにかく目が痒くて営業で外回りが多いのが辛い．睡眠，便通，排尿など目以外は問題ない

脈診： 濇

腹診： 腹部充実

経過

3月7日：実証，眼球結膜の充血と浮腫を参考に，またとにかく目が痒い，流涙が激しいことから前医の処方に【漢方薬】を1剤追加処方とした．

3月21日：次の日から効果が現れ，点眼が不要になった．眠気も感じない．ザイザル®（タリオン®から変更されていた）も中止とした．28日分処方．

X＋1年2月22日：昨年と同じ【漢方薬】が欲しい，と．

3月28日：この【漢方薬】だけでよさそう，と．28日分処方した．

小青竜湯はどちらかといえば寒証向きの処方です．本症例は陽実証・水毒と判断されるので，他の【漢方薬】を処方しました．
ご意見をお待ちしています．

▼カンファレンス

 松本悟

陽実証・水毒で主訴が目の痒み（眼球結膜の充血と浮腫）とのことから，大青竜湯，越婢加朮湯を考えました．エキス剤なら麻黄湯合越婢加朮湯でまず目の痒みをとり，その後は越婢加朮湯を継続するのがよいでしょうか．ただ，この症例は前医の処方に追加とあるので，越婢加朮湯だけの処方だったと思います．
回答：越婢加朮湯

 岩塚和子

私は耳鼻科が専門です．花粉症の患者さんが多い時期ですが，今年は昨年と比べ，予測どおり症状の軽い患者さんが多く，患者数もかなり少ない印象です．
今回の症例のような方は私も経験があります．目の痒みが酷く，涙が止まらない，という症例に出会うと，花輪壽彦先生の『漢方診療のレッスン』（金原出版）210 頁の図 45 を思い出し，迷わず越婢加朮湯を処方しています．効果があると感じています．
越婢加朮湯には生姜・大棗・朮が入っており，胃腸にも配慮があると考えますが，麻黄の入った処方を長期につづけてよいものかどうか，心配しながら処方しています．この点について，大野先生よりコメントをいただきたく，お願い申し上げます．
答え：越婢加朮湯

 山内浩

昨日も今日も花粉症でたいへん込み合っております．B 型インフルも少々紛れ込んで……．
今回も季節の症例をありがとうございます．

本例は結膜炎主体と思われる花粉症です．熱証型ですから，麻黄・石膏・朮による清熱，利水消腫の方剤が第一となり，越婢加朮湯の証が多いと思います．鼻炎が主体の熱証であれば麻杏甘石湯，五虎湯，辛夷清肺湯，小青竜湯加桔梗石膏などから選択すると思います．本例では越婢加朮湯に1票です．かなりの実，熱証のようですから煩燥傾向あれば大青竜湯も試みるかもしれません．
うちではまだ寒証タイプのアレルギー性鼻炎，軽い結膜炎が多くて，小青竜湯，小青竜湯加附子の証が多いようです．抗アレルギー剤は臨床上，当初は併用させていただくことも多いです．皆さまはいかがでしょうか．

ゆうじ

私は泌尿器科医ですので，あまり花粉症の診療をする機会はございませんが，たまに前立腺肥大の方でついでに処方してほしいという方に処方する程度です．今回は，先生方同様越婢加朮湯でお願いします．
金匱要略の条文に，「肉極にて熱すれば則ち身体の津脱し，腠理開き，汗大いにもれ，癘風気，下焦脚弱きを治す」とありますが，この「肉極」というのがあまり理解できておりません．中には学会で，条文を「肉極を治す」と読んで，色調の強い隆起性病変に使用し，効果があったと仰る先生もいるようです．
大野先生のお考えをお聞かせいただけると幸いです．

原譲

諸先生方の解説されているとおり，今回大野先生が使われたのは，越婢加朮湯だと私も考えました．が……それでは盛り上がらないので，最近私が頻用している，ちょっと「ずるい」処方として，小柴胡湯加桔梗石膏＋小青竜湯もご紹介します．
今回の症例にも効果あると考えます（実証，瘀血あり；つまり，腸内細菌のフローラが乱れている症例です．このタイプでは，炎症反応が出やすく，たぶんサイトカインストームを起こしやすいのかもしれません．外胚葉系のアレルギー症状が必発です）．合方して，越婢加朮湯の方意を持たせて，かつ小柴胡湯を加えることで，肝経および黄芩で腸内細菌の乱れのフォローもするという処方です．以前，肝経の眼の症状に竜胆瀉肝湯も使っていましたが，こちらのほうが，越婢加朮湯の方意が入って，抗炎症効果があり，調節が効いて便利で重宝しています．腎虚・冷え症の場合には，小柴胡湯加桔梗石膏の合方量を減量し，附

子またはアコニンサン®を追加します．

最近は，脾経および，前回ご紹介した瘀血処置の磁気・お灸治療も併用することで，薬の必要量を減量しています．この種の薬を長期投与していると，だんだん患者さんが「かさかさ」になってきてしまうためです（やはり，冬場からの準備をしてもらうだけで大分違いますね）．あとは，甘いもの・醸造酒を控えてもらうと，もう少し医療費の削減に貢献できると思います．

たき火の火を消そうと，「ちょろちょろ」私たちが水をかけても，隣から患者さんが，ガソリンをかけているようなものですから，それを止めてもらうほうが遥かに効果あります．

大野塾長の解答・解説は >> P210

第82回 出題・カンファレンス

症例： 49歳，女性

桜が満開です．厳しい冬の寒さの後でことさら威光を感じます．毎朝の散歩道もにぎやかさを増しています．
さて，今年はインフルエンザの流行が長引きました．今月の症例は感染後の遷延性咳嗽の1例です．

主 訴 咳嗽
既往歴 特記事項なし
現病歴 X年2月24日38℃の発熱，腰痛，咽頭痛が出現して近医受診．A型インフルと診断され，タミフル®，カロナール®を処方された．2月27日には解熱したが咳嗽と喀痰が持続して来院
現 症 身長162cm，体重50kg，36.2℃，血圧106/62mmHg，脈拍66/分，整．胸部聴診上 crackle 聴取

漢方医学的所見

望診： やや疲れた表情
舌診： 白苔，舌質淡紅色，歯痕（±）
問診： 悪寒なくむしろ熱感．興奮しているようで寝つけない．咳嗽は強く，喀痰は切れやい．食欲低下．下痢・便秘なし
脈診： 弦
腹診： 軽い胸脇苦満

経 過 少陽病期，虚実間．胆系の湿熱が残存した病態が示唆され【漢方薬】を1剤5日分処方．
服用2日目から熱感が和らいだが，咳嗽，喀痰が持続．
来院した5日後には咳嗽，喀痰がほぼ改善．気分が爽やかとなり寝つきもよくなっている，と．

インフルエンザに限らず，上気道感染症の後にはよく感染後遷延性咳嗽が出

現し，鎮咳，去痰に苦労することがあります．
今回の症例はどんな【漢方薬】が適応しますでしょうか？　ご意見をお待ちしています．

▼カンファレンス

 tabula

感冒後咳嗽はよくお目にかかり，どこに行っても良くならない方の咳を止めてあげると大変感謝されます．痰がない，あるいは切れにくく，口渇やコンコンコンとつづく咳には麦門冬湯を使用しますが，今回の症例では，痰はあるものの切れやすく，不眠の訴えもあることから，竹筎温胆湯を考えました．

 山内浩

今回の症例は，いわゆる痰熱上擾の咳嗽，喀痰のようです．興奮，不眠，弦脈，軽い胸脇苦満などの肝気鬱結症状をともない，胆系の湿熱の残存などから，竹筎温胆湯が候補になると思われます．

遷延性咳嗽の鑑別には苦労しますね．痰が多く，切れやすく，たいてい湿った白い舌苔があり，不眠などの精神症状をともなっているものは本処方をよく出しています．乾咳のひどいものではアレルギー性というか，咳喘息性と思われるものも多いようです．こんこんとあまりに苦しそうなので，ステロイド吸入，β刺激剤，キプレスなどをまず処方してしまうことも多く，漢方は補助的に麦門冬湯，柴朴湯などから併用してしまいます．

季節的にアレルギー性鼻炎を合併した咳嗽症例もすくなくないようで，最近の患者さんはがまんをしませんから，ナゾネックス®点鼻などもついついだしてしまい，そのうえで漢方を併用するという機会が多くなりました．

 岩塚和子

喀痰をともなう咳嗽で，白苔・弦脈から痰濁の存在は明らかです．夜眠れない，胸脇苦満あり，で，二陳湯を含む温胆湯（胆が冷えると眠れないので，胆を温める）で，柴胡の入った竹筎温胆湯を考えます．

咳嗽が長引く患者さんは沢山来院されます．痰が多い，眠れない，となると必ず竹茹温胆湯を考慮します．多くの患者さんに喜ばれています．特に高齢の方は，この漢方薬で漢方ファンになる方もいらっしゃいます．

ただし，以前，大学生の次女に竹茹温胆湯を飲ませたら「こんな不味い薬は死んでも飲まない」と言われたため，患者さんには必ず「不味いけど，よく効くから飲んでね．」と言って処方しています．

答え：竹茹温胆湯

 ゆうじ

昨日，プライマリーケア連合学会の臨床研究デザイン道場に参加して参りました．お薬を処方した，治った，効果があった，という一連の事を，別名「3たの法則」というのだそうですね．不勉強でしたので，恥ずかしながら初めて知りました．そのような意味で今後の自分の方向性を再認識したワークショップでした．

前置きが長くなりました．今回の症例ですが，少陽病期，虚実間，胆系の湿熱が残存，不眠ありということで，竹茹温胆湯を考えてみたくなります．ただ，あまりつまらないので，他の処方を考えてみると，同じ竹茹が入っている清肺湯はいかがでしょうか．胸部聴診上 crackle 聴取ともありますので，柴胡は含まれておりませんが，エキス剤があるものとしては，検討の余地はあるかと思いますが……．

大野塾長の解答・解説は >> P217

第83回 出題・カンファレンス

症例： 66歳，女性

皆様，連休後の忙しい日々をお過ごしかと拝察いたします．小生，22年前に放浪した中国の西域7日間の旅にでていました．そのときとは打って変わって中国式になったトルファン・ウルムチ・カシュガルの町並みに肩を落として落胆．しかし，22年前には入ることが許されなかったパミール高原のカラクリ湖はその道程からして圧巻の景観でした．

さて，今月の症例です．

主訴 多関節痛
既往歴 高血圧
現病歴 X年9月膝関節痛が出現．10月両肩関節痛など多関節痛も出現．近医にて関節リウマチと診断され，NSAIDs，MTX6mg，プレドニゾロン5mgにて治療されていたが，関節痛が増悪してX+1年6月紹介にて来院
現症 身長151cm，体重42kg，血圧125/76mmHg，脈拍81/分．両肩・胸鎖関節・右膝関節の腫脹
検査 CRP 4.75mg/dl，赤沈75mm/時，MMP-3 688.0，X-ray stage II

漢方医学的所見

望診： 大腿部と下腿の筋肉は痩せて特に膝関節が大きく見える．しかし，関節の腫脹は高度ではない．全身的にも羸痩傾向．皮膚は枯燥して皺が目立ち実年齢より高齢にみえる
舌診： ほとんど無苔，舌質は淡色，舌下静脈（±）
問診： 膝・肩の関節痛が辛い．力が入らず歩行に支障がある．食餌量が少ない．便秘ではないがコロコロ便．睡眠は十分にとれている
脈診： 沈遅細弱
腹診： 腹部極軟

経過 陰証で虚証．血虚の兆候も備えてさらに筋肉の萎縮も考慮して【漢方薬】を1剤投与．MTX服用にて口内炎多発．食欲不振が増悪するという

第83回 出題・カンファレンス

ことで中止．
X＋1年10月：検査所見は相変わらず炎症高度だが関節痛は軽快傾向．
X＋2年2月：プレドニゾロン中止．【漢方薬】1剤のみの投与となった．
X＋2年8月：右膝関節痛のみ．CRP 2.80mg/dl，赤沈 72mm/時，MMP-3 48.1
X＋3年3月：関節痛なし．CRP 0.37mg/dl，赤沈 35mm/時，MMP-3 37.6 と臨床的寛解状態が得られた．

年余にわたる治療が必要でしたが，この患者さんには漢方治療が福音となったと考えています．
どんな【漢方薬】が適応でしょうか？　ご意見をお待ちしています．

▼カンファレンス

リンゴ

今回の漢方は，まだ処方した経験はありませんが，大防風湯だと思います．「大腿部と下腿の筋肉は痩せて特に膝関節が大きく見える」のは鶴膝風を連想します．また，血虚に対しても，大防風湯には四物湯の4生薬（地黄，当帰，芍薬，川芎）が入っています．以上より，答えは大防風湯といたします．

山内浩

大防風湯に1票です．虚証，気血両虚の痺証につかいやすいと思います．
痺証でも熱証では越婢加朮湯，さらに桂枝加朮附湯を合方（桂枝二越婢一湯加朮附の代用）などを考慮しています．また，桂枝芍薬知母湯（ツムラにはなく，三和にエキス剤あり）も寒熱両用ですが，使う機会が多いです．同一処方をずっと持重されて治療され，軽快されてゆくことは日本漢方の極意でもあり，すばらしいです．なかなか自分はこのようにはいきません．

岩塚和子

今回のような患者さんを診療することはほとんどありません．教科書的には，熱感をともなわない，鶴膝風の患者さんで，皆様と同様に大防風湯と考えます．

使ったことはありません.
第41回日本東洋医学東海支部学術総会（平成23年11月）に，三重県の金子幸夫先生が，「大防風湯が奏功したギラン・バレー症候群の回復期の一例」を発表されましたので，ご紹介します.
症例は40歳女性.
〔現病歴〕4月25日頃より両手にピリピリした感覚が生じ，28日頃より全身の脱力感が出現. 5月8日から起立困難となり，11日に女児を出産. 14日に大学病院神経内科に入院. 6月10日退院，6月12日に金子医院を受診.
〔現症〕身長164cm，体重54kg，体温37.3℃. 血圧123/91mmHg，脈拍81/分. 手足が痺れて力が入らない. 体がだるい. 顔面白色，浮腫状. 舌質淡白兼紫，舌苔白，湿潤度は正常. 脈は沈滑細. 弁証は痿証の気血両虚兼寒湿. 大防風湯10.5g/日を合計で8週間継続服用した. 大防風湯を1回服用すると，足かせが外されたように足首の強張りが取れた. 翌日には，今までの1.5倍の速さで歩けるようになった. 1週間後に，すぐに起き上がることができた. 7月20日には手のしびれがほとんどなくなった. 7月31日受診時には，足腰に力が入るようになって，子供を抱えて階段を上がることができる.

以上のような内容でした. 結語として「大防風湯はギラン・バレー症候群の回復期の患者の四肢の麻痺に対して第一選択薬として使用できることが示唆された.」即効的に効果の出る症例もあるようです. 私も大野先生や金子先生の症例を記憶しておき，臨床に活かせることがあれば幸いです.

ゆうじ

鶴膝風の患者様で，気血両虚をともなっていますので，大防風湯でお願いします. ただ，この方剤は，効果が現れるまでに時間がかかりそうなイメージですが，先生方が使った印象はいかがでしょうか？ ご教示いただけると幸いです.

tabula

今回の症例は「鶴膝風」からまず大防風湯が浮かびました. 血虚の徴候もあり，他の先生方のおっしゃるとおり大防風湯であろうと思います.

大野塾長の解答・解説は >> P221

第84回 出題・カンファレンス

症例：21歳，男性（大学生）

今年もまた当院を囲む山々が鮮やかな緑に変身しています．「千里 鶯鳴いて緑 紅に映ず．水村 山郭 酒旗の風．南朝 四百八十寺．多少の楼台 煙雨の中」杜牧の「江南の春」という詩です．毎年春になると高校時代の漢文の教科書でこの詩に鮮烈な印象を受けたことを思い出します．
さて，今月の症例です．

主 訴 皮膚掻痒感
生活状況 親元から離れ1人暮らし．大学ではバレー部に属す
現病歴 中学生のころからアトピー性皮膚炎が発症．アレグラ®，ポララミン®の服用とリンデロンVG軟膏，ロコイド®軟膏，プロトピック®軟膏にて治療されていた．ネットでステロイド軟膏に恐怖感を持ち漢方薬治療を求めて来院
現 症 身長173cm，体重68kg．皮膚は色素沈着し，苔癬化も認める．内科的診察では異常所見なし
検 査 WBC 6800，Eosino 12.1%，IgE 6800，HD＞100，ダニ＞100

漢方医学的所見

望診：皮膚枯燥，萎黄傾向の肌，体格はしっかりしている
舌診：白黄苔，舌質は紅色，舌下静脈（±）
問診：クラブの主将になってからさらに痒みが増悪した．冷えは感じないが顔はほてりぎみ．排尿・排便に問題なし．睡眠は十分にとれている
脈診：沈細数
腹診：腹力良好，腹皮拘急（腹筋が鍛えられている）

経 過 まず，ステロイド軟膏の適切な使用方法を指導．しばらくはそのまま使用していただくこととした．
漢方治療は実証・熱証から清熱解毒の処方が適応すると考えられたが，長期の罹患で皮膚の状況が悪化，色素沈着，皮膚枯燥を考慮して【漢方薬】を1

剤処方．
1ヵ月後：安心してステロイド軟膏，プロトピック®を適正に使用したこともあり，掻痒感が軽快．ポララミン®は不要と言う．
2ヵ月後：掻傷が消失したのでリンデロンVG軟膏を中止．プロトピック®軟膏，ロコイド®軟膏，パスタロンソフト®とした．
4ヵ月後：気候が暑くなり，クラブ活動で夥しい発汗とともに掻痒感が増悪．口渇，熱感が強いことを目標に【漢方薬】を白虎加人参湯に変方．
7ヵ月後：涼しくなったからまた元の【漢方薬】に戻すことを希望された．
1年後：最初の【漢方薬】を継続．軟膏の使用はほとんどない．皮膚の枯燥が軽快している．夏になったらまた白虎加人参湯に変方することを考慮している．

どんな【漢方薬】が使われたでしょうか？

▼カンファレンス

 山内浩

本例は血熱と血虚，血燥が混在しており，温清飲がもっとも近いでしょうか．その加減方もよくもちいられますが，私はアトピーには，以前，当帰飲子＋黄連解毒湯の加減を用いていた時期もありました．
夏期などの悪化時には白虎加人参湯は私も頻用しています．たいてい，ほてり，熱感が強い，口渇，多飲（冷たいものをよく飲む）などがあります．治頭瘡一方などの清熱剤と併用することも多く，切れ味がよく，重宝しています．

 岩塚和子

「清熱解毒の処方が適応する」より，黄連解毒湯．「色素沈着・皮膚枯燥を考慮して」より，血虚の四物湯．両者の合法である温清飲を処方されたと考えます．

私は，月に1回開催される中部漢方臨床講座にも参加して，少しずつ漢方の勉強をしています．指導は劉桂平・中医師です．劉先生のアトピー性皮膚炎に対するエキス剤での基本処方は一貫堂の荊芥連翹湯です．私も指導に従って荊芥

連翹湯を処方し，チョコレートやケーキなどの甘いもの・乳製品・揚げものなどを極力食べないように，という食事指導を加えて割合に上手くいく症例が多いように感じています．
答え：敢えて温清飲とせずに，一貫堂の荊芥連翹湯．

大野先生は，最初の処方（温清飲とします）を，気候が暑くなって発汗・口渇が見られるようになり白虎加人参湯に変方なさいました．温清飲合白虎加人参湯，と両方剤を処方することに対しては，どのようにお考えになるか，ご教示をお願い申し上げます．

 リンゴ

ほてり，熱証があり，その一方で皮膚枯燥，血虚が著しいことから，黄連解毒湯と四物湯の合方である温清飲だと思います．
腹皮拘急があるので建中湯類も考えましたが，「腹筋が鍛えられている」というコメントが入っていたので，考えないことにしました．
温清飲はアトピー，湿疹患者によく処方しますが，私にとっても必需漢方です．出産後に手足の湿疹に悩まされ，温清飲で完治したことが本格的に漢方を始めたきっかけです．今でも時々痒みが出たときは，温清飲を一服すればぐっすり眠れます．

大野塾長の解答・解説は ≫ P229

第85回 出題・カンファレンス

症例：77歳，女性

先日の東洋医学会総会では何人もの同志（？）にお会いできて心躍らせて帰ってきました．
さて，今月の症例は77歳女性です．

主　訴 頻尿
既往歴 関節リウマチ(stage Ⅳ class Ⅱ；活動性鎮静化して現在RA治療なし)
現病歴 数年前から膀胱炎症状をくり返していた．X年2月中旬から頻尿，排尿時痛が出現．近医からクラビット®500mgを5日間投与された．一時的に改善したが，3月上旬膀胱炎症状が再燃して近医より再びクラビット®の投与を受けた．その後症状がくり返し，3月19日関節リウマチの治療を受けていた当院に来院
現　症 身長148cm，体重38kg，体温37.2℃，血圧119/75mmHg，脈拍89/分，整
検　査 尿培養：E.coli 1,000万/ml

漢方医学的所見
望診：羸痩，血の気がない
舌診：舌質紅，やや乾燥
聞診：発声はしっかりと力強い
問診：「いつもの膀胱炎かと思ったが，臍部に強い腹痛があったので来院した」と．最近，仕事が忙しく倦怠感を感じている．頻尿といっても1回の排尿量は少ない．また排尿時には熱いような痛みがある．尿の臭いが強い．排便・睡眠に問題なし
脈診：滑数
腹診：腹力軟

経　過
初診時（3月19日）：虚証．その他の所見に比して数脈の印象があり熱証と

考えた．頻尿がくり返し，慢性的となっていることを参考に【漢方薬】を1剤処方．
4月3日：排尿時痛が軽快したが頻尿が残存．
4月17日：頻尿が軽快．尿の臭いが消えた．
5月15日：症状改善．
6月12日：症状の出現なし．胃腸系も具合がよく体重が42kgまで上昇．「この【漢方薬】が気に入ったのでつづけたい」と，もう28日分処方．

この症例では仕事の疲れ，腹痛の出現も参考になりました．
どんな漢方薬が使われたでしょうか．先生方のご意見をお待ちしています．

▼カンファレンス

 岩塚和子

「血虚・熱証．仕事の疲れと腹痛がある．服薬によって胃腸系の具合が良くなった」．この3点から漢方薬を考えてみました．
血虚・熱証から，補血剤と清熱剤の含まれる五淋散，竜胆瀉肝湯，猪苓湯合四物湯が候補に挙がると思います．
この3処方のうち，胃腸にさわるといわれる地黄が少ないものは五淋散と猪苓湯合四物湯．
腹痛に対する芍薬甘草湯を含むものは，五淋散．
健脾作用を有する茯苓と甘草を多く含むものは，五淋散．以上より消去法で五淋散と思います．
答え：五淋散
五淋とは，石淋・気淋・膏淋・労淋・血淋を指すと書物に書いてありました．「仕事の疲れが参考になりました」というご指摘は，労淋を指すのでしょうか．

 山内浩

本例の膀胱炎ですが，私が好きなのは清心蓮子飲です．
本例は虚証，かなりやせておられ，胃腸虚弱，脾胃気虚が想定されます．四君子湯をベースに黄耆も含まれ，疲労倦怠などを含め，気虚を改善する効果もあ

ります．気うつにも対応しますが，清熱作用はおだやかです．虚証の高齢者にはとてもよいと思っております．一般の膀胱炎には猪苓湯，湿熱，局所炎症がかなり強い場合には五淋散，竜胆瀉肝湯です．

リンゴ

清熱剤の猪苓湯，五淋散，竜胆瀉肝湯，清心蓮子飲などを考えました．慢性化した膀胱炎ということから五淋散を第一候補としましたが，「仕事の疲れ，腹痛の出現」が参考になるという点がわからず，調べてみました．
五淋散は和剤局方に「……臍腹急痛し，……労倦すればすなわち発するを治す」とあり，納得しました．また，痙攣をとるために芍薬，甘草が配合されているというので，今回の症例には五淋散を処方したいと思います．

ゆうじ

大野先生，泌尿器科向けの出題，感謝いたします．今回の症例ですが，熱淋の症状が強いながらも，血虚もありそうですので，五淋散に1票をお願いします．強い熱淋の時は竜胆瀉肝湯を使いますが，症状が断続に継続しているものに関しては，五淋散を長期に使っております．
昨年もひとり五淋散の黄芩が原因と考えられる肝障害を経験してしまいました．やはり長期投与には注意をしなければと，気持ちを新たにしました．

大野塾長の解答・解説は >> P239

第86回 出題・カンファレンス

症例：27歳，男性（グラフィックデザイナー）

先生方，夏休みの予定は立てましたでしょうか．当院も8月12日から16日まで夏休みをいただくこととしました．宮古島の海に浸ってきます．孫のお守りですのでダイビングは諦めています．
さて今月の症例です．

主　訴 左背部痛
既往歴 特記事項なし
現病歴 X年5月就職して1ヵ月が経ったころから時々左背部痛が出現．下痢・便秘などお腹の調子が思わしくなかった．10月に左背部痛が強くなり近医受診．血液検査，胃内視鏡，腹部エコー，CT scanなどの検査では異常が無く，整腸剤を処方された．その後も時々左背部痛が出現．X＋3年6月に来院
現　症 身長164cm，体重59kg，血圧102/70mmHg，脈拍92/分，整．左上腹部に圧痛
検　査 腹部単純X-ray：大腸の脾湾曲部に著明なガス像
診　断 脾湾曲症候群

漢方医学的所見

望診： 神経質そうな表情
舌診： 白舌苔，歯痕（±），舌下静脈（±）
聞診： 声に力が無くもたついた返答
問診： 左上腹部から背部にかけて脹ったような痛みが出現する．痛みが始まると2日間くらい持続する．こんな時には便秘傾向となる．普段は下痢したり便秘したり．眠り過ぎるくらいよく眠っている．この数年をみると寒いときのほうが起こりやすい気がする，と
脈診： 沈弦数
腹診： 腹力中等度．両側腹皮拘急，臍上悸

経過

X＋3年6月23日（初診）：弦脈は痛みから，また数脈は神経質な性格で初診で緊張していたと解釈した．舌診，問診からどちらかというと寒証と判断．腹皮拘急，臍上悸を根拠に【漢方薬】を1剤処方．

7月7日：次の日には気持ちよい排便があり腹痛が軽快．服用していると気分も落ち着くような気がする，と．

8月4日：この1ヵ月間左上腹部から背部にかけての痛みがなく，排便順調．廃薬．

11月17日：再び背部痛が出現して来院．同じ【漢方薬】を処方．

以後，時々この【漢方薬】を取りに来ている．

脾湾曲症候群にはよく処方しています．どんな【漢方薬】だったでしょうか？ふるってご意見をお寄せください．お待ちしています．良い夏休みを．

▼カンファレンス

tabula

若いけれど経過は3年も経ち，所見からは気虚ですね．左上部腹部痛は，中焦の脾陽の不足と捉え，外邪の寒が入ると更に症状増悪ということでしょうか．腹部所見からは，小建中湯がまず頭に浮かびますが，臍上悸も見られ，とにかく気虚が目立つので，これに黄耆を加え，黄耆建中湯としたいと思います．

山内浩

ことしの夏休みはゆっくり自宅中心にて休みたい，と思っております．

本例は腹痛が主訴であり，小建中湯でよいのではないかと思います．臍上悸も本方証によく見られます．おそらく胃腸虚弱の体質傾向があり，神経質．少々のストレスでもすぐお腹にくるのでしょう．

私も腹痛をおこしやすい体質です．ガスがたまって腹が張り，便通が不規則になりがちです．若いころはIBSやFDに相当する症状に苦しんだものです．最近でも無理をしたり，冷やしたり，ストレスがつづきますと，急に上腹部痛におそわれることがあります．ガス膨満と冷えが認められ，まず試すのが小建中

湯ないし中建中湯です．結構即効性があります．

 リンゴ

下痢・便秘をくり返し，腹皮拘急という腹診所見から，桂枝加芍薬湯や四逆散を考えました．かなりストレスが強く，肝気鬱結の症状とみて，四逆散を処方したいと思います．

 岩塚和子

脾彎曲症候群は，柴胡疎肝湯です．これは，『病名漢方治療の実際 ― 山本巌の漢方医学と構造主義』（坂東正造著．メディカルユーコン）を読んで知りました．その部分を引用します．
「本証は空気嚥下症の一種で，飲み込んだ空気が大腸の脾彎曲という部分に溜まるため，お腹が張って左の胸や脇腹が痛む病気である．立位のときには脾彎曲は大腸の一番高い所になり，ガスが最も溜まりやすいのである．本証は神経質の人が多く，精神的ストレスで多量の空気をため込むために起こる」
柴胡疎肝湯をエキス剤で処方する場合は，四逆散合香蘇散ということです．
答え：四逆散

私自身の症例をご紹介させていただきます．
〈症例〉26歳，女性（会社員）
〈主訴〉咳嗽
〈既往歴〉特記事項なし
〈現病歴〉X年7月に咳が酷くて眠れない，朝のみ痰が出る，と来院．スギ・ヤケヒョウヒダニ・ヒノキのRAST陽性．PEF低値．ジスロマック®・ムコダイン®・レスプレン®・シムビコートタービュヘイラー®を処方．2日後の午後診の最終頃に再来．「明日の朝，早朝から出張で3日間出かけなければならないが，咳嗽が酷いので何とかならないか」と言います．この時，立位で胸部単純レントゲンを撮りました．左横隔膜が大腸の著明なガス像で挙上し，左の肺野が右より小さく見えます．これが脾彎曲症候群だろうと判断して，四逆散と香蘇散を4日分追加処方．本人には，ストレスで咳嗽が酷くなっているのだろうと説明．4日後に再診した時，咳嗽はほとんど出なくなったということでした．「ストレスがあると指摘されて，初めてストレスがあったことが分かった」と患者さん

が話しました．1日1回便が出るようになり，漢方薬は飲みやすい，ということで，2週間分の四逆散合香蘇散を追加して終了となりました．
この症例の経験から，咳嗽の原因として脾彎曲症候群も鑑別の一つに挙げられると考えています．

tabula

追加の発言を……．山内浩先生，小建中湯証でも臍上悸はよく見られるのですね．ご指摘ありがとうございます．いずれにしても，裏寒虚証と捉えると，建中湯類の中からの選択と思いました．桂枝加芍薬湯＜小建中湯＜黄耆建中湯と虚証（特に気虚）が強くなると捉えましたが，改めて黄耆建中湯を見ると，裏のみならず表虚の症状（盗汗・自汗）も目安になるようです．「眠り過ぎるくらい眠っている」という表現から，相当に「虚してる」と考えたのですが，であれば，小建中湯のほうが合っているようですね．
というわけで，小建中湯に訂正します．

山内浩

tabula 先生．追加発言，恐れ入ります．
『中医臨床のための方剤学』（医歯薬出版／東洋学術出版社）には，「主治」中焦虚寒，脾虚肝乗．ひきつるような腹痛があり，温めたり，押さえると軽減する・動悸・焦燥感・顔色につやがない・四肢がだるく痛む・手足のほてり・喉や口の乾燥感・舌質が淡・舌苔が白・脈が弦細で緩など．
『病機』：中焦虚寒で営衛気血が不足し，脾虚に乗じて肝気が横逆する病態である．脾胃は後天の本で気血営衛を生化する源であり，中焦虚寒で運化が低下すると気血営衛が不足する．肝血が不足するために肝気が失調し，肝気が脾虚に乗じて横逆するので，ときにひきつるような腹痛を生じる．虚寒の疼痛であるから，温めたり手で押さえると軽減する．営血不足で心神が安定しないと動悸・焦燥感があらわれ，……（以下略）とあります．
傷寒論：傷寒，陽脈濇，陰脈弦，法まさに腹中急痛すべし，まず小建中湯を与え，差えざるものは，小柴胡湯これを主る」「傷寒二三日，心中悸して煩するものは，小建中湯これを主る」
金匱要略：「婦人腹中痛むは，小建中湯これを主る」
などとあります．

本例の私の勝手な想像では，もともと脾虚体質のため，気血が不足気味であったところへ，肝と脾の関係より肝血が不足し，ストレス負荷などによって脾虚に乗じて肝気が横逆し（中医学において，脾虚肝乗とかいわれています），腹痛，便通異常などの脾胃の症状が慢性につづき治らない，と推測しています．

本虚，根本的病因は脾虚にあると考えられますので，お腹を建て直す，つまり小建中湯で本治をはかる，ということです．

一方，肝（肝気鬱結）のほうから治療することもできますが，胸脇苦満がないこと，弦脈は痛みでもでること，などから，四逆散による肝鬱脾虚の治療はセカンドチョイスになるのではないかと想像します．

実は本日も暇な土曜日午前外来を終えてから腹部鈍痛，腹部膨満感，冷えなどを感じ，早速，小建中湯を 2 包，頓服いたしております．なにか疲労感もとれて元気が出てきましたし，お腹の具合もよくなりました．内科医ですからクーラーのきいた診察室に座り続けており，冷えてよくないですね．

 原譲

今回の症例，患者さんには申し訳ないのですが，「面白そうな症例」なので投稿します．ちょっと長くなりましたが，はじめに，大野先生の提示された所見に対して，我流の解釈を少し加えてみました．最後にまとめてあります．

【症例】27 歳, 男性, グラフィックデザイナー（→ コンピュータ関係の仕事では，目を酷使する．目＝肝なので，目の酷使で肝鬱気滞が発生しやすい．この患者さんのストレスもここから発生しているようですね．就職後に症状がでてきており，肝気により，脾の運化が障害を受け，「下痢・便秘などお腹の調子が思わしくなかった」．）

【現病歴】X 年 5 月就職して 1 ヵ月が経ったころから（→ ストレスが溜まってきたか……という訳で「気滞」）時々左背部痛が出現．下痢・便秘などお腹の調子が思わしくなかった．10 月に左背部痛が強くなり（→ 寒くなってきて下痢・便秘症状悪化 → 裏の寒証）

問診：左上腹部から背部にかけて脹ったような痛み（→ 症状が左側に出るのは通常は，気の問題．「左上腹部から背部にかけての痛み」で，当帰湯を候補に．)

が出現する．

眠り過ぎるくらいよく眠っている（→ 睡眠も浅いか……睡眠が浅くなると更にストレスを受けやすくなる）

脈診：沈弦数脈（→ この脈診所見は寒証の脈診と一致しないが，ストレスが体に過剰にかかっている状態のときには，ストレス反応としての「沈弦数脈」はよく日常診療でも遭遇する脈型で，この場合，過剰なストレスを外すと〈例えば，寒証であれば，臍部への棒灸処置など〉，沈細脈が出現してくる．また大野先生が，珍しく脈診所見にコメントをつけているので，この脈診所見は，このまま取らないでください，と暗にほのめかしているのかな？と考えた）

腹診：腹力中等度．両側腹皮拘急，臍上悸（→ この所見からは，建中湯類が候補となるが，建中湯類を使わなければならないのであれば，元々脾虚の状態がずーっとあるのが通常のパターンなので，27歳にして，初めての病院通いは，ちょっと建中湯類を選択するには躊躇してしまう）

【まとめ】
病態は，気滞＋寒証＋軽度の脾虚．
気滞があるので，柴胡剤を選択してもよいが，腹診所見では柴胡剤を選択すべき胸脇苦満がない．また，気滞は，病機の構成要素となってはいるが，直接の引き金は，寒証のため，半夏・厚朴あたりで様子をみたいところ．
腹診所見の腹皮拘急・臍上悸からは，桂枝加芍薬湯：芍薬6.0；桂枝・生姜・大棗各4.0；甘草2.0，または小建中湯：芍薬6.0；桂枝・大棗・生姜各3.0；甘草2.0；膠飴20.0 あたりを入れておきたい．
でも，直接の要因は寒証なので，寒証に対応できるような温薬を構成に加える必要がありそう．という訳で，口訣の「左上腹部から背部にかけての痛み」もあることだし，当帰湯：当帰・芍薬・半夏各4；厚朴・桂枝・人参各2.5；黄耆・乾姜・蜀椒各1.5；甘草1あたりが無難なところと考えます．暖かいシーズンは小建中湯を飲ませておいて，寒くなってきたら，当帰湯に変方するのがよいと思います．

 コバやん

書き込みは今回が初めてですので，よろしくお願いいたします．
今回の症例では，小建中湯か桂枝加芍薬湯かと思いました．なんといっても腹

皮拘急が印象的でした．臍上悸も強調されてありましたので，気逆の生薬が入っているものということで，両方とも合ってるし桂枝の量も同じなので迷いました．前者は子供や合方のイメージが強く，後者は振水音もキーになるかなと思ったり，やはり迷いました．はっきりいって，どっちか出せば当たるかなと思いましたが，こういう考えは科学的でないかもしれませんね．今回は弱いイメージで小建中湯にさせていただきます．

質問ですが，両方出すのは邪道でしょうか．

 ゆうじ

今回の症例ですが，桂枝加芍薬湯でお願いします．やはり腹皮拘急と臍上悸がポイントかと思います．少しだけ大黄を入れるかどうか迷いますが，芍薬だけで便通がつくこともありますので，桂枝加芍薬湯にします．

最近この漢方薬，重粒子線治療を行っている前立腺癌の患者さんで使っております．重粒子線治療は，照射の位置決めをしっかりおこないますので，おなかにガスがあると，位置が微妙に動いて有害事象が多くなりますので．

大野塾長の解答・解説は ≫ P249

第87回 出題・カンファレンス

症例：62歳，女性

清涼の候というにはうっとうしい毎日がつづいていますが，先生方いかがお過ごしでしょうか．
さて，今月の症例は62歳女性です．

主 訴 湿疹
既往歴 小児期にはよく化膿性の皮膚炎，喉の炎症をくり返していた
現病歴 X年4月上旬から手掌に水疱をもった湿疹が出現．市販薬の軟膏を使用していたが，痒みをともなった湿疹が改善せず，近医受診．ミノマイシン®2錠/日とビタミン剤，ステロイド軟膏を処方された．湿疹が掌蹠ともに出現し8月22日に来院
現 症 身長152cm，体重58kg，血圧151/95mmHg，脈拍74/分，整．胸腹部に異常所見なし
検 査 CRP 0.06mg/dl，赤沈20mm/時．生化学的には異常なし
診 断 掌蹠膿疱症

漢方医学的所見

望診：肌は色黒でかさつきあるが掌蹠は脂っぽい，中肉中背，元気よさそう
舌診：無苔，湿，裂紋，舌下静脈（+）
問診：掌蹠の湿疹は水疱をもち掻痒感がある．眼症状なし，睡眠良好，胃腸
　　　　系に問題なし
脈診：細脈だが緊張良好
腹診：腹力良好．わずかな胸脇苦満

経 過

X年8月22日（初診）：やや実証，やや熱証．肌の状態と化膿しやすい体質から，いわゆる解毒証体質に使われる【漢方薬】1剤とビタミン剤（患者希望）を処方．
9月5日：湿疹は同様だが掻痒感が軽快．
10月3日：掻痒感が改善し，軟膏が不要になった．

第87回 出題・カンファレンス

X＋2年4月23日：掌蹠の湿疹がまったく無くなったので廃薬．
8月22日：下腿に化膿性皮膚炎が出現して来院．十味敗毒湯を処方．
9月6日：化膿性皮膚炎は改善したが，掌蹠膿疱症が再発．元の【漢方薬】に戻した．
9月20日：十味敗毒湯の中止で化膿性皮膚炎が再発．十味敗毒湯を追加投与．
11月5日：化膿性皮膚炎が改善し，十味敗毒湯を中止．元の【漢方薬】1剤とビタミン剤とした．
12月3日：掌蹠膿疱症と化膿性皮膚炎とも改善し治療終了．

どんな【漢方薬】が適応でしょうか？　ご意見をお待ちしています．

▼カンファレンス

岩塚和子

小児期にはよく化膿性の皮膚炎，喉の炎症をくり返し，現在は色黒でかさつきのある肌，掌蹠は脂っぽい「解毒証体質」の女性ということです．一貫堂医学の解毒証体質に用いられる方剤は，小児期には柴胡清肝湯，青年期には荊芥連翹湯，それ以降は竜胆瀉肝湯と解説されています．また，竜胆瀉肝湯は下焦の疾病によく用いられる，とされています．
答え：一貫堂の荊芥連翹湯

私の拙い経験ですが，慢性扁桃炎と掌蹠膿疱症の60代の女性に荊芥連翹湯を処方して，どちらの症状も改善し，数年を経た今でも服薬をつづけている方がいらっしゃいます．患者さんは，服薬をやめると喉が痛くなると言います．ずっとつづけてよいものでしょうか．

山内浩

本例の漢方は，一貫堂医学の解毒剤の荊芥連翹湯に1票です．
十味敗毒湯との合方は誠に相性もよく，皮膚の化膿性炎症にたいして消炎，排膿作用が強化されると思います．膿疱型のニキビに用いる頻度が高いですが，アトピーの顔面の紅斑，丘疹にも有効と思います．化膿がよくなったら，荊芥

連翹湯単独の長期使用もいわゆる解毒証体質の体質改善として有用と思われます．荊芥連翹湯自体は頸より上の慢性炎症になんでも効くように思っています．掌蹠膿疱症の経験が乏しいですが，機会あらばぜひ使用してみたいです．

 リンゴ

一貫堂の解毒証体質の処方だと思います．
荊芥連翹湯か柴胡清肝湯かですが，掌蹠は脂っぽく，実証・熱証所見から，荊芥連翹湯を処方したいと思います．

大野塾長の解答・解説は >> P254

第88回 出題・カンファレンス

症例：61歳，女性

台風一過．秋晴れです．しかし，相変わらず気温が高くて地球温暖化が気になります．秋田で油が採掘できたと報道されていますが，化石燃料に違いなく手放しでは喜べません．
さて，今月の症例です．冷えの季節，漢方の季節がまためぐってきました．

主　訴 足腰の冷感
既往歴 アレルギー性鼻炎（アレジオン®で強い眠気があり苓甘姜味辛夏仁湯が有効だった）
現病歴 毎年秋口から腰脚の冷えが強くなる．今年はとくに強くてと言ってX年10月30日に来院
現　症 身長158cm，体重55kg，血圧104/67mmHg，脈拍83/分，整

漢方医学的所見
望診：色白で華奢な体つき
舌診：歯痕（+），舌下静脈（++）
聞診：優しい口調
問診：腰から下が水風呂に入っているように冷たく感じる．重怠さがあり，時に痛みを感じる
脈診：沈細弱
腹診：腹部は軟弱で臍上悸を触知

経　過
10月30日：虚証，腰脚の寒が明らかで附子を加味しなければならないかと考えたがまずは【漢方薬】1剤を処方．
11月13日：腰脚が温まってきたようだ．重怠さが残っている．排尿は良好になって夜間頻尿が軽減．附子の追加は不要だった．
12月11日：今年は昨年までと違って足腰が温かく怠さも感じなくなった．

> この年以後，毎年秋口になるとこの【漢方薬】をとりにお出でになるようになりました．
> 西洋薬に反応し過ぎる症例は漢方薬の反応がよいようですが，先生方の印象はいかがでしょうか？ 先生方のご意見をお待ちしています．

▼カンファレンス

 岩塚和子

今回は，アレルギー性鼻炎に「寒痰による咳嗽・多痰の処方」苓甘姜味辛夏仁湯が有効であった症例です．腰から下が水風呂に入っているように冷たく感じる，つまり，水中に坐するがごとくの腎著の病ですね．
答え：腎著湯（苓姜朮甘湯）
苓甘姜味辛夏仁湯は，甘草乾姜湯（冷えて希薄な分泌物が多い時に用いる）＋茯苓杏仁甘草湯（急性の呼吸困難・浮腫に用いる）＋五味子・細辛・半夏（温性・熱性の鎮咳祛痰剤）です．この中の乾姜・甘草・茯苓と白朮から成る方剤が苓姜朮甘湯です．こうしてみると，人間の体質というか本質を見極めることが治療に大切，と教えられます．

大野先生に質問です．
①苓甘姜味辛夏仁湯は小青竜湯の裏処方といわれています．「裏処方」の意味は，小青竜湯の中の麻黄・桂枝・白芍という解表剤で使われる生薬が抜かれているため，裏症が目標の方剤，という意味でしょうか．

数日前に，水頭症で寝たきりの少年（意識はほとんどない状態）が，「咳と痰が多くて辛そう」と，両親が車いすで連れてきました．基本的に冷え症らしく，体温調節ができずに，真夏は汗をかくが，冷房に入るとすぐにブルブルと震えると言います．顔はむくんでいます．聴診ではゼロゼロと痰がとても多い状態で，咳き込むと透明な痰が多量に出てきます．鼻粘膜は蒼白で腫れています．おそらくアレルギー性鼻炎と判断しました．アレロック®・ムコダイン®・アスベリン®が処方されています．苓甘姜味辛夏仁湯が良いのではないか，と閃いて処方しました．また結果は，ご報告したいと思います．

第85回で大野先生にご相談した，リウマチ・頭痛・胃腸障害の患者さんの経過についてご報告します．
症例：46歳・女性．腹力2/5，心下痞・臍上悸あり．両側の小腹硬結あり．舌：白苔，淡紅，歯痕あり．脈：やや弦．二便に異常なし．月経に問題なし．疲れやすい．肩こりが強い．夕方は足がむくむ．霜焼けができる．手足が冷える．
大野先生に教えていただいて，7月24日から茯苓飲合半夏厚朴湯を処方しました．2週間後からげっぷの出る回数が減った，と言います．4週間後に，げっぷはほとんど出ない，げっぷを出したいとも感じない，ということで，処方をつづけています．頭痛への効果は定かではありません．現在，リウマチの治療は，リウマチ専門医からリウマトレックス®・ブシラント®・セレコックス®を処方されています．痛みは，手首が中心です．疲れると膝にサポーターが巻かれているような圧痛を感じることがあるが，肩・肘・手指の痛みはない．朝から手首が痛むため，朝起きると漢方薬を飲み，バナナを食べて，セレコックス®を飲み，家事を始める，という毎日です．9月4日から茯苓飲合半夏厚朴湯3包に加えて，桂枝加朮附湯3包を追加しました．約2週間後に「じっとしてる時の痛みが出なくなったようだ」と言います．
担当医の検査結果をお示しします．
血液一般・肝機能・腎機能に異常なし．3月：CRP 1.23, RF定量13, MMP-3 143.8です．6月：CRP 0.35, RF定量12, MMP-3 141.3です．リウマトレックス®は今年の1月から開始したということです．
漢方薬の選択など，大野先生からアドバイスいただければ幸いです（質問②）．

山内浩

60代の華奢な虚証，冷え症の女性．西洋薬に反応しすぎるということは，薬は少量でよく効くということでしょうか．漢方薬もさっぱりとした薬味がよいかもしれません．
本例では，腰と下肢の冷え，ときに冷えて下肢が痛む，ということからまずは苓姜朮甘湯からはじめてみたいと思われます．一般的な腰や腰以下の下肢の冷え痛みが目標です．
原典では，身体重く，腰中冷ゆること水中に座すがごとし．小便自利．腰以下冷痛し，等々と述べられております．自分の経験では比較的軽症例にはよいようです．冷えがつよければ附子末の追加もやっています．本例では附子も不要

で苓姜朮甘湯一剤がとても有効であったことから軽症というよりもむしろ，漢方薬の反応性がよい人なのかもしれませんね．
60代ですから腎虚の関与も考え，八味地黄丸なども考えますが，この症例ではなさそうです．附子剤では四肢の冷え痛み，腫れに比較的軽剤として桂枝加朮附湯を頻用させていただいておりますが，この例では腰中心の冷痛なので合いません．
ほかに，当帰四逆加呉茱萸生姜湯なども候補になりますが四肢の冷えが中心です．
腰の冷えが主体である場合，やはり苓姜朮甘湯が第一選択のようです．
患者さんには，生姜（乾姜）がたくさん配合された，腰や足をあたため，利尿をはかる薬といってお出しして喜ばれています．
冷えとともに腰痛が強い症例も多いですが，腰痛は難しい例が多いですね．いろいろな原因がからんでいる例が多く，上手に治療できていない未熟な現状を嘆いております．自分自身が慢性腰痛患者で，諸方を試してきましたが，恥ずかしながら湿布もかかせません！ 冷え，加齢による腎虚，昔の打撲による瘀血，ストレスの蓄積，運動不足，食の不摂生等々があり，仕事をやすむと軽くなります．

 リンゴ

足腰の冷感で，「腰から下が水風呂に入っているように冷たく感じる」，漢方で夜間頻尿が軽減したことから，苓姜朮甘湯だと思います．高齢女性の同様な症例にはよく効く印象があります．

 ゆうじ

皆さんご指摘のとおり，陰症で虚症，冷えとともに腰痛があり，夜間尿も改善したとのことであり，苓姜朮甘湯でお願いします．
この処方では，以前抗コリン薬無効例の過活動膀胱に対して，非常に効果があり，学会で報告させていただいたことがございます．発表の際には大野先生，大変お世話になりました．現在でも，抗コリン薬無効例では有用な選択肢の一つと考えております．

大野塾長の解答・解説は >> P256

第89回 出題・カンファレンス

症例: 82歳, 男性

当クリニックを取り巻く山々が紅葉を見ないうちに冬の厳しさを予感してしまう寒さとなりました. 先生方ご自身の予防接種は終えられましたでしょうか. 今月の症例です.

主　訴 口渇
既往歴 C型肝炎
現病歴 X年8月2日肝臓がんの手術. 8月13日退院. 手術後から37.8℃程度の体温がつづき, 8月29日クラビット®, セレコックス®が処方された. 10月16日になっても微熱がつづき, 口渇が強いといって来院
現　症 身長153cm, 体重50kg, 体温37.6℃, 血圧122/77mmHg, 脈拍91/分, 整
検　査 AST 54, ALT 39, AFP 2.9, PIVKA-II 16. ほか異常所見なし

漢方医学的所見

望診: 全身に軽度の浮腫傾向が見られる. 顔面はほてり
舌診: わずかな燥黄苔, 舌下静脈(+)
問診: 口渇が強く, 尿量が少ない. 軽い嘔気があり食事摂取が十分でない. 下痢なし, 便秘なし. 手術痕に疼痛があり睡眠不足
脈診: 浮弱
腹診: 心下痞鞕(±)

経　過

10月16日(初診): 症候からは水毒が際立っている. 水毒と肝機能障害を考慮して【漢方薬】を1剤処方した.
10月30日: 服用した次の日から排尿が順調となり, 体重が3kg減少した. 体が軽くなった. 体温36.6℃. 口渇なし.
11月12日: もう大丈夫そうだというので, 廃薬. インフルエンザ予防接種をして帰宅された.

この【漢方薬】は比較的長期に亘って使用するものと認識していたが，1ヵ月の投与で体調が改善して廃薬となった．術後の状態に使える漢方薬がもう一つ増えたかとほくそ笑んでいます．
どんな【漢方薬】が使われましたでしょうか？　ご意見をお待ちしています．

▼カンファレンス

松本悟

8月にクリニックを移転したため，その準備と後始末で他の事は何もできませんでした．やっと最近になり元のリズムで生活ができるようになってきました．今回の症例は口渇が主訴の高齢男性．肝癌の術後で微熱，小便不利，嘔気，浮腫傾向があることから，五苓散に茵蔯蒿を加味した茵蔯五苓散と考えます．

山内浩

今回は肝臓病に長く従事してきた自分にとりまして，たいへんうれしいご出題と受け止めております．
本例では，松本悟先生のご解説のように清熱利湿剤の茵蔯五苓散に1票です．
肝炎は東洋医学的に，いわゆる「湿熱」の邪（肝炎ウイルス？）が基本的病因と考えられております．湿熱黄疸（急性肝炎）によって発病し，治癒しなければ慢性化し，難治性となり（慢性肝炎），肝胆および脾胃のいずれかに重点をおいた障害（肝鬱や脾虚）をきわめて長期間にわたり受けつつ肝炎は進行してゆく，という概念があるようです．肝鬱からは瘀血（門脈系の循環障害）が，脾虚からは痰湿，水毒（浮腫や腹水）が生じる，とされ，最終的には腎虚（脾腎陽虚，肝腎陰虚）に至ると考えられています．そして，肝炎から肝硬変（肝癌）に至るまでこの湿熱という病邪がかかわっているため，複雑な病態をもたらしているというように解釈されているようです．ただ，インターフェロンをはじめ，抗ウイルス療法の飛躍的進歩によって今日，漢方的病態もまた変わりつつあるかと思われます．

茵蔯五苓散は湿熱のうちでも，湿が熱よりも重い病態に用いるとされ，肝硬変の非代償期の浮腫，腹水の病態に適応する場合が多いようです．熱が湿よりも

重い病態には茵蔯蒿湯が用いられております．ただし，同時に脾虚，気虚があれば補中益気湯などを，血虚（気血両虚）があれば十全大補湯などとの併用もおこなわれます．小生がもっとも多く茵蔯五苓散を臨床応用させていただいてきたのはアルコール性肝障害の湿熱病態に対してです．

本例ではC型肝硬変をベースとした肝癌と推測されますが，術後の湿熱の病態に茵蔯五苓散が奏功したものと想像しております．

 リンゴ

1年前からランニングを始め，10月にハーフマラソン完走しました．ノーベル賞受賞の山中先生とは年齢が一緒（50歳），たまたま走るのも一緒という訳で，Dr. 山中を目標に来年はフルマラソンに挑戦します．

さて，今回の症例ですが，水毒と肝機能障害を考慮してということから，茵蔯五苓散を考えます．処方した経験はありませんが，二日酔いのときに服用したことがあります．茵蔯蒿が加わるだけでこんなに苦くなるのか，まさに良薬口に苦しと感じながら飲みました．

 ゆうじ

千葉から群馬に引っ越し，この数日は同じ関東でもこんなに寒さが違うのかと実感しております．

今回の症例ですが，他の先生方と同様に，肝機能障害をともなった湿熱ということで，茵蔯五苓散でお願いします．

質問させてください．脈象が今回の患者様では浮弱脈ですが，この脈象はどのような病態で遭遇する脈でしょうか？　また，術後に使える漢方薬はこの方剤以外でどのようなものがございますか？　よろしくお願いいたします．

大野塾長の解答・解説は ≫ P261

第90回 出題・カンファレンス

症例：75歳，女性

気がついたらこの症例検討も第90回を迎えてしまいました．すべて異なる処方，すなわちすでに90処方目の検討になります．先生方長らくのお付き合いをありがとうございました．まだまだつづきます．
今月の症例は少々ひねった治療でした．といっても処方はありきたりです．

主　訴　咳嗽
既往歴　関節リウマチ（stage III class II），防已黄耆湯で軽快
現病歴　X年6月6日：関節リウマチの状態はDAS28（赤沈）が1.90と寛解状態．数年前から咳嗽がつづいている．体重減少もあると
現　症　身長147.2cm，体重48.5kg，血圧127/71mmHg，脈拍90/分．胸腹部に異常所見なし
検　査　CRP < 0.05mg/dl，赤沈10mm/時，MMP-3 49.9ng/ml．血液生化学的に問題なし

漢方医学的所見
望診：気分がすぐれない様子．痩身
舌診：燥無苔，舌下静脈（+）
聞診：口調はやわらかい
問診：数年前から咳嗽は1年中つづいている．最初は風邪薬などを服用したが効果なし．呼吸器専門病院に受診したが肺には問題がないと．近医からフラベリック®，便秘にアローゼン，不眠症にマイスリー®を処方されている．夜間3〜4回排尿
脈診：沈細
腹診：腹力軟で糞塊を触知

経　過　初診：治療歴から鎮咳剤だけでは事足りないと判断．気うつ，虚証，沈細脈，燥無苔，便秘を参考に【漢方薬】1剤を処方．
2週後：便が気持ちよく出る．アローゼン中止．夜間の排尿が2回に減った．

6週後：あの【漢方薬】を服用すると気分が落ち着き，眠くなる．咳嗽が改善していることに気がついた．フラベリック®，マイスリー®中止．
半年後：咳嗽・便秘・不眠なし．CRP 0.07mg/dl，MMP-3 41.7ng/ml．

【漢方薬】1剤で咳嗽・不眠・便秘が解消して「魔法のようだ」と感想をのべられていました．
どんな【漢方薬】が使われたでしょうか？　奮ってご意見をお寄せください．

▼カンファレンス

松本悟

今回の症例は，ヒントがないと全くお手上げの状態でした．
虚証の気うつに用いる理気剤で咳嗽に効きそうなのは香蘇散かと思いました．というか，香蘇散しか思い浮かびませんでした．気うつを考慮しなければ，咳嗽が主訴で虚証の患者には参蘇飲を出してしまいます．酷い咳嗽に香蘇散が効くとは思えないので，軽い咳が遷延している状態だったのでしょうか．脈証の沈・細は香蘇散に合っていますが，舌証の燥・無苔が合っているかどうかよくわかりません．香蘇散は湿でしょうか．また，不眠には効くでしょうが，便秘に効くかどうかもわかりません．以上，全く自信はないのですが，回答は香蘇散とします．

リンゴ

今回の問題ですが，私は腹診が好きなので，腹診所見から潤腸湯を処方すると思います．厚朴，枳実の理気作用，地黄，当帰，杏仁，桃仁の滋潤作用などから，「気うつ，虚証，沈細脈，燥無苔，便秘」に当てはまると思います．
便通を整えただけで，夜間尿が減り，気が付いたら咳も治まっていたとなれば，魔法の薬です．
滋陰降火湯も考えましたが，アローゼンを服用するような便秘には作用が弱い気がします．他に，清心蓮子飲，牛車腎気丸，香蘇散なども同様な理由で便秘が改善するか疑問ですが，香蘇散で気を巡らせて便通を改善というシナリオもありかなと思います．今回は潤腸湯にします．

山内浩

もう90回（処方）目ですか．小生ごときが大野インターネット塾に入れさせていただいてもう8年くらい！になるのでしょうか．ありがたいことです．小生は国立病院の内科で漢方10年 ⇒ 都立病院の漢方科で5年 ⇒ 新宿の某診療所の漢方外来10年，などを経て，5年半前に定年後の開業をして現在に至りました（もう年ですね）．普段の診療でこまったことを気軽に質問できる環境はぜひとも必要で悩んでまいりましたので，本塾にはすぐ入門させていただきました．毎月の問題もいつも楽しみで，たいへん勉強になっており，あらためて御礼申し上げる次第です．保険適用方剤は147処方でしたか，いずれすべての方剤の問題がもし終わりましたらぜひ一冊にまとめられてください．たぶん空前のベストセラー！になることでしょう．

さて，本例はちょっとムズカシイですね．

主訴が慢性の咳なので虚証，気うつの咳からは香蘇散，参蘇飲（舌の乾燥からは本例では適応外）など，また乾燥，津液の不足，陰虚の咳からは滋潤作用のある麦門冬湯，滋陰降火湯，滋陰至宝湯などが候補になります．腹力軟，虚証，燥証で糞塊を触知という便秘からは，麻子仁丸，潤腸湯などが考慮されます．

投与後にまず便通が改善したということからは麻子仁丸あたりかなと思います．夜間尿が減少したということは麻子仁丸でも説明がつくようです．ただ，なぜ精神安定し，鎮咳に至ったか？は十分説明できません．一般に便秘は万病のもと，便通をつけることによって気血がよくめぐり，気滞や瘀血の改善を介した気分の安定化や，麻子仁丸の滋潤作用による咳の改善の可能性でしょうか．

そこで回答はわからないまでも麻子仁丸としてみます．

岩塚和子

舌診で燥無苔・痩身から陰虚があるようです．主訴は咳嗽です．不眠は心陰虚，便秘は胃陰虚と考えます．肺と大腸は表裏の関係ですが，咳嗽が主訴ですから，便秘に使う方剤より，咳嗽に使う方剤を選びたいと思いました．

肺陰虚の咳嗽と考え，滋陰降火湯を推します．

滋陰降火湯が有効な咳嗽は，「布団に入るとしばらくの間，咳き込んで眠れない」という咳嗽である，と聞いたことがあります．

今回の症例の咳嗽についての詳細な説明がありませんでしたが（私たちを悩ま

せるためですか？），大野先生から痰の状態などをご教示いただけましたら幸いです．答え：滋陰降火湯

> 大野修嗣

松本悟先生，岩塚和子先生．おはようございます．ご質問にお答えいたします．咳嗽は軽い乾性咳嗽で，痰はありません．ご検討をお願いします．

 原譲

今回の症例は，なかなか面白い症例ですね．処方を考えるにあたり，確認しておいたほうがよいと思われる所見についての記載がありませんので，質問させてください．
今回の患者さんには，盗汗，のぼせ，赤顔，微熱，腰痛や腰が重い感じ，イライラ感，こむら返り等ありませんでしたでしょうか？

> 大野修嗣

原譲先生．ご質問にお答えいたします．
今回の患者さんには，盗汗，のぼせ，腰痛や腰が重い感じ，イライラ感，こむら返り等の訴えはありませんでした．また，望診ではむしろ血の気のない顔色，体温測定はしていませんが微熱の訴えも感触もありませんでした．
ご検討をお願いします．

 岩塚和子

大野先生のヒントから，回答を変更します．
気うつ・虚証・沈細脈・燥無苔より，気陰両虚．軽い乾性咳嗽があり，便秘から，肺と胃の陰虚がある．麦門冬湯に変更します．気虚と陰虚が重なると，陰虚なのに熱証を示さない，というような矛盾した症状が出るとされます．
咳嗽の改善で，不眠も改善したのでしょうか？　麦門冬湯が睡眠障害に効果があるとは思えないのですが，「麦門冬湯で便秘が良くなった」と仰った老婦人を1例，経験したことがあります．答え：麦門冬湯

 山内浩

岩塚和子先生の立派なご回答に触発され，はずかしながら訂正させていただき

ます．
主訴はあくまでも慢性の「軽い乾性咳嗽」で，主たる証としては燥証，陰虚証であり，肺と胃の陰虚（気陰両虚）ととらえるべきでした．便秘はおそらくやせた高齢者にみられる腸燥の便秘の可能性がたかく，麻子仁丸や，さらに胃下垂や気虚下陥の補中益気湯などがつかさどると思われますが，これは本患者さんにとってはあくまでも客証と考えるべきなのでしょう．どうも便秘や不眠などの客証にまどわされたようです．

はげしくない遷延性ないし慢性の燥性咳嗽に着目すれば，まずは麦門冬湯で鎮咳，滋潤し経過をみると思います．胃の気陰両虚の改善で腸粘膜もうるおい，ぜん動も調整され便通も次第に改善されたかもしれない，さらに主訴の軽快にしたがって気うつ，不眠も楽になったのではないか，と想像されます．
大野先生の用薬の基本はあれこれと処方をとりかえず，主証を的確に診断されて持重されてゆくということで，私などは反省点が多いです．
回答：麦門冬湯に訂正

岩塚和子

山内浩先生，褒めていただきありがとうございます．先生のような上司がいれば，若いころの私はもっと勉強しただろうにと残念です．
不眠についての山内先生のご意見を拝読して，合点がいったので，大野先生に質問です．
・入眠障害は，気虚・肝鬱・熱証でみられる．
・中途覚醒や夢をよく見る，という睡眠障害は心血虚でみられる．
以上のような内容を読んだことがあります．
この患者さんの不眠は，寝つけない，というもので，補気によって改善したと考察すればよいのでしょうか．マイスリー®が有効だったということは，入眠障害ということでしょうか．

原譲

私は，この症例をみたときに，直感的に「潤腸湯」が頭に浮かびました．ただ今回の症例は，大野先生が喜びそうなくらい，いろいろ候補の処方がでています．私なりに下記のように考えてみました．

【症例】75歳，女性（→ 陰虚の可能性大）
【既往歴】関節リウマチ（stage class）（→ 防已黄耆湯で軽快ということは，脾気虚により水が巡らなくなった状態がベースにあるのか）
【現病歴】体重減少もあると（→ 消耗性疾患，血虚の可能性も高い）
【漢方所見】
望診：気分がすぐれない様子．痩身（→ 気虚疑い）
問診：夜間3〜4回排尿（→ 腎虚による症状か？　脈診で「沈細脈」なので，腎陰虚の可能性高い．とすれば，「腹力軟で糞塊を触知」も矛盾しない）

念のため，大野先生に質問した所見からも，鬱熱所見（−）．腎陰虚，脾気虚もありそうなので，血虚も当然あり，とすれば，血虚にともない，イライラあるのか，「あの漢方薬を服用すると気分が落ち着き，眠くなる」と言っている．「不眠」も説明できる．
病態は，気虚気鬱，腎陰虚，血虚．
気があまり動いていない，血虚もあるようなので，この状態で陰分だけ投与しても，浮腫が必ず出てくるはずだが，その記載もないので，投与した漢方薬は，単なる陰分の補充ではなさそう．
鬱熱が強ければ滋陰降火湯も候補となるが，鬱熱所見は大野先生の追加ヒントで否定されたので，私なら潤腸湯（当帰・地黄各4.0；麻子仁・桃仁・杏仁・枳実・厚朴・黄芩各2.0；甘草1.5；大黄1.0〈適量〉）を考える．麻子仁の帰経は太陰の肺なので，なお咳嗽には都合がよい．陰虚はあるので，内熱は必ずでるはず．これに対しては，潤腸湯の中にある，地黄，黄芩ぐらいで潜在的な虚熱に対しては十分．

大野塾長の解答・解説は >> P263

第91回 出題・カンファレンス

症例：43歳，女性

明けましておめでとうございます．年々歳々，花相似たり，歳々年々人同じからず（劉廷芝）．先生方には今年，またどんな出会いがあるのでしょうか．今月の症例は43歳の女性で教師です．

主訴 手掌のほてり
既往歴 気管支喘息
現病歴 X年6月8日夕方から眩暈をくり返していたため7月3日に来院．瘀血・水毒の兆候が顕著で，桂枝茯苓丸合防已黄耆湯で7月31日には改善して廃薬．ただ，以前からあった手掌のほてりが激しくなったと
現症 身長152cm，体重52kg，体温35.9℃，血圧112/73mmHg，脈拍66/分

漢方医学的所見

望診：血色良好，掌蹠は発赤
舌診：歯痕舌（+），やや燥，舌下静脈（++）
問診：数年前からの掌蹠のほてりが高度となった
脈診：細弦
腹診：臍傍圧痛・抵抗，胸脇苦満（+）

経過 桂枝茯苓丸合防已黄耆湯を処方したときと同様に瘀血・水毒の兆候は診られたが，これらの証を捨てて主訴の訴えを重視して【漢方薬】を1剤処方．
1ヵ月後：ほてりは軽快傾向にあったが，完全には取りきれない．軟便傾向も出現して，やはり瘀血の兆候を考慮して温経湯を合方．
2ヵ月後：掌蹠のほてりがすっかり改善して廃薬．
X＋1年5月：下痢をして来院．掌蹠のほてりはまったく出ていない，と．

先月はひねった処方でしたが，今月は単純な処方です．ただポピュラーな処

第91回 出題・カンファレンス

方とはいえないかもしれません．
どんな処方が候補となるでしょうか？　ご意見をお寄せください．

▼カンファレンス

山内浩

本例には三物黄芩湯に1票です．
陰虚による血熱といわれ，四肢煩熱，虚熱，微熱（産後や月経時），婦人神経症（心煩，不眠，頭痛，寝汗）などのほか，湿疹，皮膚炎で乾燥，痒み，煩熱，ほてりなどがつよいものに用いられます．小生は婦人の難治性の手湿疹にもっとも使います．加味逍遙散との併用例も多いです．
本例では，瘀血，水毒がベースにあり，桂枝茯苓丸合防已黄耆湯でいったん治っています．今回，主訴は手掌のほてりで，舌乾燥，脈細弦よりは陰虚，虚熱によるほてりがうかがわれます．投与後，ほてりには改善あるも不十分で軟便傾向出現（地黄，苦参が胃腸にさわったか）より温経湯を合方され，順調に経過しております．温経湯の養血，活血，補陰，さらに健脾和胃作用（胃腸にやさしい）などに三物黄芩湯による滋陰清熱作用を強化した内容となっています．
昔，アトピーに煎じ薬をバンバンやっていたころ，痒みのつよいものには，胃腸が弱くなければ苦参を数グラム，さらに乾地黄を加えておりました．黄芩は常用生薬でしたから，結局，三物黄芩湯をよく加えていたことになります．

リンゴ

手掌のほてりや手掌足蹠のほてりを訴える患者さんには，三物黄芩湯をファーストチョイスに使っています．症例の経験は少ないですが，約半数はそれで改善する印象があります．効果がない場合は，温経湯や温清飲など証を考慮しながら処方を考えますが，結局上手くいかないこともあります．まだまだ精進しなければいけません．
今回のケースは，三物黄芩湯か温経湯を考えましたが，瘀血・水毒の証を捨てて考えた処方であること，後で温経湯を合方していることから，三物黄芩湯にします．

岩塚和子

今回の症例は「手掌のほてり」で，三物黄芩湯の他の処方は思い浮かべることができませんでした．ただし三物黄芩湯については使った経験がなく，感触が分かりません．書物を紐解くと「陰虚火旺による四肢煩熱で，三物黄芩湯で滋陰清熱する」とあります．山内浩先生が「舌乾燥，脈細弦より陰虚・虚熱によるほてり」と分析されておられます．賛同いたします．

最近，中医師の指導のもとで，ようやく生薬による煎じを始めました（先ずは自身と身内から）．独り立ちするには10年くらいかかると覚悟して，生薬の勉強も始めました．

山内浩先生が「昔，アトピーに煎じをバンバンやっていた」と書いておられますが，現在はバンバン処方しておられないのでしょうか．大野先生，山内先生，煎じの処方に関してのアドバイスなどをいただけましたら幸いです．

山内浩

岩塚和子先生．「昔，アトピーに煎じをバンバンやっていた」といっても20年前から10年間くらいの時期です．都立大久保病院の東洋医学科漢方外来常勤（5年間）の時代にアトピー新患が年間数百例！という状態で，煎じ薬がよく効くことを経験し，また患者さんから学習した訳です．現在，開業医の立場から煎じ薬が処方しにくい最大の原因としては，受け入れ薬局が乏しい，あるいは減少していること，また患者さんの要望が少ないことです．煎じは一定期間なら容易ですが，年余に及ぶのは無理な人が多いと思います．最初は煎じでやっても，改善したら同じ方意のエキス剤で上手に対応してゆくことが通常です．

病院時代は，同じビル内に新宿区薬剤師会直営の生薬も保険で調剤できる施設があったため，積極的に処方できたわけです（ちなみに，東京都は私の退職後，5～6年で東洋医学科を廃止してしまいました！採算の問題でしょうか．残念なことでした）．今は，当院から歩いて行ける所には煎じの薬局はありません．電車で1～2駅のところにあります．開業時に生薬をお願いしましたが，採算がとれないようで拒否されました．それでも煎じを希望する熱心な患者さんには，少し離れた薬局でもいとわないので処方しているわけです．患者さんの便宜のために，ルートマップも渡しております．最近でも煎じの取り扱いをやめた薬局もあり，その理由はやはり良い生薬を使うと保険ではまったく採算がと

れない，ということのようでした．私の煎じ薬の対象患者は都内からの追いかけ患者さまが中心です．長い方はもう15年以上，煎じを飲んでいらっしゃいます．いつまでもお美しくお元気ですね．煎じは，生薬の勉強になりますから，処方の構造，組成，方意の理解に役立ちますね．

私も使い始めは自分や家族にも自宅で煎じてよく試したものでした．くさい，くさいといわれながら（笑）．自動煎じ器が便利です．最初の勉強は宇都宮市在住時代で，駅前の漢方薬局と懇意になり，生薬を手にとって教えてもらいました．中医系の薬剤師でしたので，うるさかったのです．そこに在日中医師もやってくるので，いろいろおしえてもらいましたよ．まあ，煎じの勉強をしているとエキス剤も比較的自由に使いこなせるようになるかもしれませんね．

アトピーでは，一般に血虚，血燥と湿熱，血熱が混交した病態という印象です．ですから，当帰飲子＋黄連解毒湯（温清飲の加減方ですね）をベースとして，石膏，知母などの清熱薬，黄耆，人参などの補気薬，蝉退，苦参などの清熱，止痒薬，その他，活血薬，薏苡仁等々，必要に応じて加減してやっていますと，けっこうよく効くことを経験いたしました．（『アトピー性皮膚炎の漢方治療』東洋学術出版社，に小論掲載あり）．

現在の考えとしては，皮膚科標準治療と漢方エキス剤を合理的にくみあわせた総合的治療，さらに養生指導にてコントロール可能な患者さんが多いと思います．慢性肝炎などでも，エキス剤でもう一歩というときに煎じにしたら有効であった経験もございました．しかし，患者さんの熱意がないと無理ですね．

話が長くなってしまいますのでこのへんで．ご参考までに．

大野修嗣

岩塚和子先生．煎じをはじめるのですね．

煎じの難点については山内浩先生が丁寧に解説されました．同感です．もっとも大切なのは生薬に対する目利きです．幸運にも小生が薬剤師であったころの最初の仕事が生薬の細切でした．その当時は毎日毎日細切ばかりで辟易としていましたが，今となってはそのときの時間が宝です．ときどき大好きな杏仁水を舐めては気を紛らわしておりました．

先月から水蛭が手に入らなくなっています．牡丹皮で代用していますが，あの臭い水蛭のほうが美味しいという患者さんが多いのには驚きました．長期的に服用していると，慣れてくるのでしょうか．

実は当院の煎じを処方している薬局は実家です．無理を言って煎じを作ってもらっています．しょっちゅう「逆ザヤ」です，とFAXが入りますが無視しています．法律の話をするのも無粋ですが，本来処方箋調剤をする薬局はどんな処方箋でも受け取ったら処方箋どおりに処方する義務があると聴いています．
現実問題そうも行かないかもしれませんね．
是非つねに生薬を手にとって品質を確かめながら使っていただきたいと思います．品質はピンきりです．奮闘を期待しています．

 岩塚和子

山内浩先生，大野先生，お返事をありがとうございました．
煎じ薬の処方に踏み切ったきっかけは，私の実兄が尿管結石の痛みに耐えかねて，漢方薬で何か方策はないか，と尋ねてきたのが始まりです．
中医師から，海金砂・金銭草・鶏内金などの入った処方を作ってもらい，こういう生薬を扱う漢方薬局を見つけることができたため，煎じへの挑戦を始めました．私自身も疲れやすい・便秘・診療中の咳嗽などに対して，中医師に処方を依頼し，自動煎じ器で生薬を煎じて飲み始めました．自分自身の舌下静脈の怒張が消え，顔のシミも薄くなって，煎じの力は凄い!!と感じています．
何とか頑張って，煎じ薬の勉強もつづけてみようと思っています．折々にご指導をお願い申し上げます．

大野修嗣

岩塚和子先生．小生の学んだ山西省人民医院では尿管結石に対して海金砂・金銭草・鶏内金のほかに，猪苓・阿膠・艾葉を加えた処方をよく使用していたことを思い出しました．猪苓湯加減といえるでしょうか．
海金砂は清熱解毒・利尿・通淋・消石の効能．
金銭草（別名；連銭草）も清熱・利尿・通淋・消石の効能（山西省人民医院では広東金銭草を使用していました）があり，尿管結石・胆石の特効薬と聞きましたが，どれほどの効果かは判然としません．
鶏内金は消食積・止瀉・縮尿・化結石の効能．
以上，懐かしい中薬の豆知識でした．

大野塾長の解答・解説は >> P273

第92回 出題・カンファレンス

症例： 54 歳，女性（製造業）

関東地方は昨日大雪の予想でしたが，肩透かしでした．それでも都内の交通機関は混乱したようです．一転今日は穏やかな日となりました．
先日長野に参りました折，リンゴ先生ご夫妻にお会いできて幸運でした．また投稿をよろしくお願いします．さて今月の症例です．

主 訴 ふしぶしの痛み
既往歴 X−1 年，子宮筋腫の手術．左膝関節裂隙の狭小化
現病歴 子宮筋腫の手術をしてからふしぶしの痛みが出現．近医整形外科を受診．変形性関節症，弾撥指と診断され NSAIDs の投与を受けた．痛みは和らいだが胃痛が出現して全身が浮腫み傾向となったと言って X 年 12 月 3 日に来院
現 症 身長 154cm，体重 50kg，体温 35.8℃，血圧 103/71mmHg，脈拍 81/ 分．両肩関節周囲と左膝の痛みを訴えるが関節腫脹なし
検 査 赤沈 17mm / 時．CRP < 0.05．抗核抗体 80 倍 homo，CK 244

漢方医学的所見

望診： しっかりした体つきだが，やや水肥り傾向か
舌診： 薄い白苔，淡紅色，舌下静脈（±）
問診： 両肩関節というか肩から肩甲骨の辺りが痛い．肩こりも感じている．同時に左第 3 指の弾撥指で作業に支障が生じている．1 年以上前から症状が出現していて，寒さとは関係がない．排尿，排便，睡眠には問題がない
脈診： 細滑
腹診： 腹壁が柔らかく蛙腹に近い印象がある

経 過 虚実間．NSAIDs で浮腫み傾向が出現して，脈診，腹診から水毒傾向がうかがえる．弾撥指も利水剤（五苓散）が有効のことがあるといわれている．これを根拠に利水剤の範疇に入る【漢方薬】を 1 剤処方．

1ヵ月後：肩，膝の痛みが軽快傾向．
2ヵ月後：CK再検して96と正常化した．肩の痛みは残存．
3ヵ月後：肩の痛みはやや改善．弾撥指が改善．しかし【漢方薬】でも胃もたれがでる，と．この【漢方薬】の効果を保つために，脾虚に対する漢方薬ではなくてガスモチン®を追加処方．
6ヵ月後：膝，肩の痛みなし．歯肉炎にも悩まされていたが，この【漢方薬】を服用してから出現しなくなった．廃薬を提案．この【漢方薬】を飲んでいると体が軽く調子がよいので，と継続を希望．

どんな【漢方薬】が使われたでしょうか？ 当院ではよく処方する漢方薬です．ちなみに昨年1年間を調べてみますと75例の患者さんに処方していました．奮ってご意見をお寄せください．

▼カンファレンス

岩塚和子

今回の症例は，「利水剤の範疇にはいる漢方薬」「NSAIDsで胃痛や浮腫みが出現」より，健脾薬の配合のある祛風湿薬で二朮湯と考えました．
私のビギナーズラックを紹介させていただきます．7年ほど前，私の父が両肩から手指までの痛みに悩まされ（痛みで熟睡できない，荷物が持てない），整形外科を受診してリウマチと診断されました．NSAIDsとステロイド薬が処方され，症状の改善はなく，代わりに両手の浮腫みや胃腸の不調が出現．胃腸科を受診すると「整形外科の薬がよくない」と言われてしまいました．整形外科と内科の板挟みになり，どうしたらよいかと私に相談が来ました．こういう場合は漢方薬の出番だろう，と数冊の漢方の書籍を読んで，二朮湯と桂枝加朮附湯を処方しました．数ヵ月で痛みも浮腫みも消失し，私はすっかり漢方薬の虜になってしまいました．
私の大好きな二朮湯に1票です．

山内浩

肩周辺の頑固な痛みには小生も悩んだことが何回かあり，エキス剤で効いてく

れるのが一番助かりますね．
本例は痺症のうちでも水毒がベースの湿痺と思われます．胃弱体質もあるようです．
エキス剤では麻杏薏甘湯，薏苡仁湯，二朮湯，それから防已黄耆湯，さらに桂枝加朮附湯などが鑑別になると思います．肩関節周囲や指関節など，身体上部の関節痛(膝痛もありますが)が主なので，二朮湯から試したいと思います．蒼朮，白朮の二朮を主薬に二陳湯を加えたのを基本とし，天南星，羌活，威霊仙で化痰，去風，鎮痛し，さらに黄芩で軽く熱をさますという，やや複雑な構成です．
長く飲むと胃もたれも起こるかもしれませんが，効果を保つためにガスモチン®を追加処方されたとは恐れ入りました．おそらく，二陳湯も入っており，いたずらに健脾化痰薬を追加して二朮湯の効果が減弱することを避けられたのかもしれません．

私はちょうど 50 歳時の都立病院勤務中，しかも夜間当直時に五十肩をはじめて発症し，重症にて激しく痛み，夜も眠れず，寝返りも打てない状態．看護師には当分，心臓マッサージはできない，と宣告した記憶があります．水毒体質ゆえ，煎じ薬で二朮湯加減を試し，おさまるまでに数ヵ月かかりました．急性時には何回かステロイド局注を整形外科の先輩にやってもらうほどでしたが，煎じの味は決しておいしくはなく，胃弱ゆえ，人参，縮砂なども加えたものでした．1週間ほどでがまんできる状態には改善したようでした．
一時，附子（白河附子）も煎じに加えたりしました．羌活，威霊仙あたりが胃にさわったかもしれません．
また，高齢者では肩や上腕痛には桂枝加朮附湯を第一選択としております．おだやかですのでよろしいですね．回答：二朮湯

 リンゴ

やや水肥り傾向で，腹壁が柔らかく蛙腹に近い印象から防已黄耆湯を考えました．痛みは，左膝関節痛よりも肩関節の痛みのほうがメインのようですが，望診・腹診の印象から防已黄耆湯とします．

 原譲

少し長めな回答ですが，こんなフリートークができ，いろいろ勉強出来る場所

も少ないので，日頃やっている臨床のように考えてみました．

①子宮筋腫，変形性関節症
…瘀血（特に糖質負荷にともなう水滞の可能性大）．この生活スタイルがベースにあると，炎症を引き起こしやすくなる傾向があるようで，同様の刺激が加わっても，瘀血のない方に比べ著明な炎症反応が出て，症状も激烈となります．たぶん，炎症性サイトカインが多量に分泌されるのでしょうかね？　大概，瘀血があり，甘いもの過量摂取（この許容量には個人差があります．症状がでれば，イコール許容量オーバーということです）が引き金となって，痰飲から関節症状，あとは筋の症状が出てきます．CKの変化も，この関係でしょうか？
②弾撥指 —— 冷えにともなう可能性
③NSAIDsの投与
…副事象に浮腫があり，やはりこの手の薬は，冷やして，浮腫ませ，その結果として，また冷やすという悪循環に陥る．胃痛はもともと腎陽虚・脾虚の方にNSAIDsを投与したことにより，胃の冷えにともなう症状（胃痛だけであれば，安中散を使ってしまいます）が出てきている．もちろん西洋医学的には胃にびらんは起きているはずですが……，このNSAIDsはくせ者で，体調の悪いときに使うと，この方のように一過性に心不全様症状・腎機能障害を引き起こします（先日，私のクリニックにも同様に他院でロキソニン®を投与され，来られたときにはすでにパンパンの状態で，一過性の腎不全に陥った患者さんがおられました）．
④体温・血圧は低めなので，たぶん腎虚はあり．脈拍はやや早いので，冷えまたは痛みにともなう交感神経緊張状態もベースにありそう．
⑤両肩関節周囲と左膝の痛みを訴えるが関節腫脹なし，とのことなので，麻黄＋石膏を使うような炎症ではなく，水滞，瘀血がベースの病態．通常はここで上太白（SP3.2）を押圧して，左膝関節痛が改善されるか確認する（長野式針灸の応用）．この時点で，症状が緩和されれば，脾経に負荷が掛かりすぎている＝先ほどの，甘味の過剰摂取が一番あやしくなってくる．症状が改善なければ，水滞による症状と考える．通常は，両方が合併してあることが多い．
⑥舌所見では，瘀血の所見が弱いので，水滞因子のほうが強いか？
⑦1年以上前から症状が出現し，寒さとは関係がない．排尿，排便，睡眠には問題がない．

…寒さとは関係ない，は本当か？　水が病態に絡んでくるなら，影響されるはず．影響を受けないのであれば，ある程度，痰飲，湿熱となり，これにより，寒に対する反応がないのか？

⑧両肩関節というか肩から肩甲骨の辺りが痛い．肩こりも感じている（三焦経の異常？）．同時に左第3指の弾撥指で作業に支障が生じている．

…左中指の弾撥指なので，経絡的には厥陰心包経．当然これは，厥陰肝経とも繋がってくるので，ということは，最初の「子宮筋腫の手術をしてからふしぶしの痛みが出現」の子宮も肝経に属するので，ここからこの症状は来ている可能性大．とすれば，子宮筋腫の傷跡が，この左中指の弾撥指の症状と関連する可能性が高い（瘢痕治療）．患者さんが目の前にいないので出来ませんが，可能であれば，筋腫の術創部瘢痕で特に肉芽形成，ケロイド状態，もしくは少し瘢痕が開いたような部位に圧痛があり，そこを押圧すると，この「左中指の弾撥指」の症状が改善する可能性あり．脈診で，尺落があれば，その瘢痕部にお灸，なければ瘢痕部に刺鍼すると，症状が瞬時に取れてしまう可能性あり．左に出た理由は，たぶん症状は，右下肢から左の心に向かって昇っていくので，右ではなく左に出てきたのだと考える．

⑨3ヵ月後：肩の痛みはやや改善．弾撥指が改善．しかし，「漢方薬でも」胃もたれがでる，と．

…諸先生も挙げられている，二朮湯も十分，ここでは適応あるところだと私も考えましたが，最初からこの患者さんなら「胃がもたれる」ことは大野先生なら予測するはずなので，ここでは，二朮湯は処方していないのでは，と予測．

⑩脾虚に対する漢方薬ではなくてガスモチン®を追加処方

…脾虚により脾の運化機能が弱い状態が想像される．五行で考えると，子宮筋腫があったので，肝実で，これが脾土を剋し，この結果，肺気も落ち，これにより肺が全身に水を回せなくなり，上半身に症状が残ってしまう，結果として肩周囲の症状出現．一方，脾の運化機能が弱ければ，脾が水を肺に持ち上げられないので，かつ重力もあり，下半身に水が溜まる＝膝周囲の症状が出現してきます．肩よりも膝のほうが先に改善していることからも，使った薬は，この辺の，脾の運化に働きかけるような薬ではないか？

⑪滑脈なので，病邪は痰飲．水滞の理由は，瘀血というよりは，脾虚にともない水湿の運化がうまくいかず，三焦経（肩周囲の症状）にも問題がでているし，痰飲となり，これが風湿を形成したと考えたほうが筋が通る．とすれば，健脾

利水・祛風の薬，かつあまり「胃にこない」虚証寄りの薬ということで，防已黄耆湯（防已・黄耆・朮・生姜・大棗・甘草）を選択．

⑫6ヵ月後：膝，肩の痛みなし．歯肉炎にも悩まされていたが，この漢方薬を服用してから出現しなくなった．

…歯肉炎は水滞と，筋腫の既往があることから瘀血によるものが考えられ，熱所見と捉えると，防已により，冷やして，上焦の熱を動かし，ついでに水も動かし，さらに黄耆で脾の水を肺に上げ，それを肺は受け取り，全身に回す作用を改善させる（札幌下田塾講義録より）ことでよくなったと考えられる．

⑬廃薬を提案．この漢方薬を飲んでいると体が軽く調子がよいので，と継続を希望．

…薬もよいですが，もっと痰飲を貯め込まないような食生活を心掛けたほうがよいと思います．「体の諸症状は，患者さんの主に食生活に対する体のアラームサイン」なので，その症状に薬で対応しても，土台（＝この「土」は脾経のこと）としては，病気の地盤が出来上がってしまい（瘀血，痰飲など），成人病，血栓症，認知症などの発症に繋がっていきます．最近の患者さんは，この方のような人が多すぎませんか？　これでは，いつまで経っても医療費が掛かってしまいます．毎年1兆ずつ社会保障費が増えていくのも納得です．

いつも患者さんに，このような説教をするので，最近私は，患者さんから煙たがられています（苦笑）．

 ゆうじ

二朮湯と防已黄耆湯で悩みました．上焦の水滞がメインですので，二朮湯にしたいと思います．

私の記憶が確かなら，大野先生は以前外来で，眼瞼の原因不明な浮腫にも二朮湯を使われていたような記憶があります．そのあたりも含め，二朮湯の肩関節痛以外の使い方もお聞かせいただけると幸いです．

大野塾長の解答・解説は ≫≫　P275

第93回 出題・カンファレンス

症例: 47歳,女性（経理事務）

花粉の飛散が悲惨です．この1週間の飛散量が昨年1年間の飛散量に匹敵するとか．先生方ご自身はいかがでしょうか．
今月は花粉症の症例です．当院でよく使う処方を選びました．

主　訴 花粉症
既往歴 気管支喘息
現病歴 40歳ごろから花粉症を発症．例年より花粉の飛散量が少ないと聞いてたかをくくっていたら，X年2月13日に急にくしゃみ，鼻水，目の痒みが出現．喘息の発作も併発してしまった．昨年はOTC（マレイン酸クロルフェニラミン含有製剤）を服用していたが，眠気と粘膜の乾燥で服用できず，近医にてクラリチン®を処方してもらったが，これでも眠くて仕事にならない．漢方薬治療を希望されて2月22日に来院
現　症 身長166cm，体重60kg，血圧112/68mmHg，脈拍92/分．顔面は発赤，流涙，鼻水

漢方医学的所見
望診: 顔面紅潮（花粉による皮膚炎），体格良好，しっかりした体形
舌診: 舌尖紅，黄白苔，舌下静脈（+）
聞診: 痰の絡んだ咳嗽
問診: とにかくあらゆる花粉症の症状がでている．しかし，抗アレルギー薬はクラリチン®でも眠くて仕事にならない．夜は鼻閉で睡眠不足．冷えなし．二便に異常なし
脈診: 浮弦数
腹診: 特記事項なし

経　過
初診の日:症状が強いことと喘息も発症．実証，寒熱中間，小青竜湯だけでは対応が難しいと考えて，小青竜湯に喘息の発作時に使用される【漢方薬】

を合方．両方とも1日3回の服用とした．この処方の使用目標はやや熱証，痰の少ない咳嗽，口渇などである．
1週間後：花粉症の症状が軽快．喘息発作も落ち着いた．この両方の漢方薬だけで花粉症が乗り切れそうだと，1ヵ月処方．
X＋1年2月：この2つの漢方薬を希望されて来院．
X＋2年2月9日：「今年は漢方薬を貰いに来るのが遅かった．もうぐしょぐしょだ」と言って来院された．処方の変更なし．

小青竜湯にどんな【漢方薬】を合方したでしょうか．
いろいろな合方があるだろうと想像します．先生方の合方の例をお示しいただければと思います．ご意見をお待ちしています．

▼カンファレンス

山内 浩

花粉症の出足が今年は早く，症状も重い人が多いようで，昨年とは際立っています．重症例には小青竜湯に麻杏甘石湯（または五虎湯）を併用することが多いです．
通常は小青竜湯に抗アレルギー薬（エピナスチン，ロラタジン等）の併用でまあまあ満足すべき効果を認めてきているわけですが，アレルギー薬が合わない人もあるかと思います．
そのような場合，漢方中心でもある程度症状を抑えることができると思います．設問の合方薬は麻杏甘石湯といたします．
寒熱の中間というか，混合した証で，寒証の小青竜湯に，熱証の麻杏甘石湯（石膏，麻黄，杏仁による消炎，利水，平喘）を合わせて花粉症と喘息を同時に鎮めます．安定していた喘息患者が花粉症の加重によって発作を再燃し易いようです．その意味からも漢方による基礎治療が欠かせないと思います．
今回の2剤の満量併用で麻黄の量は3＋4＝7gで，動悸持ち，心臓病でもない限り重大な副作用を起こすほどの量ではなかろう，と思われます．心配な時には各2包，分2，といたします．
実は私自身が喘息はありませんが，鼻炎，鼻閉，喉の痛み，頭痛，全身倦怠感，

散発性の咳，切れにくい灰白色の粘った痰で4〜5日来往生しておりまして，寒くなったり，熱くなったり．ちょうど，上記2剤を飲みましてやわらぎつつあるところです．クラリチン®は効きませんでした．高血圧持ちですが，動悸などまったく副作用なし．

コバやん

浅学で不勉強の自分にはいつも勉強になり，ありがとうございます．難しい中医学用語が飛び交うと，付いてゆくのがやっとです．
今回は明らかに，大野先生の日頃の診療の話の中でときに出てくるオリジナルの処方のひとつと思いましたので，投稿させていただきました．花粉症の定石の小青竜湯から攻めて，今一つなら，五虎湯を合して竜虎湯と名づけると聞きました．冷えがあれば，麻黄附子細辛湯を合して竜附湯と名づけるとも．
今回の症例では，喘息の発症があり，虚証でもなく，寒証でもないので，五虎湯の合方でよいかなと思われます．山内浩先生のご提案の麻杏甘石湯でも十分よいのではないかと思います．が，記憶違いでなければ，竜虎湯のことかなと思いました．麻杏甘石湯に桑白皮が付いて，更に水はけをよくしたということなのでしょうか．
大野先生にもう一つの質問です．花粉で眼の症状もひどければ，小青竜湯に越婢加朮湯を併用することはあまりなされないでしょうか？　大青竜湯の方へ行ってしまうことが多いでしょうか？　宜しくお願いいたします．

リンゴ

花粉症で小青竜湯に附子を加えたことはありますが，喘息の漢方を合方した経験はありません．解答が出たら試してみたいと思います．
喘息発作時の処方といえば，麻杏甘石湯か五虎湯でしょうか．どちらを合方したのか悩みますが，生薬が少ない方の麻杏甘石湯とします．

bunbuku

今年の花粉症の勢いは強く「去年までは大丈夫だったのですが今年は目を真っ赤に腫らして帰ってきます」という幼児例が続出しています．
さて，設問です．喘息発作を中心に考えると麻杏甘石湯／五虎湯が合うと思われますが，「痰の少ない咳，口渇」をキーワードにすると麦門冬湯も選択肢に入

りそうです．ただ，浮脈としっかりした体形が合いませんね．
実際に花粉症にともない喉が過敏になって乾性咳嗽が止まらないエヘン虫系の患者さんに麦門冬湯を処方しておりますが，よく効く印象があります．
この辺の使い分けを解説いただけるとありがたいです．

 岩塚和子

当地では，平成23年の時ほどに重症の患者さんは少ないように感じています．MRからの情報では，今年は目の症状が強い人が多いとか？
「やや熱証，痰の少ない咳嗽，口渇」より，石膏を含む五虎湯または麻杏甘石湯を推薦します．鼻水が多い患者さん，ということで，利水作用を持つ桑白皮を含む五虎湯が良いと思います．

質問1：小青竜湯の甘草3g＋五虎湯（麻杏甘石湯）の甘草2g＝甘草5gを心配します．
現在70kgの20代男性に小青竜湯3包＋五虎湯3包を処方していますが，甘草の副作用を少し心配しています．小青竜湯は甘草を多く含むので，合方しにくいなあ，といつも感じています．甘草の量について，ご教示ください．
質問2：大野先生は「寒熱中間」と表現しておられます．水様性鼻汁（おそらく鼻粘膜は蒼白）で寒，顔面紅潮や黄白苔で熱と取り，寒熱錯雑と考えてはいけないでしょうか．寒熱中間と寒熱錯雑の違いについて，ご教示ください．
質問3：私は専門が耳鼻科ですが，花粉症への漢方薬処方はとても少ないです．理由は，どのように証をとるのか確信がないからです．鼻粘膜が蒼白なら寒，発赤していれば熱としても，蒼白して腫脹し，強い鼻閉のある時，小青竜湯や麻黄附子細辛湯などの単独処方で効果がでるものだろうか，と悩んでしまいます．大野先生の花粉症に対する着眼点・処方選択へのアドバイスなどをご教示いただけましたら幸いです．
答え：五虎湯

 原讓

今年は，PM2.5のせいか，黄砂のせいか，目に症状多いですね．
私のクリニックでは，小青竜湯＋越婢加朮湯で対応していますが，冷え症の人にはなかなか出しにくいので，乾姜，附子を適当に追加して対応しています．

第93回 出題・カンファレンス

さて，今回の症例ですが，2/13に出てきたのは，たぶん2/14のバレンタインデーのために買ったチョコを味見若しくは自分用に買ったものを食べたため，これがアレルギー症状をおこす切掛けとなったか（うちの患者さんも，この時期，この類の方多いです）？舌所見からは少し瘀血もありそうなので……．つまり，病態のベースには痰飲，湿熱の状態が存在しているはず．この状態の方では，副交感神経過緊張状態のため，喘息もでてきやすいし，分泌物が多くなるので，「痰の絡んだ咳」「流涙，鼻水」がでてくる．「舌尖紅」は肺熱．
クラリチン®ですぐ眠くなる，OTCで眠気と粘膜乾燥，47歳でそろそろ更年期なので潜在的に腎陰虚あり，肝腎陰虚となり，陰虚火旺で上に症状出現，肝陽上亢で内風を生じ，顔面紅潮，目にも症状がでている可能性もあり（脈も浮弦数）．
表には湿があり，内は裏熱＋陰虚の状態．まずは，痰飲による肺の宣散粛降失調を改善させて水の巡りを改善させる必要あり．ところで，水分代謝では主に肺，腎，肝が関係しているが，この症例では体質は実証なので，主に肺の問題がありそう．肺気の失調には通常，小青竜湯で滌飲解表，温肺降逆するが，これだけだとこの症例の場合，内熱に対応できないので，石膏を加え，小青竜加石膏湯とした方がよい．肺の宣散粛降を高める為，また肺熱に対しての対応として，桑白皮を含む五虎湯の合方がよさそうですね．

先日，同様の患者さんで内熱に対し小青竜湯＋辛夷清肺湯としましたが，この患者さんは表の水が多すぎたのか，滋陰をかけるタイミングが早すぎたのか，かえって症状を悪化させてしまいました．失敗例です．もう少しアレルギーの薬を使いすぎて，乾燥がかかってからの方がよかったみたいです．この合方は，アレルギーの薬を使いすぎてかさかさになってきたとき，結構重宝します．

ちなみに，井穴刺絡療法で使っている，両側の足竅陰（GB44），関衝（TE1）のお灸で通常の花粉症なら，簡単に対応可能です．実証であれば，パイオネックスを貼り付けるだけでもOKです．
ただ，前回もお書きしましたが，アレルギー症状（副交感神経過緊張）なので，必ずといってよいほど，甘味類の摂取が原因となります．

大野塾長の解答・解説は ≫ P281

第94回 出題・カンファレンス

症例： 36歳，女性

春爛漫です．昨日の強風から一転，今日は穏やかな日となりました．先週，漢方の同士が集まり漢方談義に花咲かせました．土曜日の夜は12時を回り延長戦に突入．まさに春宵一刻値千金の得がたい春の夜でした．
さて今月の症例です．
この処方まだ紹介していなかったのだ，と思うほどありふれた漢方薬です．

主　訴 フラつき

生活状況 ご主人と娘さんとの3人暮らしで，ご本人は教師です．健康には人一倍気を使って，ほぼ菜食主義者のような食事を摂っています．スポーツは苦手．趣味はピアノ演奏です

既往歴 子宮後屈，蕁麻疹（原因不明）

現病歴 X年4月5日から不定愁訴として半夏厚朴湯，加味逍遙散などで治療．軽快していました．10月8日フラつきが出現して来院

現　症 身長161cm，体重44kg，血圧108/71mmHg，脈拍76/分．眼瞼結膜・眼球結膜に異常なく，胸腹部聴診上，また神経学的異常なし

検　査 一般尿，血算，生化学に異常なし

漢方医学的所見

望診： 色白．華奢な印象

舌診： 舌質淡白色，胖大，極薄い白苔，舌下静脈（±）

聞診： 震えたような発声

問診： フラつきは体の力が抜けたような感覚．頭痛がある．運動ですぐ筋痛が出現．疲れやすい体質．悪心・嘔吐はないが食は細い．便通・排尿に異常なし

脈診： 沈細弱

腹診： 腹部軟弱

経　過 虚証，易疲労性，フラつき，頭痛のうち主訴のフラつきを考慮して【漢

方薬】を処方．
16日後：倦怠感は改善傾向を示したが，まだ頭がすっきりしない．
30日後：倦怠感はまったく感じなくなって体が軽くなった．フラつき，頭痛などすべての症状が改善．
2ヵ月後：今年は手足が暖かい．フラつき，頭痛がまったくないので治療終了を提案．もう少し服用継続を希望されたが，一旦廃薬とした．
X＋1年4月：再びフラつきが出現して来院．同じ【漢方薬】を処方．
X＋2年4月：1日2回の服用で快適だと．

どんな【漢方薬】が処方されたでしょうか．ご意見をお寄せください．

▼カンファレンス

 岩塚和子

大野先生，いつも疑問・質問に答えていただきありがとうございます．
亀の歩みですが，勉強をつづけております．
今回の症例は，ありふれた漢方薬，ということでしたが，回答には自信がありません．
「ほぼ菜食主義者のような食事」より，もともと脾胃虚弱であろう，痰飲の貯留は少ないであろう，と推察しました．
舌質淡白色，胖大より気虚・陽虚．ごく薄い白苔より痰飲はない．舌下静脈は正常で，瘀血はない．疲れやすい体質，食が細いことから脾気虚．
「めまい」ではなく「フラつき」との記載より，痰濁上擾や寒飲の「めまい」ではない．清陽不昇の「フラつき」と判断して，補中益気湯とします．低血圧・色白・華奢・沈細弱脈・腹部軟弱の所見も補中益気湯を支持すると考えました．
初めは，気虚がありそうで苓桂朮甘湯や半夏白朮天麻湯を考えました．しかし，舌苔や脈証から痰濁はなさそうで，この2方剤を却下しました．
脾胃の機能の改善により，エネルギー産生が改善して「今年は手足が暖かい」となったのでしょうか．「震えたような発声」は何を意味するのでしょうか，ご教示ください．
頭痛・めまいに対する方剤選択のポイントについて，大野先生の解説を希望し

ます．
答え：補中益気湯

 山内浩

苓桂朮甘湯に1票です．気虚も大いにありと考えます．
この患者さんは半夏厚朴湯，加味逍遙散などが合う人で，精神不安，自律神経失調になりやすい面を考慮しますと，気と水の問題（上衝）と思われ，経験的に苓桂朮甘湯をまずためしたいと思います．自分も大好きな処方でございます．山本巌先生が『東医雑録』（燎原）のなかで，ヒバリ型とフクロウ型に体質を大別して，フクロウ型に本剤が有効であることを論説されていたことを思い出します．

 リンゴ

頭痛とフラつきなどから，半夏白朮天麻湯と苓桂朮甘湯を考えました．気逆所見に乏しく，腹部軟弱で華奢な印象より，半夏白朮天麻湯を処方したいと思います．
また「この処方まだ紹介していなかったのだ」というヒントから，苓桂朮甘湯については，かなり前になりますが取り上げたことがあったと思います．そのときに初めて苓桂朮甘湯が気逆の処方だということを勉強した記憶があります．

 松本悟

虚証の方で，主訴はフラつき．私も半夏白朮天麻湯，苓桂朮甘湯などはよく出しますが，高齢の女性の方には真武湯を出すこともよくあります．易疲労性，倦怠感や体が重い（服用後体が軽くなった）というのは新陳代謝が衰えている状態でしょうか．傷寒論にある「頭眩身瞤動，振振欲擗地者」は震えたような発声につながるようですし，「今年は手足が暖かい」と冷えが改善されたのは苓桂朮甘湯よりも真武湯のような気がします．

 原譲

今回の症例ですが，下記のように考えました．
震えたような発声…声＝肺なので，肺気虚もしくは全身の気虚．
舌診：舌質淡白色，胖大，極薄い白苔…気虚・陽虚

脾虚：スポーツは苦手，運動ですぐ筋痛が出現…筋肉の発達悪い，筋肉＝脾．
フラつきは体の力が抜けたような感覚…このフラつきは，足の浮腫の記載もなく，水毒によるものよりは，陽虚にともなうものと考えます．
「沈細弱脈」からは，血気虚．
と考えると，頭痛はたぶん後頭部痛がメインで，冷えにともなうものか？
全体的に陽虚の症状が強く，脾虚，気虚，血虚もあり．こんなときは，私だったらすぐに「人参湯合真武湯」を使いたくなります．
ただ，最近だんだん暖かくなってきているので，この処方を出す時期ではなくなってきているのが，ちょっと考えてしまいますが……．

大野塾長の解答・解説は ≫ P287

第95回 出題・カンファレンス

症例：28歳，女性

連休の煽りで昨日，今日と外来が混みあってしまいました．連休は毎年中国に出かけていたのですが，今年は内外の情勢を憂慮，また中抜けの連休となり，まだ雪の舞い散る礼文島，利尻島に出かけました．
姫沼で安中散に配剤され，鎮痛の効果がうたわれている「蝦夷エンゴサク」を発見．慌てて接写を試みたのですが，帰宅して見るとピンボケでした．
先生方のゴールデンウィークはいかがでしたでしょうか．
さて今月の症例は28歳の女性です．

主 訴	化膿性皮疹
既往歴	アトピー性皮膚炎（温清飲で軽快）
現病歴	鉄欠乏性貧血でフェロミア®と温経湯が処方された．服用開始から1ヵ月後に顔面，上背部に発汗と発疹が出現．便秘傾向にもなった
現 症	身長162cm，体重51kg，血圧103/70mmHg，脈拍82/分
診 断	尋常性痤瘡

漢方医学的所見

望診：快活で肌の艶もよい．顔面紅潮．顔面，上背部に発赤をともなった皮疹．化膿している箇所も認める
舌診：薄い白苔，舌質紅，舌下静脈（±）
問診：皮疹は痛みと痒みをともなっている．のぼせ，便秘傾向にある．生理は順調．冷えなし
脈診：浮数
腹診：腹力良好．心下痞鞕なし．胸脇苦満なし．臍傍圧痛・抵抗なし

経 過

初診日：尋常性痤瘡ということで，桂枝茯苓丸加薏苡仁を考慮したが，瘀血の兆候に乏しいことから棄却．皮疹が顔面と上背部に集中していることから上焦の祛風清熱・解毒排膿を目的とした【**漢方薬**】を処方．便秘傾向に対し

ては清熱解毒の防風通聖散を就寝前に1回服用を追加した．
1ヵ月後：皮疹，便秘，のぼせが軽快．
6ヵ月後：就寝前の防風通聖散は不要となった．その後この**【漢方薬】**1剤の服用で，皮疹の出現なく気分も落ち着くというので約1年間服用して廃薬．

尋常性痤瘡には頻繁に使用される漢方薬です．奮ってご意見をお寄せください．

▼カンファレンス

 山内浩

大野先生，皆様こんにちは．大野先生，相変りませず精力的にお出かけになられ，何よりでございます．小生，連休前には激しい腰痛 ⇒ 大学後輩の整形外科受診し，MRI所見：腰椎椎間板ヘルニアの急性発症の御診断で，コルセットをつけておりました．最初の1週間は痛くて仕事になりませんのでセレコックス®を2倍量内服．また，これ幸いと漢方の学習にはげみ？，山本巌先生ご推奨の調栄活絡湯（万病回春）の煎じ薬を知人の薬局に自費注文して自宅で煎じて飲んでいるところです．四物湯の加味方ゆえ，脾虚体質にはこたえますが，すこしよいようなので胃薬と一緒に飲んでいます．今は3週間経過して鈍痛だけとなりました．

さて，本例には，上焦の祛風清熱・解毒排膿，尋常性痤瘡に頻繁に使用，というヒントからは，清上防風湯が第一候補でしょうか．化膿，毛包炎が目立つときは排膿散及湯も単独または追加で使っております．防風通聖散を兼用されて有効であることから，実熱証であり，便秘改善などが痤瘡の体質改善にも役立っているようです．
外用抗菌剤も一時的に小生はお出ししています．
胃が悪い尋常性痤瘡も若年女性によく見られ，口囲，下顎部に多く見られ，半夏瀉心湯が有効な例が多いです．黄連解毒湯を清熱解毒剤として応用する場合もしばしばで，十味敗毒湯とよく併用しています．便秘があれば大黄甘草湯を加えます．長期的には，体質改善を兼ねて荊芥連翹湯をもっとも使っております．

原譲

今回の症例ですが，上焦の祛風清熱・解毒排膿を目的とした漢方薬ということで，私もすぐに清上防風湯が思い浮かびましたが，便秘に対して単にダイオウ末を追加するだけではだめでしょうか？
防風通聖散：滑石 3.0；石膏・黄芩・桔梗・甘草・朮各 2.0；大黄・芒硝各 1.5（適量）；防風・川芎・当帰・芍薬・薄荷・麻黄・連翹・荊芥・梔子・乾生姜各 1.2には麻黄が入っているので，この場合，発疹も化膿性ですから，煽ったりしてしまうのではないかと私は考えました．

大野先生が，防風通聖散を選択された理由を，ご解答提示の際にご教示お願いします．また，可能であればでよいのですが，発疹の分布している領域の所見がもう少し詳しくわかったら，教えてください．通常，発疹の分布も，経絡に沿ってでてくるので，詳しい分布がわかれば，病機の解析に使えますので……．

瘀血所見に乏しいということでしたが，28歳で鉄欠乏性貧血のパターンでは通常，瘀血にともなう生理の出血が多くて貧血となる方が多いと思うのですが，この方の場合は他に貧血となるような原因があるのでしょうか？　脈状は良さそうで，腹診もあまり虚証の印象は受けないので，現在はあまり虚していないと考えましたが，もともと始めの来院時では，いかがでしたでしょうか？

リンゴ

化膿性皮疹，尋常性痤瘡より，清上防風湯，荊芥連翹湯，排膿散及湯などを考えました．「上焦の祛風清熱・解毒排膿」ということから清上防風湯を処方したいと思います．

> **大野塾長の解答・解説は 》》　P294**

解答・解説・質疑

第51回 解答 >> 加味逍遙散

▼ 解説・質疑

解答はリンゴ先生愛用の加味逍遙散でした．
加味逍遙散の出典には種々の説があります．和剤局方の逍遙散に牡丹皮と梔子を加味した生薬構成です．この加味は「校注婦人良方」「女科撮要」「内科摘要」「済世全書」などの説があります．明の薛己が「婦人良方」の校注本に記載したのではないかとの考えが有力です．
本方は更年期の多彩な症状を目標に使われていることはご案内のごとくです．
駆瘀血剤に利水剤，柴胡を組み合わせて，やや虚証の心気的傾向，寒熱交錯（上熱下寒），臍傍圧痛抵抗，胸脇苦満，心下振水音などが目標となります．来院ごとに訴えが変わるのも加味逍遙散適応症例の特徴です．逆にいつも同じことを訴える更年期の婦人には女神散がよいということになっています．これも一つの見方でしょうか．
中医学的にいえばその効能は疏肝解鬱・健脾養血・清熱となります．

松本悟先生の一徹のところが何かを成し遂げるには大切なことかもしれません．が，先生はすでに漢方のエキスパートであると確信します．
世の中シルバーウィークだそうです．先生方，十分に営気を養って来るさらなるインフルエンザの猛威に立ち向かっていただきたいと期待します．

山内浩

塾長の明快なるご解説，誠にありがとうございました．逍遙散だけなら下痢を訴える患者さんはないだろうと推測いたしますが，加味した山梔子，牡丹皮に通便作用もあって，人によって下痢を訴える経験例があると申し上げました．常習便秘にはこれが誠に都合よくはたらくのは有名ですね．カッカしてやかましいタイプの更年期女性で，イライラは軽減したが下痢するので合わないとしかられる例がたまにあるのでお尋ね申し上げた次第です（実際，2診時に怒って帰ってしまった女性がいました！）．

インフルエンザの診断についても，昨日の例．30歳男性で，実証タイプ．2日前の夜から39℃発熱あり，OTC解熱剤を飲みまくって発汗過多，無理やり解

熱した状態（37.5℃）で来院．咳あり．咽頭軽度発赤．呼吸音正常，脈やや浮，緊数．WBC 6500，GR 増多．インフル簡易検査で陰性でした．
臨床的判断で新型と診断（せざるをえず），連休直前ゆえ，念のためタミフル®の希望を聞くと飲むというので2日分のみ処方して帰ってもらいました．OTCを禁じ，柴胡桂枝湯，カロナール®頓服の処方．悪化したら夜間休日診療所の受診を指導いたしました．タミフル®の判断は現今むずかしく，予防投与もあることですから，悪化して万一訴えられたらという懸念も浮かぶわけです．連休前でなかったら，明日また受診と言えるでしょうが．

松本悟先生へ．中医学も処方構成，方意，生薬の薬能などの理解に役立ちますので，反対学を学べ，という意味からも勉強されるとよいと私は思います．私なぞご存じのように折衷もいいところで，いいかげんなものです．中医学だからだめだ，というような一部の先生方には違和感をおぼえますが．一方で，中医学を金科玉条？として日本漢方を批判するのもいただけませんね．中医学には理解できるところと不能のところがあり，現実的な面と非実践的なところがありますね．開業しますと保険診療しかできませんし，その範囲内で西洋医，臨床医としてよりよい処方をめざすしかできませんね．どうか安心されて，良い面を活用されますように．
かってなことを申し述べましたが，失礼の段，ご寛容くださいませ．

大野修嗣

山内浩先生，コメントありがとうございました．
確かに加味逍遙散で下痢する方がいらっしゃいます．加味逍遙散の通便作用はそう強くありませんので，ウッカリ処方して下痢させてしまった経験もあります．そんなときには「やった．漢方薬がよく効く体質ですね」なんて言って減量したり，変方したり．臨床では毎日，すべての症例が応用問題です．

小生が中国に留学したときのことです．
日本漢方に慣れ親しんだ小生には当初その教科書にある基礎理論の説明がどうしても受け入れられない時期がありました．
師事した教授はもともと循環器専門の西洋医でした．議論しているうちにその基にある理念と臨床結果には大差なしと確信がもてるようになってきました．
全体の枠組みが壊れてしまうことや，個々の事象の整合性が取れなくなるとい

ったことで，その隔たりは俄かに埋まるものではありませんが，ほとんどは用語の定義の違いに帰することができるのではないかと考えています．いずれの理論も恣意的に作られ，論理学でいう操作的定義ですから．

松本悟

大野先生，山内浩先生，ご指導ご鞭撻を賜り本当にありがとうございます．尊敬するお二人のご意見，よく噛み締めてみます．昨年出版された安井廣迪先生の『医学生のための漢方医学 基礎篇』（東洋学術出版社）を拝読しても，中医学の知識の必要性は理解できました．まだまだ浅学菲才の身ですので，今後とも宜しくお願い致します．

第74回　解答 >> 釣藤散

▼ 解説・質疑

先生方，慢性頭痛の鑑別をありがとうございました．
igana23先生，リンゴ先生の日本漢方からの説明，tabula先生，岩塚和子先生の中医学的説明，いずれも的を射ています．

さて，今回候補となった漢方薬は釣藤散，加味逍遙散です．
実は，処方する折，最初に浮かんだのがこの2つの処方でした．精神的状態はtabula先生，岩塚先生の考察のとおりですが，瘀血の兆候に乏しく，柴胡の適応病態が弦脈以外は希薄です．また手足の冷えの訴えが無く，寒熱錯雑（加味逍遙散の目標の一つ）の兆候もありません．

という訳で，今回の症例には釣藤散を使用いたしました．
この処方の適応症には「高血圧の傾向にあるもの」とされていますが，西洋医学でいう単なる降圧剤でないことは明らかです．高血圧症例に無差別に投与しても降圧効果は期待外れとなります．
この症例では気逆の改善とともに緊張がほぐれて血圧も正常化したと考えています．

先生方，基本問題の作成に挑戦してみてください．問題の出題は漢方医学の良い勉強になります．是非先生方の挑戦をお待ちしています．

昨夜来の雨で涼しい風に体も一息ついた思いです．
本処方は当院RAの2割程度に使用されています．顆粒剤ですと，桂枝加朮附湯合真武湯で処方して類似処方とすることがありますが，RAで用いる場合はやはり煎じが圧倒的に有効です．

先生方，ご質問，ご意見ありがとうございました．
来月は，壊病などではなく典型的な症例を探し，出題したいと思います．

第52回　解答　>> 疎経活血湯

▼ 解説・質疑

当帰四逆加呉茱萸生姜湯，五積散，八味地黄丸，牛車腎気丸，桂枝加朮附湯，薏苡仁湯などのご意見をいただきました．それぞれ一理．

76歳という年齢から腎虚はベースにあるとは思います．ただ，腎虚の徴候に乏しいことから補腎剤が主薬になることはなさそうとの印象です．併用薬としてはありそうですが．

血虚ということから当帰四逆加呉茱萸生姜湯も候補として頷けます．血虚があって腹痛，腰痛，頭痛などの痛みがあり，その基に久寒がある場合には第一選択でしょうか．この処方による止痛は補血と温補と考えます．当帰の利水効果は顕著ではないと考えます．

本症例は血虚の徴候が顕著に現れていました．ちなみに血虚の徴候として，肌のかさつき，爪の脆弱化，舌質の淡色，こむら返り，細脈（弦脈を兼ねていましたが，これは疼痛の現れか？），寒冷での症状の増悪などです．経過中に便秘傾向が出現しましたが，これも血虚の徴候を参考に潤腸湯を追加しました．

5月の雨の日，9月寒冷で症状が増悪したことから，風湿寒などを考慮して疎経活血湯としました．

疎経活血湯は万病回春・巻の五・痛風の項に記載されています．「遍身痛ミ走リ刺スガ如ク，左足痛ムコト最モ甚ダシキヲ治ス．左ハ血ニ属ス．多ク酒色ニ因リテ損傷シ，筋脈虚空，風寒湿ヲ被リ熱内ニ感ズ……」とあります．

構成生薬に当帰・地黄・芍薬・川芎と血虚の基本処方である四物湯が含まれています．桃仁・牛膝は駆瘀血薬，茯苓・蒼朮は利水薬です．これに止痛の剤として防風・防已・羌活・威霊仙・白芷が配合された処方です．これらの止痛の剤が加わったところが当帰四逆加呉茱萸生姜湯と趣を異にしています．

血虚・瘀血・水滞に対応していますが，最も重要な要素は血虚と考えられます．
今回も沢山のご意見をありがとうございました．

第75回　解答 >> 小半夏加茯苓湯

▼ 解説・質疑

先生方，多方面からのご意見をありがとうございます．
解答は先生方ご指摘のとおり小半夏加茯苓湯です．胃内停水がなくとも嘔気・嘔吐の症例には頻用しています．
1年ほど前，認知症の患者さんが塩酸ドネペジルを物忘れ外来で処方されたのですが，嘔気が強く服用を拒んでいると息子さんに連れられて来院されました．元気ハツラツの認知症の患者さんです．この方に食前の小半夏加茯苓湯を処方しました．無事塩酸ドネペジルを服用できるようになったとのことです．
いろいろな場面で応用できそうです．

さて，先生方からご指摘いただいた六君子湯，半夏厚朴湯，香蘇散，茯苓飲，茯苓飲合半夏厚朴湯などとの鑑別です．
嘔気・嘔吐の視点で考察しますと，とにかく嘔気・嘔吐が強い場合にはこの小半夏加茯苓湯から試します．これに陳皮・甘草を加味しますと二陳湯になります．従って二陳湯は慢性的な嘔気・嘔吐・胃弱・気うつなどが加味された症状を目標にしています．この二陳湯に大棗・朮・人参を加味したものが六君子湯で，補気の効果が欲しいときに処方しています．
小半夏加茯苓湯 → 二陳湯 → 六君子湯となるに従って嘔気・嘔吐に対する直接的作用が弱まり，気の問題の処理に適していると考えています．二陳湯より理気作用を強くしたのが半夏厚朴湯（小半夏加茯苓湯加蘇葉厚朴）です．
香蘇散は二陳湯と同様に胃弱に使用しますが，二陳湯の半夏と茯苓を去って香附子，蘇葉を加えてあります．従って嘔気・嘔吐より虚証の理気剤として使用する機会が多いと考えます．
茯苓飲も胃腸虚弱・胃内停水に対する処方でありますが，これは二陳湯から甘草を去って朮・人参・枳実を加味しています．六君子湯にも近い生薬構成となりますが，枳実を加えたことで下へ下げる（溜飲を治す）効果となります．従って六君子湯は軟便も目標の1つですが，茯苓飲はここが異なっています．
簡単に鑑別しましたが，嘔気・嘔吐の視点だけからはいずれの処方も候補となると考えています．
次回はこの症例に対するさらなる一手です．

第53回　解答 >> 桂枝茯苓丸

▼ 解説・質疑

大防風湯，桂枝茯苓丸加薏苡仁，桂枝茯苓丸が候補として挙げられました．
山内浩先生の「下肢痛と倦怠感を痺証と捉え」「長期に亘る病状から消耗状態に……」ということも考慮すると確かに大防風湯が候補です．「149cm，64kgで体格が良い」と記載して，虚の方向に陥っていないことを表現いたしました．
松本悟先生が「炎症所見が強そうで」とされて桂枝茯苓丸加薏苡仁を推奨されました．本例の関節リウマチは寛解状態で，炎症反応もなく単に腎虚による下肢痛と考えてまずは八味地黄丸を使用した症例です．

という訳で，その他の先生方に挙げていただいた桂枝茯苓丸を使用いたしました．本例を取り上げましたのは，漢方では標治法と本治法という治療概念があることを知っていただきたかったこと，痛みに対する治療が止痛だけではないこと，倦怠感に対する治療が補気剤だけでないことなどです．

余禄
「静脈瘤には駆瘀血薬」とは時に耳目に触れる言葉ですが，実際に効果を実感したことがありませんでした．本例にはかなり高度の静脈瘤が認められました．桂枝茯苓丸を半年服用した時点で，この静脈瘤が幾分軽快していることに気づいて，そこはかとなく嬉しい気分となりました．
静脈瘤と桂枝茯苓丸の関係について，どなたかに長期の検討をお願いしたい気分です．

山内浩

わかりやすい解答とご解説をありがとうございました．
小生はすこし考えすぎ（考え違いし？）ていたようです．この症例では，結局，瘀血による疼痛が主証であったのですね．瘀血による痛みは教科書的には，固定した痛み，夜間に増強する，とかいわれますが，桂枝茯苓丸をしっかり飲ませて有効な例があることは心強いかぎりです．さらに静脈瘤（まさに瘀血！）が改善したとはおどろきです．大変勉強になりました．

下肢の静脈瘤の中高年女性に桂枝茯苓丸を1年以上服用中の患者さんが数名おります．
目に見えて治ることはないようですが，程度がすこし軽くなったりし，悪化しないようです．ほかの瘀血症状，冷えなどがよくなり，肌がきれいになるなどから，本人がすすんで服用しているようです，つづけて飲んでいらっしゃいます．長期投与の効果，統計的に検討できればよろしいですね．
慢性肝炎，肝硬変では小生，この処方の投与経験が多いのですが，みなさん肌の色つやの改善傾向がめだちます．食道の静脈瘤には医学的に無効と思いますが，でもなんらかの役割を果たしているようです．手掌紅斑，クモ状血管腫は明らかに改善します．

大野修嗣

山内浩先生，貴重なコメントをありがとうございました．
桂枝茯苓丸による下肢の静脈瘤の改善は，なんとなくいいような気がするという程度です．まだ半年時点の治療評価ですので，年余に亘る経過を観察していきたいと考えています．

第76回　解答 >> A：補中益気湯・B：麦門冬湯（味麦益気湯）

▼ 解説・質疑

先生方，ご意見をありがとうございました．
解答は A. 補中益気湯，B. 麦門冬湯，合わせて味麦益気湯の類似処方としました．

岩塚和子先生からのご質問から．
もう30年以上前と記憶していますが，ある漢方の重鎮の先生が「癌は瘀血だから瘀血3方が良いんだ」と話されていたことを懐かしく思い出しました．
瘀血3方とは当帰芍薬散，桂枝茯苓丸，桃核承気湯の3つの漢方薬を同時に服用させるのだそうです．ついぞ試したことがありません．真偽のほどご存知の先生，ご教授ください．

味麦益気湯は補中益気湯に五味子・麦門冬を加味した処方で，補中益気湯合生脈散（半夏・人参・五味子）の合方がぴったりです．咳嗽が強ければ五味子（薬徴には主治咳而冒者也とあります）が欲しいところです．

麦門冬湯と滋陰降火湯は乾性咳嗽に対して常に鑑別が必要な処方だと思います．
麦門冬湯は即効性を期待する場合に適し，滋陰降火湯は君薬である地黄の補陰・涼血の薬能を考慮に入れて，血虚の兆候を参考にしながら選択しています．

清暑益気湯と麦門冬湯の組み合わせは気がつきませんでした．ただし，清暑益気湯は生脈散が中核になっている処方で，この組み合わせだと滋潤・鎮咳に重点が移るように思えます．
味麦益気湯の他に半夏・麦門冬湯が組み合わされた処方としては竹筎温胆湯，温経湯，釣藤散があります．それぞれの降気作用の考慮も処方選択の一助となると考えます．

以上，先生方の示唆に富むご意見に感謝します．

第54回　解答 >> 神秘湯

▼ 解説・質疑

民主党が漢方の保険外しを見直すとの報道を耳にしました．署名活動の迅速さを逆手にとれば，漢方のすばらしさを周知するのに絶好の機会となったかもしれません．

いよいよ忘年会シーズンの到来です．連日の宴会で解答が遅れましたことご容赦お願いします．

使用漢方薬は神秘湯です．
この処方は＜外台秘要方　巻九咳嗽門＞が原典です．「久シク気嗽ヲ患イ，発スル時ハ奔喘，坐臥スルコトヲ得ズ，ナラビニ喉裏呀声，気絶スルモノヲ療ス」とあります．もともとは麻黄・杏仁・陳皮・柴胡・蘇葉の組み合わせでしたが，浅田宗伯が甘草と厚朴を加味して現代に伝わっています．
柴胡剤であり麻黄剤，さらに厚朴・蘇葉が組み合わされていることが特徴です．従って気うつ傾向があり，やや虚証，軽い胸脇苦満の者で，咳嗽，呼吸困難に適応があります．

山内浩

ご解説，ありがとうございました．
神秘湯は，実は私はほとんど使用したことがないのですが，咳喘息にもこのような有効例があるということで，勉強になりました．ところで，咳喘息の治療ですが，急性期においては西洋薬（ステロイドやβ刺激剤，ロイコトリエン拮抗剤など）をふくめて併用治療可能例においては，どのような選択がよろしいものでしょうか．
大体，咳込みが出てから他院をへて治らないといって1週間以内に受診される例が多く，胸部X線，WBC，CRPなどにて明らかな肺炎，結核などの除外診断で咳喘息と考えて処方することが多いのですが，結構現在受診されております．先生秘伝の空咳に対する，麦門冬湯の食前投与，リンコデ（私はブロチンコデイン液®）の食後投与の組み合わせは発作性の咳にはとても有効です．これにβ刺激剤を夜間追加しています．本日も待合室で立て続けに咳を連発し，時節柄，新型インフルの疑いもありで別室に案内，という状況です．

大野修嗣

山内浩先生，おはようございます．

発作性の空咳をくり返す咳喘息と思しき症例は最近増えているような印象です．神秘湯愛用者が当院には4，5名いらっしゃいます．この方々は神秘湯1剤だけを持ち帰っていますが，発症当初，初診時，増悪時などの症例では西洋薬との併用になっています．

漢方薬を症例ごとに合わせることと，どのような西洋薬で対応するかに腐心しています．西洋薬として，β刺激剤，ロイコトリエン拮抗剤も時に併用していますが，最近は吸入薬での対応が多くなっています．漢方薬とアドエア®の吸入の併用が最も多いのですが，新薬のシムビコート®が優れものです．アドエア®が用量依存的には効果が出ないのと対照的に，このシムビコート®は非常に激しい咳嗽の時には一時的に増量しますと，用量依存的に効果が強まります．まだ2週間分の投与しか許可されていませんが，役立つ1品だと思います．

漢方薬から話がそれて恐縮です．ご参考になれば幸いです．

山内浩

大野先生，朝から貴重なアドバイスをいただきありがとうございます．

アドエア®は漢方併用でよく使ってきましたが，今後，新薬のシムビコート®もぜひ使ってみたいと思います．以前は気道の過敏，炎症ということでステロイドの短期漸減経口投与をする時代もありましたが，やめると再燃もありました．今はステロイド（＋α）吸入に併用すべき漢方の選択，症例ごとの検討が重要なことがよくわかりました．

別件ですが，先日，肝炎患者さんのための漢方講演を都内でやってきました．インターフェロンの時代ですから，いまさら漢方，という気配も強く感じてきておりますが，C型ではIFNの効果不十分例，非適応例（高齢，合併症）もまだまだ多いのが実情です．ウイルスをやっつけるのではなく，体力，抗病力をつける，おだやかに炎症を鎮めるという治療ですから説得力をもたせるのはかならずしも容易ではありません．しかし，QOLの低下にたいして有効例もすくなくなく，補剤，利水剤，おだやかな駆瘀血剤を中心とした補助治療と考えて長期投与しています．データがおわるい人ほど，漢方で日常がより元気に過ごせるように思います．強調する気はありませんが，とくに肝硬変，肝癌

で治療中の患者さんには補剤をおすすめしています．IFN も少数例，大学病院との連携にて当院で打っておりますが，当初は体がつらいようで，患者さんも NSAIDs くらいでがまんしておられますが，補剤を飲み始めると次第に楽になってゆくのがわかり，漢方を希望されるようになってくるようです．
漢方は貴重な補助療法だというのが結論です．現代医学のレベルで漢方のデータをそろえるのは困難な作業であり，後学に期待します．病気とともに仲良く共存するという東洋医学的思想が患者さんを救うのではないかと感じております．その意味で，最近の漢方外しの議論もかえって，わざわい転じて福となす，の感ありですね．
失礼いたしました．

大野修嗣

山内先生，肝炎治療の実際をわかりやすく教えていただきありがとうございます．人の生き死にこだわる西洋医学，生命の質をみつめる漢方医学，といったところでしょうか．「現代医学のレベルで漢方のデータをそろえるのは困難な作業」であることにわが意を得たりです．

佐藤真琴

シムビコート®はアドエア®より粒子が小さくて気管支への到達がたいへんよいと，勉強会で教わりました．これについて教えていただければと思います．

大野修嗣

佐藤真琴先生，気管支への到達がよいと同時に，用量依存的に気管支収縮予防作用を発揮すること，急性増悪のリスクを明らかに減少させています．
すなわちコントロール良好な状態なら吸入量を減量でき，悪化時に増量という使用方法が可能です．漢方からまたまた外れて恐縮です．

佐藤真琴

大野先生ありがとうございました．私もぜひ使ってみたいと思っています．

bunbuku

いつも答えが出てから勉強を始める劣等生です（お許しを）．
今回の問題は，麻杏甘石湯が効かないなら柴朴湯……いや咳嗽の勢いが強いか

ら無理かな，と考えていたところ「神秘湯」との答え．
なるほど，「柴胡＋麻黄」の出番はこんな時にあったのかと頷きました．

一応アレルギー専門医の私は，喘息治療ガイドラインの始まりから変遷・発展を見てきたので「喘息の治療には漢方の出番はないだろう」と思い込んできました．しかし，訴えに対して治療を強化するも手応えのない患児に遭遇すると手詰まり状態．概して暗い表情をしているので柴朴湯を試したところ半数くらいに効果を実感しました．長期投与をしている患児が数人います．
そのような患者さんには神秘湯も選択枝として適用する機会もありそうです．
教えていただき感謝します．

シムビコート®はしばらく前から「これ１本で済む喘息吸入薬」と噂された製剤ですね．先日拝聴した講演で紹介されましたが，ポイントの一つは含まれているLABA（長時間作用型β刺激剤）のフォルモテロール（＝ホルモテロール）が即効性も有していることのようです．
「１回２吸入，１日２回」を標準として開始し，足りなければ増量，良くなれば減量とフレキシブルに用いることにより，文字どおり「１本で済む」との説明でした．
研修医時代に「テオフィリン血中濃度24時間モニタリング」と称して徹夜で採血した時代を経験した者には隔世の感があります．

山内浩

小児の漢方治療の重要性は頷けます．本当はこじれた中高年の慢性疾患よりは小児の漢方治療のほうが将来のためになにほどか大切かと専門外ながら思っています．
とくにアレルギー性疾患，脾虚など体質にはたらきかける漢方治療の可能性が大きいのでしょうね．小生のところでは，内科の患者さまのご家族が一緒にというのがほとんどです（小児科は経験不足なので標榜していません，できる範囲でということで）．
素人治療ですが，喘息に柴朴湯，小青竜湯，アトピー・鼻炎・扁桃腺炎に柴胡清肝湯，荊芥連翹湯，虚弱・虚労に小建中湯などポピュラーな処方でたいへんよろこばれています．

第77回　解答 >> 芍薬甘草湯

▼ 解説・質疑

岩塚和子先生お一人にご回答をいただきました．その解説のとおり答えは芍薬甘草湯です．
傷寒論（宗版）には「傷寒脈浮，自汗出，小便数，心煩，微悪寒，脚攣急，与桂枝，得之便厥，咽乾，煩躁，吐逆，作甘草乾姜湯与之．厥癒，更作芍薬甘草湯与之，其脚伸．……」とあります．本症例を髣髴とさせる記載ではないでしょうか．
芍薬甘草湯は現代の医療の中で，漢方に親しみのない先生方も何のためらいもなく使用されているものと思います．

ご質問へのお答えです．本症例には1日3回3日分で処方しました．この程度ですと何の問題もないと考えます．
また，当院には全身こむら返り病（？）の2例が通院され，年余にわたって芍薬甘草湯1日3回を服用しつづけています．無論，血圧，カリウムの検査は欠かしませんが，問題なく日常生活をおくられています．

今回はご意見が少なく，あまりに安易な問題で先生方，あきれ返ってしまったのかと心配しております．次回はまた沢山のご意見をお待ちしています．

第55回　解答 >> 滋陰至宝湯

▼ 解説・質疑

先生方，ご意見をありがとうございました．
最近，やっと当院受診の患者さんが，感冒様症状が出現したときに解熱剤を服用せずに来院されるようになりました．
常々「風邪を引いても解熱剤を飲むな」「下痢をしても止利剤を飲むな」と言っていたのが浸透してきたようです．という訳で，インフルエンザ罹患患者さんで発汗していない症例を多く診ることができるようになりました．診断・治療がしやすいですね．

さて今月の症例ですが，使用したのは滋陰至宝湯です．
山内浩先生のご指摘のように，補中益気湯を加味するのも1案だと思います．また igana23 先生が選択された人参養栄湯も使えるかと思います．ただ，人参養栄湯は気血両虚であって咳嗽，不眠のほうが正証かと思います．
リンゴ先生が「精神症状に乏しく」と指摘されましたが，納得です．ゆうじ先生も悩まれたようですが，滋陰降火湯は熱，盗汗，燥痰という状態に適応するのは滋陰至宝湯と同様です．が，滋陰降火湯の熱，盗汗，咳嗽の源は陰虚火動であろうかと考えます．本例ほど体力の低下がなく，津液の不足がもとになる熱，咳嗽に適応と考えます．
滋陰至宝湯は万病回春の虚労にある処方です．とにかく虚証であることが重要で，リンゴ先生がご指摘のように精神症状をともなう（加味逍遙散を使いたいような）症例には格好の漢方薬です．

第78回　解答 >> 柴陥湯

▼ 解説・質疑

今年も押し詰まり「月日は百代の過客にして，行きかう年も又旅人也」というところでしょうか．

12月14日（水）に厚労省新型インフルエンザ対策検討会委員の議員さんに呼ばれて「麻黄湯とインフルエンザ」のレクチャーをさせられました．インフルエンザ治療ガイドラインに麻黄湯の一文を入れたいとのことです．委員会への提言書も書かされました．どれほどの効果があるのかわかりませんが，国会議員の中にも漢方への理解が広まっていけばと期待しているところです．

さて今月の症例です．先生方が選択された柴陥湯を処方いたしました．
柴陥湯は岩塚和子先生のご指摘のとおり小陥胸湯と小柴胡湯の合方です．
小陥胸湯（栝楼仁・黄連・半夏）は，傷寒論太陽病下篇に「小結胸，病正ニ心下ニ在リ，之レヲ按ズレバ即チ痛ム，脈浮滑ナル者ハ小陥胸湯之ヲ主ル」とあります．栝楼仁が胸脇の痛みをとり清熱に働き，黄連も清熱薬で心下の痞え・精神不穏を治します．半夏は利水，去痰，鎮咳に働きます．
これに小柴胡湯を合方した柴陥湯は，松本悟先生が指摘されたとおり胸脇の熱証が基となっている少陽病期の処方となります．

山内浩先生からの難しい質問をいただきました．確かに今年のマイコプラズマ肺炎には手こずっています．マクロライド耐性のマイコプラズマは文献的には5％ということですが，また，「3日も使えばマイコプラズマは消失する」なんて書かれていますが，どうもそう上手くは行きません．小生がもう10年も診ていたご高齢者がマイコ肺炎で総合病院に入院して，亡くなってしまったと今日知らされました．口惜しいかぎりです．
本題に戻りますが，抗菌薬と相性の最もよい漢方薬は柴胡剤のような印象があります．単に印象だけのお話ですので，先生方のご意見も聞かせていただきたいところです．

ゆうじ先生ご指摘の熱証・咳嗽に対しての麻杏甘石湯も候補となると思います．
本例は，上腹部痛が主訴で，食欲不振などの消化器症状をともなっていたため，

小柴胡湯が内包された柴陥湯としました．

山内浩

大野先生，ご解説ありがとうございました．「難しい質問」をしてしまい，すみませんでした．抗菌剤と相性のもっとも良いのは柴胡剤のような印象，とうかがいまして安心いたしました．

風邪ではなく，気管支炎，肺炎では標準的な抗菌剤処方が医師には求められると思います．

家庭医の外来では，マクロライド，セフェム，ペニシリン，ニューキノロンあたりから選択している状況です．

マイコプラズマ感染症ではマクロライド（クラリス®）を第一とし，ニューキノロンを第二選択と習慣的にやっています．しかし，耐性菌が多いと小児科領域からいわれており，テトラサイクリン有効例も多いとのことです．皆さま，いかがでしょうか．先月経験した小児（小学高学年）マイコプラズマ肺炎（X線：右上肺に浸潤影）には初診時にクラリス®，高熱，咳，くしゃみ，鼻水などより柴胡桂枝湯＋小青竜湯の漢方併用処方として，翌日病院小児科に紹介状をもたせて受診させました．翌日には解熱し，咳，鼻水も軽減，病院では入院の必要なく外来でクラリス®を継続となり（漢方は私が処方継続），1週間後に軽快いたしました．子供や比較的虚証の人には柴胡桂枝湯が副作用の心配もなく，胃腸薬でもありますので抗菌剤との併用薬として重宝しております．成人の肺炎では長引く例が多く，ニューキノロンを一定期間使用して，解熱後はやはり柴胡剤をベースとして鎮咳去痰の方剤をあれこれ追加してなんとか軽快までもっていっております．

岩塚和子

皆様のご意見を読み，大変参考になりました．
先般「マイコプラズマ感染症」のテーマで講演がありました．その要旨を，私の記憶する限りでご紹介します．
1. マイコプラズマ肺炎を疑う症状
    おもに学童から若年成人で，鼻水は目立たず，乾いた咳．熱はあるが比較的活動的．X線像は様々．炎症反応は軽度から中等度．
2. マイコプラズマ肺炎を疑えば，14あるいは15員環マクロライド投与開始．
3. 48時間以内に解熱すれば，炎症反応の正常化が確認されるまで7〜10日

間を目安に投薬を継続．X線像が完全に正常化するまで継続する必要はない（レントゲンの陰影はマイコプラズマと免疫応答の焼け跡を見ているにすぎない．CRP陰性で元気なら登校可能）．
4. 48時間以内に解熱しないときは病状により抗菌薬の変更を考慮（ミノサイクリン・キノロンなど）．
5. 総発熱日数が7日を超えても解熱しないときはステロイドの併用を考慮．

A. 確定診断にはPA法，CF法などの定量法を用いた検索が必要．IgM抗体迅速検出法（イムノカード）は確定診断法ではない．
B. マイコプラズマ感染症の発症機構の本質は免疫応答で，年長児や成人では免疫過剰となりやすく病態が悪化（乳幼児はマイコプラズマ肺炎が起こりにくい）．
C. LDH480↑の時は，ステロイドの使用を考慮する．

以上のような内容でした．私の理解した限りでは，脳炎発症などマイコプラズマ感染の重症化は，宿主の免疫応答の過剰が問題のようです．膠原病のように，マイコプラズマ感染においても，漢方薬の効果が期待できると感じます．リウマチ診療などで漢方薬を使いこなしておられる大野先生に，是非ともヒントをいただきたいと思います．

大野修嗣

岩塚和子先生，貴重な知見をありがとうございます．大変に勉強になります．

「マイコプラズマ感染症の発症機構の本質は免疫応答で，年長児や成人では免疫過剰となりやすく病態が悪化」について．
1918年から1920年にかけて全世界で6億人が感染して，2000万〜4000万人が亡くなったスペイン風邪の近年の調査を思い出しました．
死亡した年齢のピークが24歳から26歳と比較的若年であったことから，サイトカインストーム，ハイパーサイトカインなるキーワードが生まれました．
感染症の重症化の大きな要因が岩塚先生の仰っている免疫応答の過剰反応であることを裏づけています．インフルエンザばかりでなく，マイコプラズマでも言えることなんですね．

「漢方薬はステロイドに似た作用を持ち合わせる」または「漢方薬は生体の免疫機能を正常化の方向に導く」などは常々感じていたことです．免疫学的基礎研究でもウイルス感染後，葛根湯が IL-2 を抑制して免疫応答に対して抑制的に働いていることが証明されています．

このことだけで漢方薬 —— 免疫応答のすべてを語るには，生体反応が複雑すぎると思いますが，一つの貴重な知見であり，漢方薬の有用性を説明する根拠になり得るかと考えています．

漢方薬は，単に解熱，鎮咳，去痰，抗ウイルス作用で治療している西洋薬とは別の作用点をもち，別の機序で感染症に対峙しているといえるのではないでしょうか．

第56回 解答 >> 半夏瀉心湯

▼ 解説・質疑

先生方，ご意見をありがとうございました．今日は雪模様の天気予報にびくびくしていましたが，雨のち曇りでなんとなく春の予感まで感じてしまいました．

さて，今月の症例に対して黄連湯と半夏瀉心湯の使用を考えていただきました．黄連湯と半夏瀉心湯の鑑別です．
黄連湯は傷寒論に「傷寒，胸中熱有リ，胃中邪気有リ，腹中痛ミ，嘔吐セント欲スル者ハ，黄連湯之ヲ主ル」と記載されていることはigana23先生が指摘されました．
黄連湯は半夏瀉心湯の黄芩を桂皮に変えた生薬構成ですが，黄芩を抜いた分，黄連を倍増してあります．黄連が胸中の熱を目標としますので，黄連湯は主に胸中の熱に対応し，黄芩が心窩部をカバーすることから半夏瀉心湯は心下痞，心下痞鞕など上腹部の症状に適応します．
従って，黄連湯は「胸骨裏面から心窩部の痛み」を重要目標とし，「悪心，嘔吐」も目標となります．口内炎に使用されるときには，この目標を一応考慮したいと思います．逆流性食道炎にも黄連解毒湯と並んで時として使用いたします．PPIを処方中で症状が改善したら黄連湯を使うのも一案かと思います．
一方，半夏瀉心湯は「心下痞鞕」を重要な目標としています．さらに，半夏瀉心湯の目標として「悪心，嘔吐，腹鳴，下痢」などが挙げられます．

以上から，今回の処方は半夏瀉心湯でした．
佐藤真琴先生からの桂枝加芍薬大黄湯のご質問ですが，少ないですが初期から使っても問題ないと思います．腹皮拘急，腹痛，熱証が目標になると思います．

最近，ノロウイルス感染が疑われる症例が増加してきております．そこで，本年1月に入ってから当院で治療した感染性胃腸炎の50症例の漢方薬治療を俯瞰してみますと，
　①半夏瀉心湯　16例　　②柴苓湯　9例　　③真武湯　7例
　④人参湯　6例　　　　⑤五苓散　4例　　⑥葛根加半夏湯　2例
その他，桂枝加芍薬湯，大柴胡湯，安中散，小半夏加茯苓湯が1例ずつ，処方

なしが2例でした．

先生方のご意見をお待ちしています．

山内浩

大野先生，解答とご解説，ありがとうございました．症例がきわめて多いことにびっくりしております．
半夏瀉心湯16例，柴苓湯と五苓散を合わせて13例となっておりますので，五苓散を含む処方も急性期において頻用なされていることがよくわかりました．たいへん参考になりました．
真武湯，人参湯も合わせて13例と多く，これは陰証，虚寒証，少陰病の下痢，嘔吐，ウイルス性急性胃腸炎も少なくないことの反映でしょうか．

さて，半夏瀉心湯に関連して教えていただきたいのですが．
今，インターフェロン（IFN）療法の副作用と思われる難治性の口内炎をかかえております．70代の高齢女性，神経質で肝鬱タイプ，C型慢性肝炎，肝硬変（代償期）の患者で，NIDDM，高血圧などを合併．ALT高値．10年来，知人に頼まれてフォローしておりました．
1年数ヵ月前から大学病院にてIFN単独療法：天然型IFNのスミフェロン300万単位皮下注射，週3回，を開始しました．普段は当院にて注射し，月1回は病院で定期的チェックという連携治療です．病状の進展，年齢を考慮してIFN投与量は通常の半分です．
投与1ヵ月ころから口唇炎とともに口内炎を発症し，次第に悪化，両頬粘膜に広範な口内炎とびらんなどを形成．口唇の出血性びらんもみられました．
しかし，当初の目的（HCVの駆除）のために本人もがんばるということで，ステロイド軟膏塗布，漢方併用にてだましだましIFN投与をつづけましたが，口唇炎は治癒するも口内炎は難治で，また，HCVの陰性化も得られず，投与10ヵ月後に食欲低下，疼痛のため摂食困難となり，IFN中止となりました．中止後は口内炎はかなり改善傾向を示し，食欲もふつうになり，疼痛もほぼ消失いたしましたが，中止後3ヵ月経過するも，まだ両頬粘膜の発赤，腫脹は持続して完治いたしません．
IFN中止後の肝炎，肝硬変の治療としては，ALT高値（100前後）にたいして，IFN前に行っていた強力ネオミノファーゲンC®60-80ml，週3回注，ウルソ®，

の肝庇護療法です．

漢方は，IFN 投与前は加味逍遙散，次いで補中益気湯，投与後は十全大補湯をベースとし，温清飲や半夏瀉心湯を併用しておりましたが，口内炎への効果は不明でした．耳鼻科的には大学病院専門医の対応は冷淡なものでした．IFN をやめれば治る，という程度のご指導のみでした．

現在，IFN の種々の副作用，微熱，筋肉痛，全身倦怠，意欲低下などからすっかり解放されて，食欲良好で元気に通院されており，また，IFN 後，血小板が 7～8 万から 10 数万へ増加しており，QOL も良好となっております．HCV は高値（1 型）のままです．
また，幸いにして，画像診断にて食道の静脈瘤もなし，肝がんもなし，胃潰瘍などもなく，肝硬変に関してはこのままの通院治療を継続していく予定です．血圧はカルシウム拮抗薬でコントロール良好，DM は経口剤投与で HbA1c 6 台後半でまあまあの状態．肝硬変代償期（Child A）を維持していければと考えております．

本例の口内炎に今後どのような漢方治療をこころみるべきでしょうか．
煎じ薬にて，清熱補血湯（証治準縄）を試みるべきか，大野先生の難治性口内炎のご経験がございましたらぜひご教示たまわりたくお願い申し上げます．十全大補湯は気血双補である程度これまでも効いているようですが，血虚燥熱には対応していません．エキス剤で類似処方は可能でしょうか．
小柄で小太り，舌は暗紅色，白苔，湿潤，舌下静脈（+），脈は弦，硬．腹力は中等でやや肥満性，食べすぎの傾向はありますが，高齢にてあまりとやかく言いません．煎じ薬を出すには家族の協力が必要．

大野修嗣

山内浩先生．貴重な症例を掲示いただき，ありがとうございます．大変に勉強になります．
当院では，関節リウマチの治療中（MTX などによる）の口内炎に悩まされることが時にあります．口唇から口腔内までひどい炎症で食事も摂れなくなった症例もあります．

山内先生と同じように考えて，顆粒剤では半夏瀉心湯，黄連湯，黄連解毒湯，

温清飲などを随証的に試みる場合が多いと思います．また，煎じで甘草瀉心湯なども試みたことがあります．非常に難治の場合にはあらゆる手段を動員してあたることになります．

上記漢方薬，ビタミンB_2，粘膜保護作用のある胃薬（具体的にはガスロンN®が口内炎には最も効果的），亜鉛などあらゆる手段で改善せず，プレドニゾロン10mg/日で劇的に改善した症例もあります．基礎疾患が関節リウマチであったからかもしれません．

この辺で，ご勘弁いただきたいと思います．
先生方のご経験もお聞かせいただければ幸いです．

山内浩

大野先生．難治性口内炎のご経験を早速ご教示たまわりありがとうございました．ガスロンN®は早速試してみたく存じます．胃炎も常にあるように思いますし，調子が良くなるとついつい食べ過ぎておられるようですので．本剤の治験を昔やったこともあり，懐かしく思いました．

1年近くも口内炎を治せないという藪医でありますが，いろいろと治療を重ねていますと，これから煎じ薬を試みるというのもしんどいですね．口内炎が残存することを前向きにとらえて，患者さんが食生活をさっぱりしたものにバランスよく改善するというモチベーションになれば，と考えを転換してみます．

肝鬱がございますので，漢方は次回から十全大補湯のほかに，香蘇散でも投与してみようかと思っています．ご示唆をいただきありがとうございます．

原譲

山内浩先生．口内炎の患者さんの件ですが，少し質問があります．お暇なときで結構ですので，お教え下さい．

70歳の女性で，肝鬱タイプなので血虚は想像つきますが，先生のご呈示された患者さんの所見からは，どの症状が「血虚燥熱」なのかわかりませんでした．口渇などの症状ありますか？　もし，血虚であれば，脈状「細数」が出てくると思うのですが，いかがでしょうか？　また，左右の寸・関・尺の詳しい脈がわかりましたら，お願いします．

関連して病因・病機はどのようにお考えになられていますか？　心火上炎，肺胃熱盛，胃腸蘊熱，肝鬱化火，陰虚火旺，脾虚湿困，心脾両虚など，どの辺の病機に位置しているのでしょうか？

口内炎が頬部粘膜に限定されるのは，どんな意味がありますか？　経絡的に考えれば，やはり脾胃の問題なのでしょうか？　口唇や咽喉部の口内炎はないのですか？

口内炎の局所所見として周辺の充血等ありますか？　また口内炎の周辺・辺縁は，整・不整どうでしょうか？　基底部の陥凹は強いですか？　口内炎の表面は滲出物で覆われていますか？

インターフェロン投与にともなう諸症状では，ちょうど風邪を引いたようなものなので，傷寒論で考えれば，この患者さんは，どのレベルの病状と考えられるのでしょうか？（よく，インターフェロン投与前に麻黄湯を副作用予防に投与されますが）陽明・少陽・太陽それとも陰証と，現段階の患者さんの病状は，どの辺にあるとお考えになられ治療されていますか？

貴重な症例なので，もう少し詳しく教えてください．よろしくお願いします．

山内浩

原譲先生．ご質問，ありがとうございます．
中医の弁証はきわめて苦手ですからご容赦くださいませ．

「血虚燥熱」の件：これはいわゆる難治性の口内炎にたいして，大家のテキストに清熱補血湯（四物湯に滋陰清熱薬などを加味したもの）の治験がありますので，一度試してみようと思っていたまでのことです．本剤の目標には血虚燥熱とありますので，言及したまでです．本症例には燥熱はないようです．

脈は全体に弦，細で，硬く，やや渋，動脈硬化性で，尺脈は弱い（腎虚？）ようです．

口内炎の直接的原因はIFNの副作用としか考えられません．口内炎は次第に悪化，拡大して，口唇炎，出血性びらんをしばしばともない，治療に難渋しました．病院ではなにもしません！ので私だけが心配して種々対応してきたのです．口内炎は口腔内の3分の2くらいまで広がり，色調は鮮紅色で，次第にもりあがり，あちこちに不規則な白苔と一部に硬結（圧痛あり）を形成，一部出血し，ただれておりました．境界は比較的鮮明．また，舌の両側にも発赤充血腫脹も併存し，全口内炎的だったようです．

舌は投与前から，暗赤色調，歯痕あり．辺縁部を除く舌は帯黄色の苔に覆われ，湿潤，舌下（+）．これからは，脾胃の湿熱が示唆されました．
IFN中止3ヵ月後の現在は，口内炎の範囲は同様ですが，腫脹や赤みが軽減し，白苔も縮小．舌辺縁の赤みも残存し，接触時の痛みもまだ軽度に残存．しかし，ゆっくりと食べればOKでして，このところ太ってきてDMには困った状況ではあります．

数日前の採血では，ALT，ASTともに20前後と全く正常化いたしました．アルブミンの低値，ChEもきわめて低値はありますが，安定した状態です．HbA1c 6.6%であり，肝硬変患者としてはコントロール可とすべきでしょう．

肝硬変の証型分類には議論がございますが，私の経験的印象では，全体に虚証に傾きます．脾虚（気虚），血虚とともにC型肝疾患では湿熱（肝胆，脾胃）の関与が大きく，また瘀血や腎虚もともなってきます．肝鬱が強いタイプと気虚，脾胃の虚弱が目立つタイプとがあるようです．つまり，肝炎はウイルス（疫毒）が脾と肝の両臓を同時に犯す病であり，体質や病型によって脾胃虚弱から脾腎両虚にいたる場合と，肝気鬱血，化火 ⇒ 肝鬱瘀血 ⇒ 肝腎陰虚にいたる場合が概念的に想定されます．そして，肝硬変にいたれば気（脾）と血（肝）の虚証を呈してくるわけです（気血両虚です）．そのうち，脾虚を補う治療がおそらく本治であり，補剤をベースとして，清熱利水や活血を少しずつ加えてみるのが穏やかでよろしいと思っております．出来上がった瘀血は肝線維化のかたまりであろうし，容易に治すことはできないでしょうから．肝硬変の漢方的証は複雑ですね．生命予後にかかわる重篤疾患ですから，漢方の前に現代医学が優先です．

本例の高齢女性においては，もともと肝鬱がつよく，気虚，血虚がありまして，以前には加味逍遙散に補中益気湯を加えておりました．その後，補剤を十全大補湯に変えてみたり，加味逍遙散合十全大補湯を投与したりしておりました．まあ，それぞれ一定の効果はあったように思います．
口内炎合併後は，胃熱と考えたり，湿熱ととったりで，へたな顆粒剤を併用いたしました．
現在，肝臓がよくなってきましたので一安心．まあ，壊病にたいする香蘇散とか，

軽い薬にして経過をみたいと思っている次第です．
活血には，田七末をよくおすすめしています．
湿熱には一般に茵蔯五苓散，茵蔯蒿湯を用います．補中益気湯との併用が手ごたえあります．この処方は，以前に兵庫の県立病院に研修に行った折，慢性肝臓病には何がよろしいでしょうか？と聞いた際，加味益気湯を多用されておりましたので，その類似処方として顆粒剤で経験を積んできた処方でございます．

IFN投与後の初期反応としてのインフルエンザ様症状ですが，私はNSAIDsを基本としております．麻黄湯や葛根湯がうまく効く例もあるでしょう．補剤を当初から投与しても効果はあります．補中益気湯が私は多いです．

現在の患者さんの傷寒論的病期については，肝硬変では消耗性疾患そのものでありまして，一般に陰病でしょう．
人参湯などの少陰病期も多いでしょう．しかし，雑病を六病位で説明しようとは思っておりません．肝，脾，腎，気血水などでとらえてよいと思います．

以上，不十分なお答えしかできませんが，ご容赦くださいませ．

原譲

山内先生．たいへん丁寧な解説ありがとうございました．それにしても，大変な患者さんですね．
陰虚，血虚にともなう仮熱のための口内炎なのかな？と想像していたのですが……．半夏瀉心湯などの実熱に効果のあるような方剤をお使いになって，あまり効果がみられなかったとのことだったので，先生が前回提示されたような，滋陰剤のエキス剤，麦門冬湯や滋陰降火湯，白虎加人参湯あたりで何とかならないかなとも考えたりしていました．
実熱のような炎症所見は患者さん本来の体質や生活習慣というよりは，インターフェロンの作用と考えてよいのでしょうか？
患者さんの体質は，先生が詳しく解説されているように，陰虚・血虚・瘀血などがベースにあり，その上に，インターフェロンという炎症を誘発するような治療が加えられて出てきた「口内炎」と考えてみました．とすれば，大分の織部和宏先生がよく降圧剤の話で講演されているように，インターフェロンは，東洋医学的な考え方からすれば，寒熱燥湿の，どのベクトルを持った薬ととら

えればよいでしょうか？

あまり，インターフェロンの治療は当院では行っていないため，先生のご経験豊富な中でのインターフェロンの東洋医学的な作用の特徴があれば，ご教示お願いします．

今後，進展ありましたら，また教えてください．ありがとうございました．

山内浩

原先生．インターフェロンの東洋医学的薬性については中医学ではいろいろと研究されているだろうと思います．自分で勉強する余裕がないので，まあ，在日中医師に会う機会があれば教えてもらおうと思います．

本剤のきわめて多彩な心身の全身性副作用から想像して，寒熱燥湿や風などすべての邪になりうるのでしょうね．そのときの患者の体質傾向や病態によって，虚したところを犯すのかもしれません．いろいろな虚証の病態にある患者にとってはきつい治療です．自覚症状のほとんどない，線維化ステージが初期のような，元気なC型慢性肝炎のうちに本来試みられるべき抗ウイルス剤なのでしょうね．実際，普段元気な軽症の慢性肝炎では，現在広く行われているペグインターフェロン＋リバビリン併用療法の副作用は初期の発熱などを除いて一般に軽いようです．全身倦怠なども軽度ですので，補剤系統の顆粒剤の併用でもよく効くようで，治療完遂に役立っているようです．リバビリンによる溶血性貧血の副作用もありますが，中止するほどの例はむしろ少ないようです．

今回の症例は年齢的にも病態進展度からも無理にIFNを実施せず，抗炎症肝庇護療法のみをつづけていってよかったかもしれません．しかし，血小板の増加やIFN中止後のALT改善などの効果もあったようで，これからは無理をせず，漢洋併用で療養されていけばよいと思っています．時間とともに口内炎は軽快してゆくものと推測しています．

第79回　解答 >> 温経湯

▼ 解説・質疑

今年は例年になく寒さを厳しく感じるのは、ダイエット中の小生だけでしょうか。炭水化物を減らすとどうも寒さが身に沁みるようです。

さて、今回の症例は先生方に選択していただいた温経湯を処方いたしました。
岩塚和子先生から「口唇のかさつきから弁証すればよいか」とのご質問をいただきました。金匱要略・婦人雑病篇に「……手掌煩熱シ、唇口乾燥スル……」とあります。確かに「血虚」の基本処方である「四物湯」から地黄を除いた当帰・川芎・芍薬が配合されています。
沈脈は裏証（病の主座が裏にある）、遅脈は寒証、細脈は気血両虚、諸虚労損の存在をうかがわせています。
松本悟先生ご指摘のように、虚寒証で瘀血と血虚がある場合には温経湯の処方が役立ちます。教科書的には瘀血の対側に血虚が置かれている記載となりますが、とすると虚証の瘀血の治療薬が無くなってしまします。こんな場合の処方と考えると、この温経湯は皮膚疾患、月経異常以外にも応用範囲が広くなり頻用処方の一つとなっています。
ちなみに線維筋痛症の症例の多くは「虚証」であり、血虚より瘀血と弁証できる症例のほうが頻度が高いようです。
まさに山内浩先生ご指摘の「不通則痛」に起因した疼痛も考慮が必要だと思います。さらに本症例のように「瘀血」と「痛み」をキーワードに桂枝茯苓丸を合方することもしばしばです。
話がそれますが、捻挫・打撲に使用する「治打撲一方」にも「桂枝茯苓丸」をよく合方しています。
教科書を読んでいる段階では「不通則痛」は、閉塞性動脈硬化症などによる「痛み」というイメージだったのですが、最近では「痛み」を診た場合に筋肉痛、関節周囲炎、膝内障であろうと「不通則痛」は常に念頭に置いています。
本症例では温経湯処方時には麦門冬湯は休薬としました。

第57回　解答 ≫ 葛根加半夏湯（葛根湯合小半夏加茯苓湯）

▼ 解説・質疑

一昨日の風雪一転，今日は先生方の便りに浮き立つ春の気配です．
今月の症例の回答はすべて葛根加半夏湯（葛根湯合小半夏加茯苓湯）でした．無論，この漢方薬を処方しました．
松本悟先生にご指摘いただいたように，傷寒論太陽病中篇に「太陽ト陽明ノ合病，下利セズ，タダ嘔スル者ハ，葛根加半夏湯之ヲ主ル」とあります．葛根湯証があって，悪心・嘔吐が付随したものに頻用しています．
加えて，目的の処方がどうしても悪心・嘔気につながってしまうときには，小半夏加茯苓湯を食前に服用いただき，目的の処方を食後に服用いただくこともあります．

ここでひとつ疑問があります．傷寒論の前項に「太陽ト陽明ノ合病必ズ自下痢ス，葛根湯之ヲ主ル」とあり，太陽と陽明の合病は，必ず下痢するのではないか，下痢がなくて嘔吐のこともあるのか，どんな病態なのかと疑問です．この葛根加半夏湯の陽明の兆候は嘔気ですが，嘔気とは少陽病の兆候ではないのか，など古くは江戸時代の宇津木昆台も言及し，近代まで様々な議論のあるところです．先生方はどのように考えますでしょうか？

先生方がすべて一致した処方を選択されましたので，少々厄介な質問をさせていただきました．ぜひ先生方のご意見をいただきたいと思います．

松本悟

大野先生，皆様，これは厄介というより難しい質問です．そもそも自下利は太陽病にも陽明病にも普通見られない症状です．合病になった結果として必然に現れる症状として自下利のみを挙げたのだと教わりました．他の症状は省略して，「太陽病では，汗が出なくても，邪は體表にあるから，それが裏に迫って下痢を起こすことはない．また陽明病では，全身から濈然として汗が出るのが一つの徴候であって，そのために，大便が硬くなって，便秘の状となるのであるが，太陽と陽明とが同時に病んだ場合は，太陽の邪のために，表が塞がり濈然として出ずべき陽明の汗が道を失い，それが裏に迫って下痢となるのである」（大塚

敬節著『臨床応用 傷寒論解説』〈創元社〉より引用）
次の，下利せず，ただ嘔する者は，……は上記の一変形（常にある証ではない）であって「すなわち汗として出ずべき病邪が，上に迫って，嘔する者は，葛根湯に半夏を加えて，これに応ずることを示している」（同引用）とあります．読んだ時は分かったような気になるのですが，問題は太陽と陽明の合病と診ることができるかどうかだと思います．大野先生が書かれたように，葛根湯証があって悪心・嘔吐があるものに使えばよいのでしょうね．大塚敬節先生の『漢方診療三十年』（創元社）では，葛根加半夏湯は急性扁桃腺炎に使われていました．

大野修嗣

松本悟先生．ありがとうございます．
大塚敬節先生の『臨床応用 傷寒論解説』は小生の漢方事始のころに愛読した書物です．確かにわかったような気になりました．
奥田謙蔵先生の解説でもやはり「太陽と陽明の合病は本来あくまでも下痢するもので，その変証として嘔吐がある」と同じような解説を聞いたことがあります．

ところで，「葛根加半夏湯」があるのに「麻黄加半夏湯」はないのでしょうか？またまた難問です．先生方のご意見をお願いします．

松本悟

同じ太陽と陽明の合病といっても，麻黄湯を用いるのは「喘して胸満する者」と，呼吸器症状に対してです．もともと胃腸のことは考えていない方剤ですから，同じ麻黄剤でも葛根湯のように甘草・生姜・大棗といった胃にやさしい生薬の組み合わせはなく，甘草を含むのみです．
また，半夏は有毒性で，その毒を消してくれるのが生姜ですので，この2つの生薬はコンビで使われます．生姜は葛根湯には含まれますが，麻黄湯にはありません．麻黄加半夏湯はないでしょうが，麻黄加半夏生姜湯とすればよいのでしょうか．または，麻黄湯合小半夏加茯苓湯でしょうか．
麻黄湯証で悪心・嘔吐が強いときに適応となるのかな，などと考えていたら，新型インフルエンザと紛らわしかった，39℃台の発熱をともなう感染性胃腸炎のことを思い出しました．インフルエンザ検査で陰性だったのですが，熱発にともなう症状だけだったのでインフルエンザ疑いで麻黄湯を処方しました．ところが翌日から激しい嘔吐・下痢が始まり，五苓散に変えた症例です．感染性

胃腸炎も悪心・嘔吐だけが目立つ症例もあるようですから，そのような時に高熱を出していたら麻黄湯合小半夏加茯苓湯でよいのでしょうか．
回答というより質問になってしまいました．

山内浩

高山宏世先生の『傷寒論を読もう』（東洋学術出版社）によれば，太陽陽明合病では，陽明の経病により，胃気の昇降に失調をきたすことがあると述べておられます．葛根湯においては，葛根の胃気を上昇させる作用がはたらいて下痢をとめる．これとは逆に，葛根加半夏湯の証においては，陽明の経病により胃気が上逆するために，下痢ではなく，嘔吐するのだという．そこで，降逆，止嘔の半夏を加えれば，二陽の表邪を解消すると同時に胃気上逆による悪心，嘔吐も治ってゆくのだ，といっておられます．わかったような，わからないようなご説明でございますが．

松本悟先生の症例では，胃腸症状出現前の高熱でしたが，たしかに病初期は診断に苦労いたしますね．私も毎日，鑑別診断に悩んでおります．血算はたいてい院内迅速診断して，白血球が多いのか少ないのか，は見ざるをえません．1万を超えたり，顆粒球増多（計数機である程度わかりますから）があれば，細菌感染その他の診断に役立ちますから，胃腸炎の可能性を考えた時には，柴苓湯が無難かと思っています．また，高熱時は少陽病と断定しなくても，柴胡剤を考慮しても臨床的には合う場合が多いようですね．つまり，柴胡，黄芩の消炎解熱作用（マイルドな）というものを期待し，また，太陽病は容易に少陽病に転じるものですから．さらに，健胃作用，鎮嘔作用（半夏，人参，甘草，生姜等），つまり軽度の胃炎に効きます．私は，自信がない時には柴胡桂枝湯をよくお出しして，感染が疑われれば抗菌剤を併用し，明日またいらっしゃい，といい加減ですがやり過ごすのが実情でもあります．
麻黄湯は使い方がむずかしく，25年漢方をやっていますが，自信がないのです．

大野修嗣

確かに生の半夏には弱い毒性と刺激性があり，エグ味，口腔内のチクチク感があるため，生姜あるいは乾姜（ex. 半夏瀉心湯，当帰湯）と対にして使います．半夏は生の半夏を使わずに10日ほど冷水に浸した「清半夏」，明礬や甘草，石灰で処理した「法半夏」，明礬と生姜で煮た「姜半夏」などとして使われます．

現在の顆粒剤で半夏が使われている28剤中，例外的に半夏-生姜（乾姜）組が使われないのは麦門冬湯，抑肝散加陳皮半夏の2剤だけです．この2剤には生姜のように解毒の効能をもつ生薬はありませんが，麦門冬湯では粳米が，抑肝散加陳皮半夏では陳皮が半夏のエグ味を和らげているようです．

それでは麻黄加半夏生姜湯が適応する病態があるのかどうか．
先週来院された18歳男性の症例です．前日夕方から40.1℃の発熱，ふしぶしの痛み，強い悪寒，頭痛を訴えて，無汗，浮緊数脈．まさに麻黄湯証ですが，嘔気があります．
さて，ここでこの症例に小半夏加茯苓湯を食前に，麻黄湯を食後に処方しました．ところが，2日後に解熱はしていたのですが，下痢と腹痛となって再来．まだ浮数脈でしたが，腹皮拘急，臍上悸を目標に桂枝加芍薬湯として次の日には症状が軽快しました．麻黄湯で，病態を太陰に追い込んだと解釈しています．松本悟先生の症例に通じるところがあるようです．

やはり麻黄加半夏生姜湯といった処方にはどこか無理があるか，単に診立てのあやまりか，判断に迷うところです．

> **松本悟**

やはり麻黄湯は裏に変化のあるときは使わないほうが良いのかもしれませんが，工夫する余地はありそうにも思えます．
楽しい設問ありがとうございました．

第80回　解答 >> 清肺湯

▼ 解説・質疑

先生方，ご意見をありがとうございます．使用漢方薬は清肺湯でした．
肺陰虚の代表的処方として沙参麦冬湯（沙参・玉竹・甘草・桑葉・麦門冬・扁豆・天花粉）があり，これは麦門冬湯に近い効能があります．ゆうじ先生ご指摘の百合固金湯（百合・生地黄・熟地黄・当帰・芍薬・桔梗・麦門冬・玄参・貝母・甘草）は滋陰降火湯に近い処方と考えられます．これらは乾性咳嗽に向きます．この滋陰降火湯は就寝時にひとしきり咳をして，その咳のための不眠にも役立ちます．竹筎温胆湯の不眠は咳のための不眠ではなくて，不眠そのものが一つの目標になります．
一方，清肺湯はより熱証の切れにくい膿性痰が目標となります．
岩塚和子先生ご指摘の麻杏甘石湯，五虎湯は清熱・鎮咳に優れていますので，一つの候補となると考えますが，痰が問題で，どちらかというと痰を止める方向に導きます．膿性痰ということで，排膿の方向に向いている清肺湯のほうがよいかと考えました．
咳が強い場合には麻杏甘石湯と西洋薬の去痰剤の併用も効果的と考え，しばしば使用しています．

さて，今回使用した抗生剤です．
当院のような診療所レベルでは，肺炎と診断した場合，喀痰培養の結果がでるまでは起因菌のおおよその見当をつけて投与を始めるわけですが，当地では頻繁にペニシリン耐性肺炎球菌が分離されている事情が一つ．またレスピラトリー・キノロンはスペクトルが広く緑膿菌，結核まで治療範囲に入ってしまい，結果的に肺結核の診断を遅らせることも危惧されると考えています．
という訳で第3世代セフェム系を使用するようにしています．

この辺りは呼吸器の専門家の先生のご意見も伺えればと思います．お待ちしています．

> 山内浩

大野先生，わかりやすいご解説をありがとうございました．

竹筎温胆湯は鎮咳去痰，消炎とともに，竹筎，黄連，柴胡，香附子，茯苓などによる疏肝解鬱，自律神経安定作用による安眠作用があるとされます．咳，痰や気管支炎と無関係に，一般的な不眠症にもよく効く例が多いと思います．咳，痰の患者さんに本方を用いてよく眠れるようになったのはよいのですが，軽快後，もともとの不眠症につづけたいと懇請され，1～2ヵ月間くらいは処方いたしました．しかし，保険病名に不眠症がないので，保険診療上，困惑するわけです．痰熱（上擾）をともなう不眠，などというような漢方用語を入れた保険病名はまだ通らないでしょうね．

今，漢方の国際化の諸問題が議論されておりますが，国内においてこのへんの身近な問題点もよりよき保険診療を発展するために解決してもらいたいと思います．

また，抗生剤の件，ご教示いただきありがとうございます．キノロンを使いすぎかな，と反省させられます．キノロンの点滴静注（パシルなど）もありますが，重症にはよく効きます．まずはセフェム系を投与しつつ，漢方の効果を待つという姿勢が大切と解釈いたしました．

大野修嗣

山内浩先生，竹筎温胆湯の使用経験をありがとうございます．
確かに不眠に対する一つの治療薬候補の漢方薬だと認識しています．

岩塚和子先生からの当院でのインフルエンザ治療の方針のご希望を失念いてしておりました．
当院でも先生と同じように，抗インフルエンザ薬は例えばザナミビル，オセルタミビルは5日間きっちり吸入，服用いただき，漢方薬は3日程度の処方にしています．
また，先生のご指摘のとおり，漢方薬を併用すると感染後遷延性咳嗽の頻度が少なくなります（大雑把ですが統計を取った結果）．1回の吸入で済むイナビル®を他院で処方された患者さんが，しばしば「咳が止まらない」「頭痛が残っている」などと来院されるケース，小児で発熱がつづいているケースが散見されます．1回の吸入がうまくいかなかったと考えられる症例もありますね．

2009年1月・2月に来院されたインフルエンザ症例150例の使用漢方薬を提示します．

麻黄湯84例，桂麻各半湯20例，葛根湯11例，桂枝湯6例，麻黄附子細辛湯4例の順で，大青竜湯（麻黄湯＋越婢加朮湯）も3例含まれておりました．その他，桂枝二越婢一湯，小柴胡湯加桔梗石膏，葛根加半夏湯，小青竜湯，清肺湯も使用しています．
今年のインフルエンザもおおよそ同様の傾向にあります．先生方の施設ではいかがでしょうか．

原譲

インフルエンザや風邪症候群における頭痛のほとんどは，ベースに瘀血の病態があります．だいぶ前ですが，当塾に投稿したように，ほとんどが甘味摂取のしすぎによるものです．私の所では，このようなときの頭痛は，左側中封，尺沢に磁石をおくことで，すぐに症状を取っています．ちなみに，中封（LR4）N極，尺沢（LU5）S極です．この処置は長野式の瘀血処置とよばれているもので，この処置で，少陽病期の嘔気などもすぐに改善します．甘味の摂り過ぎ（甘味，果物，スポーツドリンク，のど飴，醸造酒，牛乳）は，最終的にアレルギー症状を煽るため（以前にコメントしました），インフルエンザの残った後半の咳嗽や，喘息様咳嗽などの原因にもなりますから，気をつけるよう患者さんに指導しています．

大野修嗣

原譲先生．「インフルエンザ，感冒の頭痛のベースに瘀血あり」勉強になります．ところで，当院では鍼治療施設も併設しています．中封，尺沢への鍼の施術はいかがでしょうか．ご経験がありましたらご教授いただければ幸いです．

話は変わりますが，本日は学校医の仕事で，学校保健委員会に出席してまいりました．埼玉県ではインフルエンザで学校閉鎖になった市町村が2つあり，そのうちの1つが当小川町です．幸い学校医をしている中学校はインフルエンザ2人のみです．
日ごろ懸命に指導している賜物と自負していますが，甘味の摂取を控える，歯磨きはほんの少量の歯磨き粉で食後30分経過してから磨く（エナメル質の再石灰化を待つ），うがいはイソジン®を使わない（当塾会員のkimihiko先生に教えていただきました）などを徹底しています．

原譲

大野先生，ご質問ありがとうございます．
中封（LR4），尺沢（LU5）への刺鍼でもOKですが，なかなか子供はさせてもらえないので，こういう時には磁石が重宝します．また，どちらかといえば，刺鍼はどうしても「瀉」の要素が強くなりますから，インフルエンザなどの免疫機能の低下している状態や，尺落（腎虚）の症例では，「瀉」的な要素をもつ，瘀血処理ではありますが「補法」の意味合いが強い，お灸，または磁石処置の方がよいと考えています．

感染とは関係なく，桃核承気湯や加味逍遙散，桂枝茯苓丸あたりを使う患者さんでは，通常の瘀血処置として左側の中封＋尺沢は，劇的に効きます．とくに，左下腹部の小腹急結はよく取れます．でも，やはり，最初からすぐには取らないで，食事が大事なことを患者さんに認識させるために，初診時には，甘味類禁止令を出し，2週間後に再来院させて，体の変化を患者さんに自覚してもらっています．鬱症状，不眠（甘味の摂り過ぎ → 陰虚による）などにもよく反応します．

蛇足ですが，当院も漢方主体の処方のため，いつも通院している患者さんは，ほとんどインフルエンザには罹らず，新患ばかりがインフルエンザ陽性となります．やはり，日頃からの免疫強化は重要ですね．

山内浩

原譲先生．先生の「甘味類禁止令」には一種の感銘！を受けました．
私もアトピーなどのアレルギー患者さん（うちでもっとも多いのです）には以前，「砂糖断ち」を一部の患者さん（つまりまじめに実行する意欲ある人）にけっこう説明，指示しておりました．

しかし，長期的に指導する困難さもありますね．食養生は古くから重視されているにもかかわらず，実践にはいろいろな困難さをともなうのが常でもあります．とくにいわゆる飽食，ファストフード全盛の現代では，砂糖類，ジュース，果物などの過食は気血の不足や冷え，虚寒をまねき，瘀血になるのでしょうか．チョコもとりすぎは問題でしょうが，バレンタインで商売している人を思うとなんともいえない気持ちにさせられます．老兵になりますと，若いころの理想？が次第に遠くなっていくような，回顧的になってゆくのは，戒めなければと，先生のご解説でいたく感じた次第です．

岩塚和子

皆様の活発なメール交換を読ませていただき，感銘を受けました．
漢方に足を踏み入れてようやく5年ほどの新参者で，数ヵ月前に鍼や経絡の勉強も必要と考え始めたところで，先生方の討論についていけない部分をお教えください．

先ず，大野先生に質問です．
最近の私は，インフルエンザなどの感冒に漢方処方を併用することが多いのですが，麻黄湯を処方する時，発汗して熱が下がったら，以降は飲まないように指示すべきか，エキス剤なら薬力はそれほど強力でないので処方した分をすべて飲んでもらうよう指示すべきか悩んでいます．そのため，患者さんの体温・悪寒・咳嗽の程度などを推測して1～2日を処方しています．大野先生は漢方薬を3日程度処方している，と書いておられます．先生は，処方のときに，患者さんにどのような服薬指示をなさるのか，ご教示をお願い申し上げます．「うがいは，イソジン®を使わない」理由もお願いいたします．

次に原先生に質問です．
磁石とは，どんなものを使われているのでしょう．商品名など，お教えください．耳針・中国鍼・王不留行を最近知ったところです．また，LR4・LU5という用語も理解できません．こういったことを勉強する書籍などをお教えいただければ幸いです．

痰がゴロゴロと気道あたりで動いているが喀出できない老婦人で，舌が暗紅・無苔・乾燥著明な方に滋陰降火湯がとてもよく効いて，約1週間の服薬で舌の乾燥もかなり良くなった経験があります．また，下腿の静脈鬱滞性皮膚炎により局部の熱感・掻爬による浸出液・浮腫のあった患者さんに通導散・桂枝茯苓丸とともに越婢加朮湯を処方したところ，約2週間で熱感・浮腫がなくなり浸出液も改善した例があり，漢方薬の効果は本当に素晴らしいと感じています．問題は処方する人間で，自分の勉強不足を痛感して診療している毎日です．皆様のご意見を拝読し，刺激を受けながら向上したいと思っています．どうぞよろしくお願い申し上げます．

原譲

岩塚先生．磁石は，始めは「ピップエレキバン®」でよいと思います．患者さんにより磁気の強弱を調節してあげる必要がありますので，初めは，あまり高磁気のものは使わないほうがよいかもしれません．私は主に，3000ガウスのネオジム磁石を使いますが，ある程度習得してからでないと，少しこの高磁力は副作用も強くでます（インターネットで，クリニック用に特別注文したものです）．磁気治療は，あまり本がありません．強いていえば，韓国の手鍼治療を参考にしてください．LR4/LU5などは単なる国際基準の経穴につけた記号です．最近の経穴辞典などでは，ほとんど採用されています．特にどの本で勉強すればよいか，というものでもないですが，鍼灸師用の『医道の日本』という雑誌がよく本屋さんにでていますので，中をのぞいてみると参考になるかもしれません．私の場合は，長野式研究会という鍼灸の勉強会（鍼灸師さんが主体）で一通り勉強しました．最終的には，やはり古典の勉強になります．いずれにしても，最近の東洋医学は，アメリカからの研究や著書が恐ろしいほどでていますので，現段階でも日本の東洋医学はうかうかしていられない状況だと思います．また，生薬の供給もだんだんままならなくなってきたので，いつまで漢方薬が現在のように使えるかどうか甚だ疑問です．保険として，ほとんど物とお金のかからない鍼灸治療もある程度，習得されることをお勧めします．

大野修嗣

岩塚和子先生，ご質問をありがとうございます．

インフルエンザに麻黄湯，その他を処方する時には，抗インフルエンザ薬は既定どおり（タミフル®，リレンザ®は5日間）服用・吸入を指示．漢方薬は症状がとれればそこで終了してください，と言っています．漢方薬を3日間服用・吸入しても症状が残っていれば再診を指示しています．ほとんどありませんが．

イソジン®のうがいに関して．
イソジン®は消毒剤です．使いつづけることで粘膜を荒らしてしまう危険性をもっています．咽喉部に感染を起こして2～3日は良いかと思いますが，持続的使用は問題だと考えています．
JAMA (The Journal of the American Medical Association) に掲載された論文に，イソジン®でうがいをつづけたグループとただの水でうがいをつづけたグループの比較試験で，水だけのグループのほうが有意に風邪を引かなかった．

というデータがでています．
患者さんには「イソジン®は2〜3日」と話しています．その後も必要ならアズノール系のうがい薬を使用するように指示しています．

山内浩

インフルエンザの漢方併用処方について．
先生方と同様にタミフル®の5日分とともに，麻黄湯（または証により葛根湯も多い）1〜2日分，解熱したら柴胡桂枝湯2〜3日分に変方，というのが多いです．初診時によく説明して一括処方します．小児の場合は，薬局にて水溶液に調剤するように指示しています．飲みやすくなるからです．発症後数日後の患者さんも多いですが，その場合は柴胡剤を当初から処方しています．

岩塚和子

大野先生，原譲先生，山内浩先生，丁寧に教えていただきありがとうございました．インフルエンザの患者さんが，今日も数名ありました．B型は咳嗽をともなわない印象です．これからも，いろいろ質問させていただきますが，ご指導をお願い申し上げます．

第58回　解答 >> 小柴胡湯

▼ 解説・質疑

igana23先生のご指摘どおり，半表半裏の熱による症候を改善するのが小柴胡湯です．

松本悟先生がご指摘されたように「咳が出そうな胸部の違和感」を「心煩」と捉えました．小柴胡湯の目標のひとつですね．

ゆうじ先生が選択された柴胡桂枝乾姜湯も候補として十分に考えられるところと思います．微熱と倦怠感，頭痛，食欲不振，軟便，心下支結，弦脈などは柴胡桂枝乾姜湯でもよいかと．ただし，頭部の発汗，軽い咳嗽などがあり，脈診としては細弦脈，弱脈など虚脈系で，腹診も臍上悸，軟弱などの所見が揃えば適方と考えられます．

ここで，柴胡の証を考察します．
元は胸脇の熱．
全身的には往来寒熱，消化器症状として口苦・咽乾・悪心，精神症状として心煩・不安感・憂鬱気分・多怒，瘀血として月経不順・慢性の下痢・脱肛・子宮下垂などの症候に適応されます．他覚所見としては舌診の白苔，腹診の胸脇苦満，脈診の弦脈が特徴的です．
これらの症候と主に虚実を判定して，実証から虚証の順で大柴胡湯，柴胡加竜骨牡蛎湯，四逆散，小柴胡湯，柴胡桂枝湯，加味逍遙散，柴胡桂枝乾姜湯，補中益気湯などから選択することになります．

第81回　解答 >> 越婢加朮湯

▼ 解説・質疑

先生方，ご意見をありがとうございます．
処方は越婢加朮湯です．
岩塚和子先生からのご質問「麻黄剤を長期に使ってよいか」ですが，例えば越婢加朮湯は関節リウマチにも頻用処方ですが，こんな場合には年余に亘って使いつづけることも希ではありません．
実は本日来院されたアレルギー性鼻炎（スギ，ヒノキ，ブタクサ，ダニ，ハウスダストすべてに陽性）の46歳の男性は，通年性です．車の運転が仕事だそうで抗アレ剤はクラリチン®でも眠気をもよおし服用できない方です．この症例は大青竜湯（越婢加朮湯5g＋麻黄湯5g/日）を昨年2月から持続しています．胃腸症状，不眠，動悸など何ら問題なく過ごしいるようです．

原譲先生の斬新なアイデアはパクりたいと思います．
確かに各種アレルギー疾患での柴胡剤の効果も見逃せません．ただ，生薬構成が広がりすぎると，例えば越婢加朮湯の君薬の麻黄の効能が薄れてくることにも気を使います．生薬の構成は単純であるほど漢方薬としての切れ味が良くなります．

山内浩先生のところと同様に当院でも頻繁に抗アレルギー薬を併用しています．漢方薬と抗アレ剤の併用パターンが最も多く，つづいて漢方薬のみ，抗アレルギー薬のみがつづいています．
漢方薬といかなる抗アレ剤が相性がよいかを3年掛けて検討したことがあります．その結果，漢方薬と抗ヒスタミン薬のアレジオン®が，効果が良く眠気，粘膜の乾きが少なく最も頻用している併用となりました．

ゆうじ先生，難しい質問を感謝いたします．
実は「肉極」に関してはいろいろな解釈がいわれてきています．大塚敬節先生など「この『肉極』というのがわからないのですよ」と話しておられます（『金匱要略講話』日本漢方医学研究所編，創元社）．
中医学の解説書には「肉極は，肌肉が極度に痩せ衰える病証である」としてい

るものもあります．これはどうも越婢加朮湯証とは思えない病証のように感じてしまいます．
小生がこの問題に当たって「肉極熱則身体津脱〜」を「肉が極度に熱せられれば則ち身体の津は脱し〜」と読んではどうかと考えています．
先生方，是非この辺りの解釈をお寄せいただければ幸いです．

山内浩

大野先生，明快なるご解説ありがとうございました．
アレジオン®との併用が相性が良い，との臨床経験はたいへん貴重で参考になります．
つまらない質問で恐縮ですが，この薬のジェネリックでも同程度の効果が想定されますでしょうか．薬価がだいぶ違いますが．長期投与者には私はあるジェネリックを3分の1くらいの患者に処方しています．
最近は勝手にジェネリックに変えられてしまうことも多く，ジェネリックのまたさらに安いジェネリックに薬局のほうで変更したというFAXが，知らない薬局から寄せられてきております．安ければよいというものでもないと思いますが，先発品が高すぎるのでしょうか．
ちなみにアトピーの長期投与患者さんでは，アレジオン®のジェネリックと外用ステロイドとの併用がもっとも多く，それと漢方併用が基本方針でやっておりましてほとんどがコントロール良好です．

原譲

大野先生，愚案ですが，こんなこと考えてみました．添削お願いします．

越婢加朮湯は，一般的には実証の薬と考えられていますが，実は見た目実証，実は脾虚の病態ともとれると思います．脾の運化機能が，ため込んだ湿熱により停滞し，この湿熱が津液を外に追いやる（＝発汗）ためにでてくる症状と考えます．実際，ビールをたくさん飲む人は，無駄に汗をいっぱいかきます．脾虚 → 肌肉に問題出てくる →「肉極は，肌肉が極度に痩せ衰える病証である」とも，こじつけられます．

最近，五行の真ん中の三角，例えば，今回の場合では，木 ― 土 ― 金の相互関係のバランスをとると治療がうまくいくことに気がつきました．今回は，「目

の痒みですから，これは「木」．とすると，土＝脾，と金＝肺のファクターを補すことでうまくいくはずです．脾経（湿熱に対して，清熱，除湿）と肺経（去風）の両方に働きかける薬＝越婢加朮湯，と考えてもよいかもしれません．

訂正です．
「……とすると，土＝脾，と金＝肺のファクターを補すことで」としましたが，今回越婢加朮湯がやっていることは，瀉法です．が，結果として，蔵に対して，コンディションを整えるという意味です．

大野修嗣

山内浩先生．ジェネリックを希望される方には，アレジオン®の変わりにアレルオフ®を処方しております．変わらない効果を実感しています．その他のアレジオン®のジェネリックは使用したことがありません．

原譲先生．「肉極は，肌肉が極度に痩せ衰える病証である」とすると，大防風湯の病証が浮かんできます．越婢加朮湯証がどうしても一致しません．
木（肝）―火（心）―土（脾）―金（肺）―水（腎）の五行における臓と臓の関係から読み解こうとしてももう一つ納得が行きません．
「水は木の母」から「目」の治療には「水」の治療を考慮すべきであることは理解できます．この論を進めても「肉極」の概念に辿り着けません．
いかがでしょうか？

山内浩

大野先生，ご解答くださいまして恐縮です．ジェネリックで一般に十分有効との感触をいただき，ありがとうございます．小生も本日どしどしジェネリックを処方させてもらいました．花粉症の初診がもっとも多い季節です．アトピーの患者さんでも花粉の影響か，顔面紅斑，発赤の悪化が高頻度です．抗アレルギー剤は必須ですし，3-4群ステロイド外用も一時的に行い，そのうえで本日などは花粉症にも顔面湿疹，腫脹にもよい越婢加朮湯の併用例が最多でした．

原譲

大野先生，ご教示ありがとうございます．
（ちょっとマニアックな話なので，ご興味のない方はスルーしてください．）

「肉極」の件ですが，千金方などの金匱要略以降の書にも解説されていますが，この肉極の「肉」は筋肉の肉ではなく，肌肉の肉で，もっと筋肉より表層のものを指していると考えています．「……論曰：凡肉極者，主脾也．脾応肉，肉与脾合，若脾病則肉変色．……（千金方第十五 脾臓 肉極第四）」と出ていますから，筋肉の色は表面からは診れないので，この「肉」は，ほぼ皮膚の状態を指しているのだと考えます．越婢加朮湯自体も，皮膚からの発汗を調節することで陰虚に陥るのをコントロールしているのでしょうか．脾は四肢を主るので，脾虚・湿熱にともなう陰の消耗が悪化すれば，脚の症状を引き起こすことは想像つきます（が，そこまでいった患者さんは診たことがありません）．また，越婢湯自体は，熱証に用い，同じ肉極でも寒証の場合は，別な処方を用いることが記載されています（大黄耆酒方，手脚不随方）（今回，先生にご教示していただき，勉強になりました）．

大野先生からご教示いただいた大防風湯（地黄・朮・防風・当帰・芍薬・黄耆・杜仲3；川芎2；羌活・人参・甘草・牛膝・乾生姜・大棗1.5；附子0.5〈適宜増量〉）は，比較的五蔵に配慮した何でもありの処方として私は使用しています（以前，高尾病院の仙頭正四郎先生からはインフルエンザのバックアップ処方にも使える旨，教えていただいたことがあります）．この処方は，越婢加朮湯よりも，もっと深いところ，筋肉などをサポートするものと考えています．また寒証をターゲットにしていますから，もちろん，越婢加朮湯とは対側に位置すると思います．生薬ではないですが，越婢加朮湯は，どちらかといえば下品，大防風湯は上品といった印象で私は使っています．

五蔵の3角の話も，越婢加朮湯の肉極では，肉極＝肌肉，またアレルギー＝肺，目＝木，湿熱＝脾の関係ととらえます．漢方ではないのですが，このような関係を使ったアレルギー治療（円皮針やお灸）はとても有効です．目のアレルギーでは，前述の木 ― 金 ― 土の関係を使ってもよいと思いますが，最近の花粉症のほとんどの方は，脾虚がメインで，冷え症，瘀血，湿熱パターンで目も痒くなる方が多いので，瘀血では（中封〈LR4〉，尺沢〈LU5〉），脾の問題なので，脾経を使い，土をターゲットにして，木穴（隠白〈SP1〉），水穴（陰陵泉〈SP9〉）を使うと劇的に目，鼻両方に効いてきます．
また，冷え症の方は，お灸がお勧めです．

大野修嗣

原譲先生，精密な論説をありがとうございました．
「この肉極の『肉』は筋肉の肉ではなく，肌肉の肉で，もっと筋肉より表層のものを指していると考えています．」賛成です．
「越婢加朮湯自体も，皮膚からの発汗を調節することで陰虚に陥るのをコントロールしているのでしょうか．」これも賛成です．
「越婢加朮湯は，どちらかといえば下品，大防風湯は上品といった印象で私は使っています．」下品（げほん）とは有毒治病，上品（じょうほん）とは無毒養命の生薬を指しますが，「どちらかといえば」との前置きがあれば賛成です．
瞠目することしきりです．ありがとうございました．

第59回　解答 >> 茯苓飲合半夏厚朴湯

▼ 解説・質疑

使用漢方薬は茯苓飲合半夏厚朴湯です．げっぷに対しては基本的に茯苓飲でよいかと思いますが，気滞を思わせる症候，心下痞鞕がしっかり触知されたことなどから，半夏厚朴湯を合方した処方としました．

げっぷは漢方医学，中医学では気滞，食滞胃脘，胃気上逆などと捉えます．従って気滞に対する治療，降気などの治療となります．

茯苓飲は胃内停水など水毒をともなった脾胃の虚に適応することが知られ，げっぷには頻用されています．さらに本症例では気滞の症候に対して半夏厚朴湯を合方しました．

合方によって枳実・厚朴の組み合わせが配合されることになり，降気とともに胃腸の蠕動運動を活発化させる作用が期待されます．

本例は西洋医学的アプローチに抵抗性でした．
病態からいえばPPIとモサプリドで十分に対応できそうですが，呑気症などその裏に気滞という精神的状況が強くかかわっていたのでしょうか．
漢方医学的アプローチと漢方薬が有用であった1例と考えます．

ご意見，ご質問がありましたら何なりとUpしていただければ幸いです．

ゆうじ

投稿が遅れましてすいません．自分も茯苓飲合半夏厚朴湯を考えておりました．ただ，もし合方が許されるのであれば，茯苓飲7.5g＋二陳湯7.5gというのはいかがでしょうか？　二陳湯自体が半夏厚朴湯に近い処方かもしれませんが……．ご教示いただけると幸いです．

大野修嗣

ゆうじ先生，ご意見をありがとうございます．
二陳湯は半夏厚朴湯よりむしろ茯苓飲に近い処方です．本症例は脾胃の虚と気滞を併せもつ症例ですので，二陳湯合半夏厚朴湯はあるかもしれません．しかし，解説したように，欲しかった枳実・厚朴の組み合わせが入りません．

という訳で，本症例には茯苓飲合二陳湯より二陳湯合半夏厚朴湯，さらに茯苓飲合半夏厚朴湯が勝っていると考えます．
いかがでしょうか？

ゆうじ

大野先生，ありがとうございます．確かに二陳湯と茯苓飲も茯苓・生姜は共通ですね．

今回の症例では，陳皮か厚朴を選ぶかということで考ると，気滞がありそうですから，上腹部の気を巡らす効果を考えて，枳実と厚朴を組み合わせるのが一番良いということですね．

処方の構成を確認すると，いろんな処方に共通する部分と異なる部分があり，学問的に非常に興味深いです．

第82回　解答 >> 竹筎温胆湯

▼ 解説・質疑

先生方，ご意見をありがとうございました．

ゆうじ先生，小生が入局した当時，漢方治療はすでに「三た医学」と揶揄されていました．小生の師匠で埼玉医大病院長であった大島良雄先生の弟子，東大物療内科に席をおいていた高橋晄正先生（『アリナミン』〈三一書房〉という本が有名）がよく本に書いていました．

そんなとき，大島先生が「臨床報告は極めて重要」「漢方医学は2重盲検試験に馴染まないが有効性の証明方法はある．同じことが3回連続して起これば統計学的に有意差ありと考えてよいのもその一つだ」と話されていました．

閑話休題．

先生方の推察どおり今月の漢方薬は竹筎温胆湯です．

ゆうじ先生に清肺湯も候補として挙げていただきましたが，どちらかというと参蘇飲との鑑別に思考を傾注することが多い漢方薬です．

温胆湯という処方がありますが，これは二陳湯に竹筎と枳実を加味したもので，胃腸虚弱な人の緊張した神経を落ち着かせる効果が期待できます．

この温胆湯に柴胡・麦門冬・桔梗・香附子・人参・黄連を加えると竹筎温胆湯となり，温胆湯より熱証（抗炎症）に使用し，鎮咳・去痰を期待できます．

一方，参蘇飲も二陳湯を内包して，ベースに脾虚（消化機能低下）がある人の鎮咳・去痰を期待して使用する漢方薬と考えてよいかと思います．

竹筎温胆湯そのものの使用方法は先生方に十分に記載していただきましたので，ここでは鑑別診断といたしました．

もう一点，不眠と咳嗽について．

「就寝時にひとしきり咳をしないと寝つけない」という症例があります．このような症例は竹筎温胆湯ではなくて滋陰降火湯が良いようです．

竹筎温胆湯はもともと神経質で不眠傾向をもった人で，滋陰降火湯は喫煙の影響などによって「乾性咳嗽のために寝つけない」ときに有用なようです．

先生方の感触はいかがでしょうか．

山内 浩

大野先生，ご解説ありがとうございます．大島良雄先生，高橋晄正先生と，私にとってもたいへんなつかしいお名前が出てきて，しばし懐旧の念におそわれました．大島先生は埼玉にゆかれる前には小生の母校，信州大学（私は第2内科の研修医でした）でもたしか一時期，教授をなされておられました．私が東洋医学を学びたいと相談した先輩から，東大の大島教授の物療内科なら紹介してあげよう，といわれたことを思いだしました（結局行きませんでしたが）．

また，高橋先生は全共闘時代（昭和40年代）の超有名な反権威的医師のリーダー的存在でもあられ，なんでも批判されておられましたが，全国的な医学部紛争の渦中（当時，医学部生だったのです）に講演会講師としても活躍されていました．ただし，漢方にも，三た説で批判されていましたね．私は東洋医学好きでしたから，漢方的論理で治療して，なおればよいじゃないか，と単純に思う方でした．なぜ治るのか，を推計学的に証明しなければ漢方をつかってはいけないようなことを当時のほかの医学者たちも言っておりましたね．

大野先生がおっしゃられますように，大島先生はやはり偉大な先達であられました．

また，参蘇飲のお話，うれしくなりました．益気解表の名方と存じます．「風邪といえば参蘇飲」とは大阪のある大家（故人）の名言です．気虚，脾虚の風邪といわれますが，鎮咳去痰作用もあり，普通感冒のみならず，かるい気管支炎でも結構効きます．傷寒論処方でなく，後世方のためか，教科書的にあまりでてきませんが，普通感冒にはだまって出す処方です．今の世の中，胃や消化器が悪くない人はむしろ少なく，健胃作用をあわせもつ風邪薬としてこんなによい処方はない（大家の言），と勝手に思って患者さんには常備薬的に処方させてもらっております．

第60回　解答 >> 酸棗仁湯

▼ 解説・質疑

ご意見をありがとうございました．
確かに山内浩先生がご指摘のように，不眠症にすんなり効くという訳にはいかないのが悩ましいところです．西洋薬のベンゾジアゼピン系睡眠剤，抗不安薬などの睡眠薬の代替薬物として使用すると期待外れになります．とはいえ，不眠症には最も頻用する漢方薬のひとつです．

ゆうじ先生にご指摘いただいた加味帰脾湯も候補の一つとして重要です．
虚証であること，盗汗，不眠などは適応病態ですが，加味帰脾湯は脾虚が基になった症候の存在が欲しいところです．本例は胃腸系の訴えがなにもありませんでした．

やはり心身一如の漢方理念に従って，精神的状況とともに身体的状況を汲んで選択するのがよいと考えます．
tabula 先生，松本悟先生にご指摘いただいたように，盗汗，皮膚枯燥，虚労虚煩，そして腹候などを勘案して選択しました．
この漢方薬を処方するときには患者さんに「睡眠と覚醒のリズムをよくする漢方薬です」と話しています．山内先生ご指摘のように朝夕のみ，或いは朝1包，夜2包などとすることもあります．夜1包のみの処方はむしろ少ないくらいです．

酸棗仁湯の生薬構成は酸棗仁・川芎・知母・茯苓・甘草で，酸棗仁が君薬で，茯苓・川芎と組んで安心作用が増強されています．そういえば抑肝散にも茯苓・川芎が配剤されています．ただし抑肝散は柴胡・茯苓・川芎での鎮静化で，酸棗仁湯は酸棗仁・茯苓・川芎での鎮静化です．

酸棗仁湯と抑肝散の鑑別．
肝火亢動（第一義的に精神的興奮が強いとき）には抑肝散．疲労困憊して肝血不足からかえって興奮気味になるときには酸棗仁湯ということになります．
具体的には，ご指摘のあったように心身ともに疲労困憊した状態には酸棗仁湯が適応します．

実際の臨床で，来院される患者さんが単に「眠らせてくれ」という意識が強いと判断した場合には，まずは習慣性の少ないBZA系睡眠薬を頓用として，証に合わせて抑肝散や酸棗仁湯を処方しています．

第83回　解答 >> 大防風湯

▼ 解説・質疑

リンゴ先生．お待ちしておりました．先生ご指摘のとおり当に「鶴膝風」の所見です．

山内浩先生．よく持重した，とお褒めの言葉をありがとうございます．データの改善は遅々として進まなかったのですが，疼痛の訴えが少なく，MTXの副作用に難渋し，患者さん自身が西洋薬を嫌ってしまったなどの要因が重なって結果的に「持重」となった感があります．

「持重」の対語として「逐機」があります．逐機とは「証の変遷に従って処方も変化させなければならない」というほどの意味ですが，われわれ凡医はどちらかというと逐機に傾きがちとの戒めの意味もあるかと．「医者が先にころぶ」と言った先達がいました．

岩塚和子先生．金子幸夫先生の「大防風湯が奏功したギラン・バレー症候群の回復期の一例」の紹介をありがとうございました．大変に勉強になります．
第81回の原譲先生に紹介していただいた仙頭正四郎先生のインフルエンザへの応用といい，大防風湯の適応も広いですね．
ギラン・バレーで思い出したのですが，その亜型である「フィッシャー症候群に大承気湯が奏功した3例」という症例報告を思い出しました．確かに大承気湯の条文を読みますと，正にフィッシャー症候群かなと思わせるところがあります．「傷寒六七日，目中了了タラズ，睛和セズ……」という一文があります．あの時代にもしかするとギラン・バレー，フィッシャー症候群も治していたかもしれません．

ゆうじ先生．先生ご指摘のとおり，大防風湯は確かに効果発現までに時間が必要ですね．山内先生ご指摘の桂枝二越婢一湯，桂芍知母湯のほうが即効性とまでは行かなくとも効果発現は早いと思います．しかし，考えてみれば「鶴膝風」といった筋萎縮まできたした病態に応用する処方であることを考慮すると，効果が遅いのも当然かもしれません．

第61回　解答 >> 苓桂甘棗湯（甘麦大棗湯合苓桂朮甘湯）

▼ 解説・質疑

先生方，ご意見をありがとうございました．
全員一致で苓桂甘棗湯（甘麦大棗湯合苓桂朮甘湯）となりました．
本方は傷寒論・太陽病中篇に記載されている処方で「発汗後，其ノ人臍下悸スル者ハ，奔豚ト作サント欲ス．茯苓桂枝甘草大棗湯之ヲ主ル」とあります．
奔豚とは何かです．
金匱要略の「奔豚気病脈證治第八」に「奔豚病ハ少腹ヨリ起コッテ咽喉ニ上衝シ，発作スレバ死セント欲シ，復還エッテ止ム」と記載されています．すなわち「奔豚は突発的な驚きに似た精神・神経状態」を基として出現する病態と解釈できます．腹部の自律神経発作ともいえるでしょうか．大塚敬節先生は「奔豚というのは，奔も豚も走ることで，動悸が腹の下から胸に向かって衝き上げる状態を言ったものでヒステリー性の病気」と述べています．
この症例は胸を衝き上げるような症状がなく，奔豚と言い切ることが出来ず，発汗後の下腹部の動悸と胸部の不快感が「奔豚ト作サント欲ス（今一歩で奔豚となりそうな状態）」という傷寒論の条文に典型的と考えられました．このことからプレゼンでは奔豚と言い換える観点が必要と考えて思い切ったヒントとしてしまいました．

さて，松本悟先生，ゆうじ先生からの質問で，苓桂甘棗湯，桂枝加桂湯，奔豚湯の鑑別ですが．苓桂甘棗湯は上述のごとくでよろしいかと思います．
桂枝加桂湯は臍下悸ではなくて臍上悸・心下悸が盛んであること，胸・喉を衝くのではなく頭痛，頭汗，浮大脈などが目標になります．
奔豚湯の構成生薬は葛根・李根皮・生姜・半夏・当帰・川芎・芍薬・黄芩・甘草で，金匱要略に「奔豚，気上ガッテ胸ヲ衝キ，腹痛ミ，往来寒熱スルヲ主ル」とあります．
従って，下腹部の動悸から発する症候で，胸・咽喉を衝くという状況になりそうなときに苓桂甘棗湯，なってしまえば奔豚湯，臍上悸・心下悸が頭痛を惹起すれば桂枝加桂湯となります．

> **ゆうじ**

大野先生どうもありがとうございました．

奔豚気というと今までヒステリーな方の症状の一つと思っていたのですが，苓桂甘棗湯が傷寒論太陽病中篇に記載されているということは，昔は風邪のあとに奔豚を呈することが多かったということですね．今回の症例が傷寒論から抜け出してきたような症例という意味がようやく理解できました．

奔豚の要点としては
  1. 症状が必ず少腹から始まること
  2. 突然その症状が急速に上衝し，胸部・咽喉頭の多彩な症状を引き起こす
  3. 頭痛・頭汗などの表症が多く，桂枝を使用する指標のひとつである臍上悸・心下悸が盛んであれば苓桂甘棗湯より桂枝加桂湯がよい
  4. 腹痛・寒熱往来があれば苓桂甘棗湯より奔豚湯がよい

以上のように理解しました．こんな理解でよろしいでしょうか？

そこで，ご質問があります．
①奔豚湯は腹痛・寒熱往来がキーワードと理解しました．この寒熱往来というと柴胡剤のイメージなのですが，この処方で寒熱往来に対応するのはどの生薬でしょうか？　以前メールの中でも教えていただいた，柴胡とよくペアで使われる黄芩でしょうか？
②松本悟先生からご質問があった内容ですが，苓桂甘棗湯を作る際に苓桂朮甘湯7.5gと甘麦大棗湯7.5gの合方だと，甘草が合計で2＋5＝7gになってしまいますが，実際にどのように処方されているのでしょうか？

> **大野修嗣**

ゆうじ先生．奔豚気の要点としは先生の書かれているとおりでよろしいかと．ただし，奔豚を語る場合には何らか「動悸」というキーワードがほしいところです．「強い臍下悸から始まる」とか「下腹部の腹痛が上衝して胸に動悸が出現」とかです．

①奔豚湯の往来寒熱について：
柴胡剤は柴胡と黄芩が組み合わされて胸脇の熱からくる諸症状を緩和するとされています．奔豚湯の場合には，柴胡の代わりをしているのが李根白皮と考えられます．この李根白皮とはスモモの根皮で，清熱・降気の効能をもち柴胡に

近い作用です．

②苓桂甘棗湯の生薬量は本来茯苓8・桂枝4・大棗4・甘草2で作りますが，苓桂朮甘湯合甘麦大棗湯とすると甘草が7gにもなってしまいます．この合方をする場合には出来るだけ短期の処方とするように心がけています．

最近経験した症例で，苓桂甘棗湯の効果が行き過ぎた例として興味を引かれましたので，提示します．参考までに．
【症　例】58歳，女性
【主　訴】嘔気
【既往歴】強皮症
【現病歴】X月X日朝，悪寒出現．下腹部痛に惹起される嘔気が出現して来院
【現　症】身長157cm，体重48kg，体温36.6℃，血圧97/62mmHg，脈拍74/分，整．前腕より末梢の皮膚硬化．胸部聴診上乾性ラ音聴取．腹部にて腸雑音の亢進を聴取
【漢方所見】
（望）やや痩身．肌は枯燥
（舌）燥白苔，舌下静脈（+）
（聞）嗄声
（問）今朝は強い悪寒があったが，今は熱感がある．急にお腹がごろごろして，その部分に動悸を感じると嘔気が出現する．普段下痢ぎみだが1週間前くらいから便秘傾向
（切）細弱脈，腹力軟，臍下悸著明
【処　方】悪寒と熱感で寒熱往来に近い状態．嘔気を咽喉に衝くと解釈して，腹痛と上衝として奔豚湯を考慮したが，「奔豚ト作サント欲ス」と解釈して苓桂甘棗湯を処方．
3日後に来院．「腹鳴，臍下悸，嘔気は1日で改善したが，下痢となった」と．小生「漢方薬がよく効いたね」「気の上衝を押さえる苓桂甘棗湯がよく効いたからもう服用の必要なし」
1週間後に来院．「苓桂甘棗湯の服用を中止したら下痢もすぐよくなりました」と．苓桂甘棗湯の応用編として参考にしていただければ幸いです．

> **ゆうじ**

大野先生ありがとうございます．
李根白皮について色々調べてみてもあまり記載がなかったので，非常に参考になりました．
苓桂甘棗湯では茯苓が6.0gですが，奔豚がキーワードとしてあれば，水毒の有無などはそれほど気にしなくてよいようですね．そのような意味でも参考になりました．
今回の一連の処方は機会があったら是非使用してみたいですね．頭にとどめておきながら診察にあたります．

> **大野修嗣**

山内浩先生．前回の症例検討の際，山内先生のC肝に対するインターフェロン使用例のお話をうかがいました．
この症例には十全大補湯を使用されて問題ないと思いますが，C肝に対してはインターフェロンと小柴胡湯の併用が禁忌となっています．併用での間質性肺炎の発症率は25,000例に1例というごく希な副作用と考えますが，注意が必要なことには変わりありません．
そこで，インターフェロン使用後，柴胡剤が使いたい時にはどの程度の間隔（ウオッシュアウト期間）が必要でしょうか？
インターフェロンが投与されると，どうしても間質性肺炎を起こしやすい状態ができあがっているように感じます．凡その目安があればと思います．ご教授いただければ幸いです．

> **山内浩**

インターフェロン長期投与により各種サイトカインが活性化された状態にあり，人によっては間質性肺炎を惹起しやすいと考えられるため，同様の作用を有する柴胡剤の投与時期に注意が必要であり，ウオッシュアウトが必要とのご意見かと思います．
これについては詳しくありませんが，黄芩含有製剤の長期投与については一般に2, 3ヵ月のウオッシュアウトをおけばよろしいのではないかと思います．当然，必要に応じて胸部X線，間質性肺炎の血清マーカーのチェックもおこない，参考にします．
また，風邪などで一時的に柴胡剤を処方して有害事例の経験はありません．

インターフェロンの効果が不十分であった例，副作用で中止を余儀なくされた例で，中止後も肝炎の活動性が持続しており，何らかの抗炎症治療が必要と判断された場合，黄芩含有の柴胡剤の適否が問題でしょうか．

私の場合，補気剤，気血双補剤（人参黄耆剤）を選択する場合がほとんどなので，あまり困ったことはありません．C型肝炎では実はインターフェロン投与中から補中益気湯を選択，併用している例が圧倒的に多いのです．したがって，インターフェロン投与中止後も投与継続して何ら問題はございません．証によっては，大柴胡湯，柴胡桂枝湯など，黄芩含有の柴胡剤を選択すると思われますが，全身的には実証でも，肝臓は虚証である，と解釈して補剤を選択する場合が多いのです．ウルソ®やSNMCを併用する例も多くございます．
ALTが高値であれば，SNMCをできるだけ投与するのが臨床の実際でございます．すくなくとも60mlを週2～3回静脈注射しております．
女性では加味逍遙散の証も多いと存じます．また茵蔯五苓散，茵蔯蒿湯などの清熱利胆剤を併用する例も多くございます．駆瘀血剤の併用例も多いでしょう．

C型肝炎と漢方治療の問題は現在，メーカーサイドが積極的に取り組んでおらず，データに乏しいのが現状でありまして，歯がゆい思いがあります．動物実験などの基礎的研究が今後必要と思われます．ペグ・インターフェロン＋リバビリン療法もおこなっておりますが，有効例の増加のためにも何らかの漢方治療の併用は個人的に有用であり，副作用の予防軽減にも役立つと思っております．

大野修嗣

山内先生．詳細な解説をありがとうございました．
小生，肝疾患治療は素人で，ペグ・インターフェロン＋リバビリン療法などにはなじみがありません．しかし，インターフェロン後の患者さんが漢方薬治療を求めて来院することがあります．間質性肺炎の診断治療にはなれているものの，こんな場合に黄芩が配剤された漢方薬治療の開始に苦慮しています．
大変に参考になりました．

山内浩

大野先生，ご返信をありがとうございます．

インターフェロン（IFN）著効例以外の患者さんで，IFN中止ないし終了後もC型肝炎の長期治療ないし観察を要するケースについて，黄芩が配剤された漢方薬の投与時期が問題である，ということがわかりました．

うちにも，ペグIFN＋リバビリン（レベトール内服など）療法や，IFN単独（スミフェロン注）を1年間やってもウイルス学的にまったく無効であった患者さんが病院から紹介されてきます．

それで漢方をおすすめすることが多いわけですが，前述しましたように，黄芩配合剤以外の処方であれば，すぐ投与開始しても有害事例の経験がありません．黄芩配合剤では，小柴胡湯は心理的に抵抗感があり，さすがに選択しませんが，柴胡桂枝湯なら結構使ってみています．大学のデータでも一定のALTの低下効果が認められていますし，胃腸虚弱体質，神経質，虚実中間ないしやや虚証，心下支結，のぼせやすいなどの本方証があれば選択すると思います．ほとんど副作用の経験はありません．

また更年期女性も多く，これは加味逍遙散証が多いですし，肝硬変にも気血をかるく補い，おだやかに肝臓の瘀血と肝鬱をとりますので，実際によく効きますね．熱実証では，大柴胡湯の人もすくないですがあると思います．頻度的，経験的には，補剤（補中，十全，人参養栄湯）のいずれかを単独または併用して長期的にみてゆく例が多いです．

ウルソ®で副作用歴のない人には，600mg，分3，をほとんど併用しています（ウルソ®にもまれに間質性肺炎の副作用あり）．

横浜の多羅尾和郎先生のように，ウルソ®，強力ネオミノファーゲンC®，十全の2～3剤併用がもっともALTの改善に有効というデータもありますね．今後は多少の随証選択した漢方薬の多施設の治験をやっていただきたいものですが（メーカーがのってこないようですが），C肝への補剤の一定の有効性を示唆していると思います．私も年で，ひとりで治験データをまとめるような気力はもうありませんが．

一例一例丁寧に対応しなければなりませんが，いずれにしましてもC型肝炎には副作用に注意しながら，長期的に西洋薬と漢方の併用をじっくりおこなってゆくと，自覚症状の軽減，QOLの向上，その他未知の効果によって長期予後に役立つことを強調させていただきたいと思います．なによりも患者さんによろこばれます．また，IFNも少量間欠投与法などがさらに現代医学的にも進歩して実用化されることを願っております．ご参考までに．

大野修嗣

山内先生．詳細な解説をありがとうございます．

インターフェロンがウイルス学的に無効であった症例のウルソ®・強力ネオミノファーゲンC®・漢方薬の併用は止むに止まれず頻用していました．先生の解説のおかげで安心してつづけられそうです．

どうも薬を世に出すシステムが製薬メーカー主導になっていることが気になります．金にならない治験はやらない，有利な結果がでなかった治験は公表しないなど．具体的には最近抗生剤の開発を行っているメーカーが皆無だと，数年後の感染症の広がりに危機感を覚えます．

第84回 解答 >> 温清飲

▼ 解説・質疑

先生方，ご回答をありがとうございました．今回は先生方お忙しかったようで3人だけのご意見をいただきました．

先生方のご推奨の温清飲を使いました．山内浩先生も白虎加人参湯を頻用しているとのこと．清熱と皮膚滋潤の効果を実感しています．小生のクリニックで診ているアトピー性皮膚炎の3〜4割は冬に温清飲，夏に白虎加人参湯というパターンで治療しています．4月下旬になると患者さん本人から「そろそろ白虎加人参湯に変えてくれ」と，9月下旬になると「そろそろ温清飲に変えてくれ」と申し出があります．

ステロイド軟膏はone-fingertip-unit（1FTU）のmethodを基準に適切な塗布を指導しています．広範囲で重症な場合には，ステロイド軟膏で皮膚の炎症に対応，抗アレルギー薬で痒みを抑えて漢方薬で皮膚自体の状態を治す，というような治療を心がけています．
さらに岩塚和子先生のご指摘のごとく甘いもの，クリーム類，油ものを控えるように指導しています．

アトピー性皮膚炎の処方の鑑別などをまとめましたので，ご紹介したいと思います．そこで温清飲と荊芥連翹湯の鑑別をしたいと思います．

【アトピー性皮膚炎に対する漢方薬の鑑別 ― 温清飲と白虎加人参湯を中心に】
1）血虚のアトピー性皮膚炎
【温清飲】

原典：万病回春
生薬構成：黄連・黄芩・黄柏・山梔子・当帰・川芎・芍薬・地黄
黄連解毒湯と四物湯の合方である．ただし，生薬の分量として温清飲中の当帰・川芎・芍薬・地黄は各3gと四物湯と同量であるが，黄連・黄芩・黄柏・山梔子の生薬量は各1.5gと山梔子以外は元の黄連解毒湯より減じている．従って効能の基本は四物湯で，補血・温補・滋潤の効能を有する．加えて清熱解毒（皮膚・

粘膜の消炎）の部分を黄連解毒湯が担っている．

使用目標：血虚（月経の不調・皮膚枯燥・寒証）と血熱（熱証）が並存する病態に適応する．従って上熱下寒，皮膚のかさつき・変色（発赤・萎黄・色素沈着）・苔癬化などとともに精神的緊張が目標となる．

臨床応用：アトピー性皮膚炎，月経不順，月経困難，神経症など．原典の指示ではもっぱら月経の異常に対して用いられる処方としているが，現在では皮膚疾患，とくに乾燥性で炎症性の皮膚疾患に対して頻繁に応用されている．また，近年になりベーチェット病に応用され，自験例の観察でも一定の効果をもつようである．

【温清飲と鑑別が必要な処方】

ⅰ）柴胡清肝湯；生薬構成は温清飲に柴胡・薄荷・連翹・桔梗・牛蒡子・栝楼根・甘草が追加されている．柴胡が 2g その他の生薬はすべて 1.5g である．柴胡・薄荷・連翹・牛蒡子は消炎作用を有し，薄荷・連翹・牛蒡子は皮膚疾患に頻用される生薬である．排膿作用のある桔梗と滋潤作用のある栝楼根が追加されている．主に小児の腺病質の体質改善に応用されてきた．アトピー性皮膚炎に応用する場合，就学前の小児に適応する場合が多い．味は必ずしも飲みやすくないが，問題なく服用してくれる小児が多いことには驚かされる．

ⅱ）荊芥連翹湯；本漢方薬も温清飲の加味方であるが，柴胡清肝湯から牛蒡子・栝楼根を去り，止痒の効能をもつ荊芥・防風・白芷と排膿の枳実を加味して皮膚疾患に適した生薬構成となっている．柴胡清肝湯より清熱作用は弱いが，青年期となって化膿傾向が出現した場合によい適応となる．浅黒い皮膚，筋肉質，掌蹠の発汗などが使用目標である．

ⅲ）当帰飲子；生薬構成としては四物湯に黄耆・防風・荊芥・蒺藜子・何首烏・甘草を加味したものである．ただし四物湯の構成生薬の分量が異なり当帰 5g・地黄 4g と増量されている．従って四物湯より血虚に対する効能が増強され，皮膚付属器の機能を回復させる黄耆・何首烏を加え，さらに止痒としてはたらく防風・荊芥・蒺藜子が加味され，甘草で全体を調和していると考えられる．すなわち発疹・発赤などの皮膚の炎症状態が無いか軽度で皮膚枯燥が著しく痒みをともなっている場合に適応する．皮脂欠乏性皮疹に応用されることが多く，アトピー性皮膚炎に応用する場合には黄連解毒湯との合方も役立つ．

ⅳ）十全大補湯；四物湯（血虚）に四君子湯（人参 3g・蒼朮 3g・茯苓 3g・甘草 1.5g；気虚）を合方して八珍湯とし，さらに皮膚付属器の機能を回復さ

せる黄耆3gと経脈を温める桂枝3gを加味した生薬構成をもつ．気血両虚を改善させ暖めながら皮膚の状態を改善させる漢方薬ということになる．皮膚のかさつきは温清飲適応例と同様であるが，より虚証で元気の虚損がみられる症例に適応する．

2）熱証のアトピー性皮膚炎に対する漢方薬
【白虎加人参湯】
原典：傷寒論・金匱要略
生薬構成：石膏15g・知母5g・人参1.5g・粳米8g・甘草2g

石膏・知母・粳米の組み合わせで清熱滋潤剤の代表処方である．清熱と滋潤作用をもつ石膏が15gともっとも多量に配合された漢方薬である．人参・粳米には止渇作用があり，石膏と甘草も加わり皮膚を潤す．このことから乾燥性の皮膚疾患に応用されている．

使用目標：熱感・発汗・口渇が目標である．発汗が持続し脱水傾向に陥っている場合も適応となる．アトピー性皮膚炎では発汗がつづいていても皮膚表面は乾燥していることが多い．清熱作用と皮膚に対する滋潤作用を併せもつ白虎加人参湯がアトピー性皮膚炎に適応する所以である．

【白虎加人参湯と鑑別が必要な処方】
ⅰ）黄連解毒湯；黄連2g・黄芩3g・黄柏1.5g・山梔子2gと清熱解毒の代表的処方である．温清飲中の四物湯が省かれていることから補血・温補・滋潤の効果は期待できないが，イライラ・のぼせ（気逆）など精神的緊張が明らかで，赤ら顔・目の充血（熱証）をともない，かさつきが軽度な皮膚の炎症状態に適応する．

ⅱ）三黄瀉心湯；黄連2g・黄芩3g・大黄3gの3種の生薬からなり，使用目標は気逆・熱証など黄連解毒湯とほぼ同様である．大黄が配剤されていることから黄連解毒湯が適応する病態で，便秘がある場合に用いられる．

ⅲ）越婢加朮湯；生薬構成は石膏8g・麻黄6g・蒼朮4g・大棗3g・甘草2g・生姜1gであり，白虎加人参湯に次ぐ石膏の量を有している．従って本漢方薬も清熱剤の代表的漢方薬である．清熱とは抗炎症に近い作用であり，石膏と麻黄の組み合わせは止汗の方向に働く．止汗とは汗のみではく各種の分泌に対して抑制的に作用する．すなわち分泌物が多く掻痒感（湿疹）あるいは疼痛の強い皮膚疾患（帯状疱疹の水疱期）にことに役立つ．さらに花粉症の流涙・水様性鼻汁にも有用である．

iv）消風散；荊芥・防風・牛蒡子・蟬退・石膏・知母・苦参・木通・蒼朮・胡麻・当帰・地黄・甘草からなる．荊芥から蟬退までは止痒の効など皮膚疾患用の生薬である．蟬退から木通までは清熱に働き，木通・蒼朮・胡麻は燥湿の効能がある．当帰・地黄は四物湯から芍薬・川芎を除いたもので皮膚の滋潤に役立つ．総じて分泌物が多い炎症性の皮膚疾患に応用されている．アトピー性皮膚炎に対する応用の場合，夏季あるいは一時的に局所が湿潤状態となった場合に使用する．

v）治頭瘡一方；防風・連翹・荊芥・忍冬・紅花・川芎・蒼朮・大黄・甘草からなる．防風から荊芥は皮膚疾患に対する要薬であり，これらと忍冬との組み合わせで解毒作用がもっとも強力となった漢方薬である．紅花・川芎・大黄は血行促進に働き，蒼朮は燥湿に働く．痂皮形成が顕著な場合に適応となるが，分泌の抑制・止痒の効果は消風散が勝る．

山内浩

大野先生，アトピー性皮膚炎に対する漢方薬の鑑別，誠に簡にして要をえて，と申しますか，複雑な病態に実戦的な用薬のコツをご教授いただきました．ありがとうございました．

まず，漢方の前に皮膚科的治療をいかにすすめるか，ということも大切ですが，先生はステロイド外用の必要性を説いておられます．これはまったく同感です．one-fingertip-unit（1FTU）の method を基準に適切な塗布，これは標準治療として常識となっているようで，この点が徹底されれば患者さんがもっと救われるように感じております．そのうえで漢方治療，漢方サポートが適切に行われるべきであると長年感じております．

名古屋のよく知られた小児科専門で漢方専門医の先生が，アトピーは標準治療で治るという一般向け啓蒙書を何年も前にお書きになっていますが，まったく同感なのでうちの待合室にも置いてあります．また京都の有名な先生も，ステロイドの正しい塗り方やめ方という本をかなり前に出しておられ，これも待合室に常備して患者には熟読をすすめてきました．要するに，まずステロイド等にて皮膚の慢性炎症の悪循環を断ち，痒みをなくし，生活を楽にすることがもっとも重要であり，それからゆっくり漢方や保湿剤，スキンケアを実践してゆけばよいわけでございます．その基本路線を私も患者さんに時間をかけて教育してゆくことが大切と思っています．20年前，10年前，そして現在とアトピー患者自身の治療法の受け止め方がかなり改善してきたようですね．たまにス

テロイド拒絶もいますが，だいぶ減りました．許しがたいのは，いまだに一部の漢方専門と称して患者さんをあつめる医師が，ステロイドは絶対に使ってはならね，と神様のように!?患者に命令する，という実態があることです．
ドクターショッピングの流れの中で当院にも受診され，1～2回で去ってゆく，という事例もすこしですがございます．このごろはもう仕方なく思っていますが．東洋医学会においてもステロイドの問題がすこしとりあげられますが，なにがなんでも漢方を中心に，という先生もおられるようですね．個人的には不愉快ですね．少しくらいアトピーがあっても生活の質が保たれ，本来の活動ができれば大多数の患者さんは満足されます．人生の目的の中心がアトピーとの戦い？であっては本末転倒でしょう．
私はプロトピック®軟膏もたくさん使っています．これで救われている患者さんは多いですね．

さて，アトピーに対して白虎加人参湯は頻用いたしており，適応例が多いという実感です．とくに若い人では男女ともにその証が多いようです．私は季節にかかわりなく処方いたしております．もちろん夏期のほうが量的に多くなりますが，冬期にもつづける例が少なくありません．黄連解毒湯のように冷やしすぎたり，乾燥しすぎたりすることがあまりないのが使いやすいです．ほとんど副作用を経験しません．証により，柴胡剤，補血剤，補剤，駆瘀血剤などと併用しております．柴胡清肝湯，荊芥連翹湯や，補中益気湯，女性では加味逍遙散（かなり多い）などとの併用もよくやっております．
アトピーとともに仲良く生きる，というのもよい生き方ではないかと思います．病気に振り回されず，仕事に勉学に励んでいただきたいと思ってやっております．

▶ 大野修嗣

山内浩先生．追加発言をありがとうございました．
先生のご指摘にもありますが，白虎加人参湯の石膏は寒涼剤であるとともに滋潤剤でもあります．石膏は「冷やして乾燥させてしまう」と誤解されている文章を見かけることがあります．

もう一点，当院で利用しているスキンケアをご紹介します．超酸化水（PH1～2）です．風呂上がりに軽く霧吹きでアトピー性皮膚炎の部分に拭きかけていただき，乾くのを待って軟膏を塗っていただいております．絶大な効果があります．

スーパー抗原として作用している表皮の黄色ぶ菌を除菌して効果を発揮していると考えられます．

まとめますと，超酸化水，ステロイド軟膏，プロトピック®軟膏，保湿剤，抗アレルギー薬，漢方薬の6本立ての治療から症例に合わせて，季節に合わせて治療方法を選択しています．

岩塚和子

大野先生の「血虚のアトピー性皮膚炎・熱証のアトピー性皮膚炎」という2本立てで皮膚の状態を見極め，方剤選択するという解説は，大変勉強になりました．山内浩先生のご意見も合わせて，アトピー性皮膚炎の漢方治療の考え方がわかってきたように感じます．熟読して身につけたいと思います．

大野先生の仰る「超酸化水」は，どのように購入するのでしょうか．差支えなければ，どのようにすれば患者さんに使っていただけるのか，お教えいただければ幸いです．

大野修嗣

岩塚先生．超酸化水の件．

当院で作成している超酸化水は葵エンジニアリング株式会社の機械を使用しています．

1回に200mlを遮光ボトルにいれて持ち帰っていただき，1回分を霧吹きに入れて風呂上がりに噴霧します．自然乾燥しましたら軟膏を塗擦してもらっています．

作成した超酸化水の有効期限は1週間です．1週間後にまた取りに来ていただいております．

中には自宅に購入して使用している方もいます．先日来院された方はお孫さんのアトピー性皮膚炎に絶大な効果があると，ネットで調べて「スーパーウォーターミニJED-007」という製品を購入したようです．これでも十分に効果ありとのことです．

ネットで購入する場合にはPHの測定をしっかりやらなければと思います．

中には当院の超酸化水は有効でしたが「ネットで購入した機械では効かなかった」と仰った患者さんもおりました．当院での測定ではPHが十分に酸性（PH2前後）になっていませんでした．

この辺りを気をつけながらの購入・使用をお願いします．

bunbuku

小児科・アレルギー科を標榜し，乳幼児アトピー性皮膚炎の軽症～中等症の一部を診療しています．

大野先生，方剤解説をありがとうございます．大変参考になりました．

私も血虚・熱証が目立つ例では温清飲で始めています．

しかし，温清飲使用中に悪化した場合の治療がうまくいかず悩んでいました．

 1. 温清飲を 5.0g から 7.5g へ増量
 2. 四物湯と黄連解毒湯に分けて 5.0g ずつ処方
 3. 夏季は消風散を追加する

としても期待した効果は得られないことが多い印象です．

大野先生の解説を読み，

 ・黄連解毒湯＋当帰飲子 … 血虚が目立つ例
 ・白虎加人参湯＋温清飲 … 熱証が目立つ例

もありかな，という気がしてきました．

他に日頃から抱いている疑問がありますので，追加質問させてください．

1. 温清飲，白虎加人参湯を長期投与しているようですが，これらは「標治」ではなく「本治」と考えてよいのでしょうか．
2. 幼児・学童の場合，悪化時は温清飲を処方し，改善が得られたら柴胡清肝湯や荊芥連翹湯へ変更して維持すると考えてきたのですが，このような使い方は不適切ですか．証が合えば柴胡清肝湯を初めから投与する方がよいでしょうか．
3. アトピー性皮膚炎が長期化すると苔癬化が避けられません．「瘀血」と捉えて私は桂枝茯苓丸などを処方してきました（例数が少ないので印象を述べるほどの経験ではありません）．苔癬化に関して，どのように捉え，とのような方剤を選択すればよいでしょうか．

以上，よろしくお願いいたします．

大野修嗣

bunbuku 先生．

1. 温清飲と白虎加人参湯の合方はどちらかといえば標治法でしょうね．
2. 悪化時，重症例ではなるたけ単純な，方意が明確な処方で，対応しようとしています．例えば消風散でなく越婢加朮湯で分泌と痒みに対応してから消風

散あるいは荊芥連翹湯．升麻葛根湯で赤みと痒みを抑えてから柴胡清肝湯などです．しかし，ステロイド軟膏などを使う標準治療の場合にははじめから標準治療＋荊芥連翹湯，標準治療＋柴胡清肝湯などとしてしまっています．
3. アトピー性皮膚炎の苔癬化ばかりでなく，いろいろな病態で慢性化している場合には駆瘀血薬を併用することはよくあります．苔癬化に対する効果はやはり経験が少なくなんともいえません．

以上です．

bunbuku

追加質問です．
1. 温清飲と白虎加人参湯が「標治」とすると，これらを使用している患者さんに他の方剤を「本治」として使用し2剤がやめられたという症例がありましたら教えてください．
2. 構成生薬が比較的少ない方剤（越婢加朮湯，升麻葛根湯，温清飲）を急性期に用い，皮膚症状が落ち着いたら構成生薬が多い方剤（消風散）や柴胡剤（柴胡清肝湯，荊芥連翹湯）などで慢性期を管理するという感覚でよろしいでしょうか．

大野修嗣

bunbuku 先生．
ご質問の標治法と本治法の件，標治法と本治法は表裏一体です．標治をしているうちに本治を成し遂げるということも可能です．
この理論を使用する目的は，漢方薬治療をはじめるときには，まず表面に現れた症状に対して一見対症療法的（決して単なる対症療法ではありませんが）な標治法からはじめるのが一般的で，これで上手くいかないときに本治法（病態の漢方医学的本質）を採る，といったことだと考えます．
ちなみに当院でのアトピー性皮膚炎の治療ではほとんど標治法に終始しているといえます．
中にはご質問2のような治療方法を採っている症例もあるということです．
従ってほとんどの患者さんでは，皮膚症状が落ち着いたらそのままの処方で漢方薬が必要なくなるまで対応しています．

bunbuku

大野先生．質問への解答，ありがとうございました．
標治で症状がコントロールできれば，長期にわたり継続してもよいのですね．この長期投与に関して，以前からの疑問があります．
数年前に「麻黄は長期投与してもよいか？」と話題になったことを記憶していますが，生薬の種類により長期投与が望ましくないものがありますでしょうか．神農本草経における生薬分類「上品・中品・下品」の中で考えますと，附子や大黄などの下品は長期投与が望ましくないと思われますが，麻黄や芍薬などの中品は副作用に注意すれば問題ないと基本的に考えてよろしいのでしょうか．

大野修嗣

bunbuku先生．上品，中品，下品の件．
上品とは無毒養命の生薬を指し，下品とは有毒治病の生薬を指します．となると下品に分類されている附子，大黄などの生薬の入った漢方薬は「長期投与が望ましくない」ということになりますが，修治の技術が進んでいる現代，また西洋医学的病態認識が確立されている現代では，危険を察知することはそんなに難しいことではないと考えます．
従って，下品の生薬が含まれるからといってそう神経質にならなくてもよいと考えています．
ちなみに，大黄の入った麻子仁丸などの便秘薬，附子の入った桂枝加朮附湯を関節痛に応用する時には年余にわたって投与しています．

bunbuku

大野先生．お答え，ありがとうございます．
西洋医学薬は薬効からほとんど下品に属すると考えられ，すると下品に属する生薬の長期投与もそれほど気にしなくて良いのですね．長年抱いていた疑問・不安が解けました．

第62回　解答 >> 五積散

▼ 解説・質疑

先生方，ご意見をありがとうございます．使用した漢方薬は五積散でした．tabula 先生ご推薦の温経湯も確かに候補の一つですね．

ただ，当帰・芍薬・川芎は五積散にも疎経活血湯にも含まれています．温経湯は血虚を基礎にもち，麦門冬・呉茱萸など滋潤の効果と降気の効果が増強されています．冷え症，生理不順，皮膚の乾燥などのキーワードがほしいところです．腰痛に使用する場合には，本治法としての位置にあると思います．

ゆうじ先生が指摘された疎経活血湯も血虚と下焦の疼痛という意味で候補となると考えます．五積散と疎経活血湯は生薬として当帰・芍薬・川芎・甘草・生姜・蒼朮・陳皮・茯苓・白芷が共通で，疎経活血湯には桃仁，地黄・牛膝など補血，駆瘀血の生薬が多数配剤されて，その兆候が五積散より顕著です．五積散に比較して脾虚に対しては対応が少ないと思います．
従って脾虚がはっきりしている場合には五積散を選択したいところです．

総じて，
血虚・ほてり・枯燥で温経湯
血虚・瘀血・腰痛・下肢疼痛で疎経活血湯
血虚・脾虚・腰痛・上熱下寒で五積散
のようにまとめてはいかがでしょうか？

熱中症ご用心ください．

第85回 解答 >> 五淋散

▼ 解説・質疑

先生方，ご意見をありがとうございました．
今月の症例には五淋散を使用いたしました．
同様に長期に亘る五淋散使用症例は現時点で4例です．それぞれこの処方が役立っているようです．
この症例に候補となる処方は先生方に挙げていただいた五淋散，清心蓮子飲，猪苓湯，猪苓湯合四物湯あたりでしょうか．
体格，体質，体力からは虚証と診断可能です．とすると清心蓮子飲が最適な漢方薬となりますが，ベースに関節リウマチがあり，炎症状態にありますのでもう少し湿熱に対応させようと考えて，さらに労倦，腹痛が参考になりました．

岩塚和子先生が指摘された「石淋・気淋・膏淋・労淋・血淋」に関して，万病回春の「淋証」の項・五淋散に「肺気不足，膀胱ニ熱アッテ水道通ゼズ，淋瀝シテ出デズ，或イハ尿，豆汁ノ如ク，或イハ沙石ノ如ク，或イハ冷淋，膏ノ如ク，或イハ熱淋，尿血スルヲ治ス」とあります．
「石淋」とは尿管結石が沙石様に排出される様
「気淋」とは神経性の頻尿，不快感
「膏淋」とは脂のような尿
「労淋」とは心身が疲労して尿が淋瀝するもの
「血淋」とは『医方大成論諺解』「諸淋」に「痛ムハ血淋，痛マネバ尿血ナリ」とあります．

膀胱炎にとくに排尿痛，腹痛，発熱などが併発した場合には漢方薬の出番ですね．NSAIDsの使用で腎血流量が減少すると，排尿には不利になり治癒を遷延させかねないと考えられます．
先生方のご意見をお待ちしています．

山内浩

大野先生，解答，ご解説，ありがとうございました．
五淋散長期投与にて有効例が多いとのことで，認識を新たにしたいと思います．

女性，とくに高齢者にくり返す膀胱炎が多いかと思いますが，いつもは抗菌剤数日間と猪苓湯でその都度軽快するためあまり深く考えておりませんでした．

話は変わりますが，慢性頭痛，片頭痛が日常診療に結構多いと思います．漢方希望者がときどき見えまして，適宜処方しております．定番の処方で有効ならよろしいのですが，西洋薬の節減がなかなか達せられない患者さんもおりまして，みずからの未熟を嘆く例もございます．
頭痛の漢方処方の鑑別に役立つご症例提示をそのうちにお願いできればありがたく存じます．

大野修嗣

山内浩先生．最近，薬物乱用性頭痛が話題となっています．
なかには SG 顆粒®1 日 4 包を長年つづけている症例もあり，難渋することもしばしばです．
しかし，多くの症例で漢方治療が役立って，これこそ漢方治療が西洋医学的治療を凌駕する病態ではないかと．その優秀さを実感しています．

薬物乱用性頭痛の基本は 1 ヵ月間既存の鎮痛薬（片頭痛に対するトリプタン系薬物を含めて）を中止することです．
その上で漢方薬を服用いただくことにしています．このときは「これは頭痛の特効薬です」とかなんとか思い切ってバイアスをかけます．患者さんは心理的に頭痛に対する恐怖感が強いからです．
頭痛に対する漢方薬治療では緊張型頭痛，片頭痛といった西洋医学的な疾患 identity の持込は不要と考えています．
以下に風邪などの急性の頭痛でなく慢性頭痛，片頭痛に当院で使用している漢方薬を列挙いたします．

呉茱萸湯：冷え，胃弱，項のこりが目標です（最も使用頻度が高く，時には頓用でも有効）．呉茱萸湯に関して北里の花輪壽彦先生のところから二重盲験のデータが出ています．
黄連解毒湯：のぼせ，赤ら顔，イライラをともなった頭痛（陽実証・気逆）．
釣藤散：のぼせ，イライラは黄連解毒湯と同様ですが，むしろ青白い顔色が目標で，こののぼせは虚熱と解釈します．

五苓散：水毒の典型的症例に．
加味逍遙散：瘀血，肝鬱化火（更年期症状による）．
桂枝茯苓丸：瘀血の典型的な例．生理不順，生理痛と一緒に慢性頭痛も改善します．
半夏白朮天麻湯：脾虚（胃腸虚弱）があり，虚証で眩暈をともなう時に適応．
桂枝人参湯：胃腸虚弱がより鮮明（下痢傾向）で，それを基とした頭痛．

ざっと並べてみました．追加発言を期待します．
先生方，暑い日がつづき熱中症で来院されている患者さんが日増しに増えております．先生方ご自身も十分にご自愛願いたいと思います．

原譲

頭痛の件ですが，少しご参考になればと思い，追加発言します．
瘀血の頭痛では，「眼の奥が痛む」と皆さん必ず話されます．この症状は鑑別になります．瘀血の頭痛では，左中封（LR4），左尺沢（LU5）を押圧すると，その場で頭痛がとれるので，簡単な鑑別になります．これで陽性なら，駆瘀血剤を中心に処方を組み立てます．
最近，冷え症にともなう頭痛が多くなってきました．クーラーの使い過ぎでしょうか？　冷えにともなう頭痛では，膀胱経に痛みがでるようで，ちょうどウルトラセブンの冠状に痛みが分布します．このときには，葛根加朮附湯なども使えますし，すごく冷えているようなら（腎両虚），四逆湯も候補となることもあります．最近は，この熱いのに，四逆湯をばんばん処方しています．みなさん，冷やしすぎなんですよね～．

ちなみに，側頭部の頭痛はストレス性のことが多く（少陽経），柴胡剤も適応となることがあります．
また，三叉神経痛の場合，柴苓湯が有効となることもあります．特に，腎虚をともなう場合には，前腕部の肺経～大腸経の領域のお灸も著効します．
ご参考まで．

山内浩

大野先生．薬物乱用性頭痛という概念はぴったりだと思います（専門用語となっているのでしょうか）．
慢性頭痛，片頭痛という専門用語にとらわれないで漢方の随証治療をおこなう，

患者さんには心身医学的効果をねらった指導も同時に行う，という意義がよくわかりました．

トリプタン系薬物を習慣的に服用している患者がすくなからずいらっしゃいますが，そのような患者を診察するたびに感じるのは，それを処方なさっている主治医の顔が全然見えてこないことです．かといって，この漢方だけでよい，とはなかなか患者にはいえず，片頭痛（かどうかわからない場合もある）発作時にはトリプタン系薬の頓服を許可している例が多かったです．神経内科，脳外科や精神科にかかっておられる人が多いようですが，患者が漢方をもらっていることを申告してもなんのコメントもせず，無視され，延々と自らの処方を継続しておられる事例が多いのですね．漢方処方医と協力して，なんていうことはとうていのぞめないのは悲しい現状であります．

小生の患者では，呉茱萸湯，加味逍遙散の単独，または併用例の頻度が高いようです．冷え性，発作時の手足の冷え，お腹の冷えや胃弱，肩から首筋にかけての凝りが頭部に上がってきて頭痛がおこる，はきけないし嘔吐をときにともなう，などは呉茱萸湯の証のようですが，同時にまた，女性で月経前の悪化，精神症状，イライラ，憂鬱といった肝鬱化火をともなうような人には加味逍遙散をよく合方しております．

最近，4年間経過観察して，同上処方にてトリプタンの節減，そして中止可能⇒ロキソニン®頓用で有効，そしてそれも不要となった女性例を経験しました．本当に片頭痛だったのか，医学的に不明ですが，トリプタン離脱に漢方が有効と思われました．

原譲

追加です．以前に脳腫瘍の患者さんを経験しました．この方は，頭痛は訴えてはいなかったのですが，頭部瘀血（百会〈GV20〉に圧痛）が著明でした．頭痛の治療では，当然ではありますが，器質的な病変も含まれている可能性があるので，治療に反応が悪い場合や，少しでも脳腫瘍などの随伴症状がないかどうかを必ず確認されることをお勧めします．

山内浩

原譲先生．ご解説ありがとうございます．

瘀血の頭痛，大変参考になりました．「眼の奥が痛む」が瘀血の徴候であるということを口訣とさせていただきます．いつもそこが痛むというのは固定性の痛

み＝瘀血の痛みと解釈してよろしいでしょうか．左中封（LR4），左尺沢（LU5）を押圧すると，その場で頭痛がとれる，とうことも勉強させていただきたいと思います．私自身，子供のころから頭重ないし頭痛持ちでしたが，頚椎の両側，とくに第一頚椎の両側あたりを自分で指圧するとかなりビンビンと痛いけれどもかえって気持ちがよく，鼻の奥から頭頂部まで響いて，頭痛が軽減いたします．高校生から大学生のころ，胃腸虚弱を治すために実は短期絶食療法をよくやりましたが，いわゆる宿便が排泄されるたびに頭がかるく，すっきりしてきました．一般に巷間，便秘は万病のもと？，頭痛のもと？といわれ，そのもとは体質もあるでしょうが，飲み過ぎ，食べ過ぎなどもからんでおり，食生活をただす必要もあるようですね．いささか素人っぽい話で恐縮でございます．私は昔，東洋医学的民間療法などから漢方に入りましたので．

それから冷えによる頭痛対策でございますが，四逆湯をばんばん処方されていらっしゃるとのこと．真武湯＋人参湯などの代用処方でよろしいでしょうか．たしかにクーラー冷え，加えて冷飲食の加重，PCで座りっぱなしの仕事，などもあると思いますが．

原譲

山内浩先生．「眼の奥の痛み」は，患者さんが最初に教えてくれたものですが，左大巨（ST27）の圧痛所見（長野式針灸では瘀血所見とされています，漢方でいう，小腹急結あたりでしょうか）のある方には，ほとんど陽性です．私も詳しく考えてみたことはないのですが，口訣として使えそうです．

四逆湯は，ご指摘のとおりで人参湯＋真武湯の代用処方で出しています．

岩塚和子

皆様の貴重なご意見を拝読し，大変勉強になりました．この機会に，以前からの私の疑問に，皆様からのご意見・ご指導をいただければ幸いです．

NSAIDsは，頭痛を憎悪させる・腎血流量を減少させる（大野先生から教えていただきました）．その他，私の知識では，胃腸障害を引き起こす（これも血流障害が原因でしょうか）・浮腫を誘発することがある．しかし，NSAIDsの害について明文化されたものを知りません．どなたかご存知なら，ご教示ください．SSRIやSNRIは，飲み始めに嘔気や不安が起こりやすい，特にパキシル®の服薬では死にたくなるといった症状が出るため専門医が使うべき薬だ，と聞いた

ことがあります．しかし，やはり安定剤などの副作用について明文化した文章を知りません．ご存知の方がおられましたら，ご教示ください．

私のクリニックにも，鎮痛剤による副作用で来院している患者さんがおられます．その治療で感じたことなど書き込みますので，ご意見・ご教示をいただければ幸いです．

症例1：46歳・女性（既婚），頭痛・胃腸障害
8年以上前からリウマチの診断で，リマチル®とセレコックス®1日2錠の定期服薬をつづけている．中学生の頃からの頭痛が治らない．セレコックス®を飲んでも両手首から先の痛みは治らず，頭痛薬も必要．脳神経外科を受診して，頭痛薬をやめるように言われたが，痛みのために使ってしまう．げっぷが出やすく，げっぷが出ないと気分が悪くなって横になる．家事ができないことがある．冷え症．手首などは温めると気持ちがよい．手足が浮腫み易い．便通は普通．呉茱萸湯や当帰四逆加呉茱萸生姜湯を頭痛に対して，胃腸症状に対して六君子湯・四逆散など，少しずつ方剤を変えて漢方薬を使っていますがはかばかしくありません．そもそも，セレコックス®の定期的な服薬が必要，ということはリウマチの治療が不十分なのではないか，これに代わる漢方薬が必要なのか，などと考えますが，力が及びません．ご教示をお願い申し上げます．

症例2：39歳・女性（未婚），頭痛・便秘
15年前から頭痛に鎮痛剤を使ってきた．約3年前に肩こりで某クリニックを受診して，桂枝茯苓丸・五苓散を処方されるようになった．服薬しているうちに，便秘が気になるようになり（それまで便秘で困ったことはなかった），桃核承気湯も飲むようになった．頭痛薬は月経中などは毎日必要．その他の日も頭痛薬を飲んでいる．医者に指摘されるまでは毎日飲んでいた．暑がりで冷たいものが好き．
1月にインフルエンザに罹患して当院を受診してから，当院で漢方薬を処方するようになりました．桃核承気湯を通導散に変えると便通が悪くなると言います．当初は，通導散と桂枝茯苓丸を処方したのですが，2月末に便に潜血がつくようになり，大腸ファイバー検査を受けたところ，潰瘍性大腸炎と診断を受けました．この報告の時，冷たいものが好きだが，腰が冷えるのでカイロを腰に当てている，というため，寒証に気づきました．そこで，呉茱萸湯と大建中

湯に変法していったところ，便通が良くなり，頭痛も改善してきました．潰瘍性大腸炎も，炎症所見が改善して，ステロイド坐薬が中止となりサラゾピリン®坐薬に変わったようです．

この症例では，ひょっとすると寒熱の証の取り間違えで腸管の血行状態を悪化させ，便秘や潰瘍性大腸炎を誘発したのだろうか，という疑問を持っています．そうであれば，今まで以上に，漢方薬の処方には十分な観察や知識が不可欠ということになりますね．

こんな私の感想などについてもご意見をいただければ幸いです．

大野修嗣

岩塚和子先生．貴重な症例をご紹介いただきありがとうございます．
関節リウマチの治療において当院では基本的にNSAIDsに頼ることはありません．
昨年，症例を整理したのですが，関節リウマチでは頓用も含めてNSAIDs使用症例は511例中18%程度でした．
やはり，抗リウマチ薬を駆使してNSAIDsに頼らない治療が必要かと思います．

症例1ではセレコックス®が問題ですね．抗リウマチ薬を選択したいところです．CRP<0.6mg/dl以下なら漢方薬治療も役に立つと思います．
また「げっぷが出やすく，出ないと気分が悪くなる」ことからは茯苓飲合半夏厚朴湯あたりはいかがでしょうか？　これで頭痛も軽快するといいのですが．
うまくいかなければ240ページの頭痛に対する漢方薬を参考にしてください．

症例2で通導散と桂枝茯苓丸で便秘や潰瘍性大腸炎を誘発したのではないか，と読み取れますが，考えにくいところです．これは副作用ではなく，誤治の範疇に入るかと思います．
最近，米国でクローン病に対する大建中湯のトライアルが開始されたと聞き及んでします．
とすると，潰瘍性大腸炎にも大建中湯がなんらかよい効果があったのかもしれません．
興味を引かれる症例です．
またの書き込みを期待しています．

岩塚和子

大野先生，早速にご返答をいただきありがとうございました．
症例1については，茯苓飲合半夏厚朴湯を処方してみたいと思います．
また，経過が追えるようでしたら報告いたします．

症例2について．寒熱・虚実などを見極める必要性を教えてくれた症例です．大野先生から誤治，とご指摘いただき，少しホッとしています．漢方薬で症状を良くしようと処方するわけですから，やはり責任を持って処方できるよう精進せねばと思います．この患者さんについても，いずれご報告できたらと思います．

この漢方塾では，大抵の場合，一つの漢方方剤で効果があがっています．こういう使い方ができるまでに患者さんの状態と方剤の秘めた力を理解しなければいけない，と痛感しております．大野先生の症例提示を楽しみにしています．

第63回　解答 >> 麻黄附子細辛湯

▼ 解説・質疑

真っ先に回答いただいた igana23 先生ほかすべて麻黄附子細辛湯を推論いただきました．

松本悟先生の推薦された芍薬甘草附子湯も寒証，虚証の症例として頓服として試したいところです．傷寒論・太陽病中篇に「発汗，病不解，反悪寒者，芍薬甘草附子湯主之」とあります．従ってこれも麻黄附子細辛湯と同様に少陰病に用います．ただし，この処方は「芍薬甘草湯を用いるような（急性の筋拘縮・攣縮を伴った疼痛を有する）症例で手足の厥冷・悪寒があるもの」と考えます．とすると急性期にこそさらに有用かと考えます．

山内浩先生に紹介いただいたような症例は時々来院されます．不確実な医療情報を基にこだわってしまう患者さんも多く，ほんとに柴胡がダメなの？って疑いたくなります．線維筋痛症を治療していて気づいたのですが，こだわり，偏り，情報過多の症例はどんな症状も治りにくいようです．

tubala 先生の半夏厚朴湯で軽快した症例もしてやったり，って感じですね．以前，非常に多くの愁訴を有して来院され，弁証をこねくりまわしてなかなか軽快しない患者さんがいました．ある時，漢方事始の小生の後輩が補中益気湯を処方したらすべての症状が改善してしまいました．これには自らの不明を恥じるばかりでした．

ゆうじ先生の奔豚気の治療も見事ですね．このコーナーも少しは役立っているのかと安堵の気持ちになりました．

沢山のご意見をありがとうございました．

kimihiko

大野先生，こんにちは．今回の症例について質問です．
沈遅細の弱脈，倦怠感，四肢の冷え，血色不良などから考えると，真武湯は適

応としてはいかがでしょうか？　麻黄附子細辛湯との鑑別について教えていただければ幸いです．

大野修嗣

kimihiko先生，ご質問をありがとうございます．
沈遅細の弱脈，倦怠感，四肢の冷え，血色不良などから考えると，確かに真武湯も候補となり得ると思います．八綱弁証では真武湯は裏寒虚証に用いる漢方薬です．一方，麻黄附子細辛湯は表寒虚証用の漢方薬です．本症例の主訴が関節痛ですので，これは表証ということを現しています．

八綱弁証とは，表・裏・寒・熱・虚・実・陰・陽の八つの概念で病態を弁証するということです．陰陽は総括的意味合いがあり，病態は「表寒虚証」「表熱虚証」「表寒実証」「表熱実証」などと表現していきます．

ともに寒証で虚証の治療薬である真武湯と麻黄附子細辛湯の鑑別では，表裏の差が重要です．表裏とは現代医学の解剖学ではありません．適切な治療薬を探す一つの手段であると考えられます．
また，ご質問をお待ちしています．

kimihiko

大変わかりやすい解説を有り難うございました．今後は八綱弁証を意識して診療するよう心がけます．

第86回　解答 >> 枝加芍薬大黄湯

▼ 解説・質疑

先生方，ご意見をありがとうございました．昨日夜宮古島から帰りました．沖縄にはダイビングでしばしば訪れていましたが，何と言っても宮古島の海が綺麗です．モルジブにつづいて世界第2の透明な海とは地元の人の入れ智恵です．

さて，今月は多くの回答をいただきました．
実はこのプレゼンでは意見が割れるのではないかとこの模様は織り込み済みでした．今まで典型的で解りやすい症例を提示してきましたが，今回は小生も迷いながら処方した漢方薬でした．

tabula先生，お久しぶりです．
体質・体力的に虚証であって気虚があることは確からしいです．さらに寒邪によって増悪からすると黄耆建中湯も適応かと思います．ただ来院時は背部痛が顕著で便秘に傾いていることから当初は3〜4日の投与期間を考えていました．その後小建中湯，黄耆建中湯などを継続的に使用するつもりでおりました．先急後緩の原則に従って，先に排便を促して痛みをとろうと考えました．

山内浩先生同様，最近はだんだん自宅でゆっくりの心境になってきました．ダイビングはコストパーフォーマンスならぬタイムパーフォーマンスが悪い（深く潜ると30分もいられない）って言い訳をしています．中医学的病態認識（病機）の解説をありがとうございました．まさに根本的病因は脾虚だとは同感です．小建中湯は急性期にも使えるんですね．この患者さんは小建中湯でも良かったかも．確かに膠飴は気虚にも便秘にも対応してますから．まだまだクーラーの季節です．お腹を冷やさないようにお願いします．

リンゴ先生．四逆散も急性の上腹部痛には適応があります．四逆散を選択しなかったのは，四逆散の場合，腹皮拘急が上腹部に際立っていて，胸脇苦満があり，臍上悸がなくもう少し体質・体力が実証であれば最適だと思います．また腹皮拘急は弾力性があれば四逆散，コチコチに硬く触れれば小建中湯のほうが優れているという口訣があります．やはり山内先生のご指摘のように四逆散は本症

例には第2群の選択薬になるかと思います．

岩塚和子先生，柴胡疎肝湯ですね．これにも四逆散が内包されています．香蘇散を合方するとやや虚証向きとなります．ただ現時点の便通を改善するには四逆散の中の芍薬・枳実の組み合わせは少し弱いかなと考えます．
咳嗽の症例提示をありがとうございました．脾湾曲症候群に基づく咳嗽，さもありなんと考えます．麻子仁丸で改善した咳嗽，六味丸で改善した咳嗽，柴胡加竜骨牡蛎湯で改善した咳嗽など様々です．麻杏甘石湯，五虎湯，神秘湯，滋陰降火湯など咳嗽を目標に使用される漢方薬でうまく行かない場合には，漢方医学的な臓腑状態も一考すると解決される場合があるようです．

原譲先生，今回も内容の濃い解釈をありがとうございます．
グラフィックデザイナーで「肝は目に開く」から目の酷使が肝気を障害したと捉えることが可能ですが，生来の敏感な性格に目を酷使する仕事が乗じたと捉えることも可能かと．
「肝気により，脾の運化が障害を受け」は山内先生が指摘された中医学でいう「脾虚肝乗」と逆行するようですが，この症例ではまず脾虚があり，肝の気がうつ滞してまた脾の運化を障害していると解釈しています．
当帰湯も候補に挙げていただきました．これも参耆剤で当帰も入り気血両虚に適応します．冷え・腹背部痛が目標になり，この処方も候補に挙がってくると期待していました．
「数脈」は熱証を意味しますが，本症例は寒証です．こんな場合には高度な臨床的判断をもって「捨脈従証」とします．
是非また次回も濃厚な解釈をお願いします．小生も啓発されること大です．

コバやん先生，投稿をありがとうございました．
科学的でない回答も歓迎です．『構造主義生物学とは何か』（海鳴社）の著作で知られている池田清彦先生の『科学とオカルト』（講談社）だったか？現代の科学を「科学教」という一種の宗教だと断じています．とくに漢方医学は「未科学」という未だ現代の科学では評価不能な部分をも内包しているとしても罪はないと考えます．
先生方ご指摘のように小建中湯も適応処方として十分に納得できます．
また，顆粒剤で治療されている場合に分量がとても足りないと感じることは稀

なことではありません．そんな場合には桂枝加芍薬湯＋小建中湯とすることがあるかもしれません．すなわち桂枝加芍薬湯2倍量に膠飴を追加した処方ですね．この組み合わせはまだ処方したことはありませんが．

ゆうじ先生．急性期の大黄はよく使用しています．前述したように「桂枝加芍薬大黄湯は3～4日で終了して次の漢方薬かな」と考えていた症例です．
重粒子線治療の前処置としての桂枝加芍薬湯の具合はいかがでしょうか．機会がありましたら教えてください．

今回は充実したご意見をいただきました．
解説に手間取り，解りづらいお話になったのではないかと心配です．すんなりと解説できるように（？）次回は意見が割れないような症例を選びたいと考えています（笑）．

第64回　解答 >> A：葛根湯加川芎辛夷　B：排膿散及湯

▼ 解説・質疑

先生方，ご意見をありがとうございます．
最初の漢方薬 A は葛根湯加川芎辛夷で全員一致です．山内浩先生に候補に上げていただいた辛夷清肺湯も使えそうです．この処方は黄芩・石膏・知母・山梔子の組み合わせで清熱作用が顕著．従って膿性鼻汁，鼻梁の熱感・疼痛が目標となります．

追加の漢方薬 B は排膿散及湯，荊芥連翹湯，十味敗毒湯が候補となりました．ただ荊芥連翹湯は配合生薬が多く，葛根湯加川芎辛夷と合わせると方意がぼけてしまうような気がします．葛根湯加川芎辛夷を荊芥連翹湯に追加ではなく変更というパターンはあり得るかと思います．
追加処方ということで，焦点を絞った，配合生薬が比較的少ないものを選びたいところです．そこで，本例では十味敗毒湯よりさらに処方が単純で，排膿という効能に絞った排膿散及湯を選択しました．
というと，排膿の効能をもつゆうじ先生ご指摘の桔梗湯も候補ですね．桔梗は排膿散及湯，荊芥連翹湯，十味敗毒湯すべてに配剤されています．
ただし，皮膚の化膿性疾患にはあまり使われません．上気道の炎症には頻用処方ですので，上気道の炎症性疾患には葛根湯や麻黄湯，麻黄附子細辛湯などと併用しています．

山内浩先生の指摘された「逐次処方の修正」は日本漢方を語る上で，重要なキーワードです．小生のような凡医は証を的確に判断して 100 発 100 中はとても望めません．眼前の患者さんの「どの病態，どの症状をまず治そうか」と考え始めます．処方の効果，病態の変化を観察しながら逐次最適な処方を立案します．

ご意見，ご質問をお待ちしています．

山内浩

大野先生，ご懇切な解説をありがとうございました．排膿散及湯はたしかに追

加処方として使いやすく，シンプルでもあり，主方の方意を邪魔せずによいですね（この処方はニキビ，毛包炎，膿皮症に頻用していましたが，今回度忘れ？でした）．

『逐次処方の修正』のご解説，ありがとうございます．ここが日本漢方のキーポイントなのでしょうね．あれもこれもとやらずに，まずどこから治療してゆくべきか，ゆっくりすすめていきたいものです．患者さん側もあわただしい人が多くなりました．よく睡眠をとって，リラックスして，バランスのとれた食生活を……，などと言っても通じないことも多くなりました．私は忙しいんだ，仕事は休めない！　注射でも何でもして早く治せ，といった具合です……．

第87回　解答 >> 荊芥連翹湯

▼ 解説・質疑

先生方，ご意見をありがとうございました．今回は全員一致で胸をなでおろしています．

荊芥連翹湯は万病回春に「両耳, 膿ヲ出ダスハ腎経, 亦風熱アリ」「鼻赤キハ熱血, 肺ニ入ッテ酒皶鼻ヲナス」などと書かれています．従って耳や鼻の病に使用していたようです．
近代，森道伯により変方されて一貫堂医学の処方として定着しています．青年期の皮膚疾患，アレルギー疾患に使用されています．
矢数道明先生は『臨床応用・漢方処方解説』に「本方は主として青年期腺病体質の改善・急性慢性中耳炎・急性慢性上顎洞化膿症・肥厚性鼻炎等に用いられ，また扁桃炎・衄血・肺浸潤・面皰・肺結核・神経衰弱・禿髪症等に応用される」と主に首から上の化膿性疾患の治療薬としています．

岩塚和子先生のご指摘のように小児期には柴胡清肝湯，青年期には荊芥連翹湯となります．本例も2年余の継続投与となりました．特に問題もなく継続できています．漢方薬一般にいえることですが，とくに一貫堂方のように体質改善を目指す処方は長期にわたる投与が必要かと考えます．

柴胡清肝湯に比較して消炎・排膿作用は強化されております（この辺りが小児より青年期に適応です）が，さらに消炎・排膿の作用を増強する時には，山内浩先生ご指摘のように十味敗毒湯の追加が役立ちます．

荊芥連翹湯の使用目標はリンゴ先生ご指摘のように化膿性の体質があり，掌蹠の脂汗，皮膚の浅黒さなどを目標に選択される処方であると考えます

第65回　解答 >> 二陳湯

▼ 解説・質疑

先生方，ご意見をありがとうございました．小半夏加茯苓湯と二陳湯が候補に挙がりました．

使用した漢方薬は二陳湯です．
先生方が小半夏加茯苓湯を候補に挙げられていましたので，改めてプレゼンを見直すと，小半夏加茯苓湯でもなんら問題ないプレゼンでした．方意がはっきりした単純な処方というフレーズは余分だったかもしれません．

二陳湯を選択した理由は半年前からの胃もたれということで，嘔気，嘔吐に特化した小半夏加茯苓湯より二陳湯のほうを選択しました．
中医学的にいえば小半夏加茯苓湯は和胃降逆，二陳湯は理気和中です．急性の嘔気，嘔吐には降逆に特化した小半夏加茯苓湯，しばらくつづく胃もたれには理気和中の二陳湯のほうがよいかと考えます．

先生方にご説明いただいたように，小半夏加茯苓湯，二陳湯，六君子湯は生薬構成を並べてみると効能，効果がわかりやすくなります．
嘔気，嘔吐に強い小半夏加茯苓湯に陳皮，甘草を加えて和中の効能を加えた二陳湯，さらに朮，人参，大棗を加えて補気の効能を追加した六君子湯となります．嘔吐に対する効果はやはり小半夏加茯苓湯が優れていると感じます．気力・体力の低下（気虚）に基づく食欲不振に六君子湯となりますでしょうか．

第88回 解答≫苓姜朮甘湯

▼ 解説・質疑

先生方，ご意見をありがとうございました．
全員一致で苓姜朮甘湯です．まさに古典から蘇ったような典型的症例でした．

金匱要略の五臓風寒積聚病脈證併治第十一に
「腎著ノ病．其ノ人，身重ク，腰中冷エ，水中ニ座スルガゴトク，形水状ノ如クニシテ，反ッテ渇セズ，小便自利シ，飲食モトノ如キハ病下焦ニ属ス．身労シテ汗出デ，衣裏冷湿シ，久久ニシテ之ヲ得．腰以下冷痛シ，腰重キコト五千銭ヲ帯ブルガ如シ．甘姜苓朮湯之ヲ主ル」とあります．
形水状は浮腫を意味し，小便が自利しているのに口渇がないことから「反ッテ渇セズ」といっています．
甘姜苓朮湯は苓姜朮甘湯のことで，岩塚和子先生ご指摘のように腎著湯とも呼びます．
また腎著は腎着とも書きますが同じことで，中医学では腎虚に寒湿の停滞が加わって起こる腰部の疼痛をいいます．

山内浩先生には鑑別処方を解説いただきました．参考にしていただきたいと思います．

臨床応用としてはリンゴ先生ご指摘の高齢者（腎虚；老化）があって冷えて腰帯部・下肢が痛む場合に役立ち，その他にも下半身の浮腫，夜尿症，こむら返りなどに応用されます．

ゆうじ先生．時間がとれましたら活動性膀胱炎の学会報告の要点だけでも教えていただければ幸いです．

裏処方について．
2つの意味があると考えています．1つは岩塚先生の仰るように，同様の病態を主に表証から治療する処方（小青竜湯）と裏証を主に治療する処方（苓甘姜味辛夏仁湯）．第2の意味として，やはり同様の病症に用いる2つの処方のう

ち比較的実証用の処方（小青竜湯）に対する虚証用の処方（苓甘姜味辛夏仁湯）ということと捉えています．
葛根湯の裏処方としての真武湯（少陰病期の葛根湯ともいわれる）を挙げることができます．

しかし，この2つの考え方は傷寒論の理論を敷衍すると，同様の意味になるかもしれません．傷寒論は表証から裏証へ，陽実証から陰虚証へがある視点では重なっているようです．
他の先生方のご意見もお待ちしています．

> 原讓

大野先生．いつもためになる症例をありがとうございます．
苓姜朮甘湯ですが，附子が入らないので，比較的肌肉のレベルでの寒湿による冷えで，腎までダメージを受けていないと考えていますが，なぜこの方剤の場合は「腰」に症状が出るのでしょうか？　腎まで冷えていれば，腰部の症状も納得できるのですが……どのような考え方をすれば良いのでしょうか？

> 大野修嗣

原讓先生．難しい質問をありがとうございます．
苓姜朮甘湯は「腎著に使用せよ」が金匱要略の指示です．
中医学的な病機を考察します．腎著とは「腎の本臓は虚していない状態で，寒湿の邪が三陰の経脈を下って腎の外腑である腰部に付着．その結果，脾腎の陽気がめぐらなくなることから腰部が冷えて痛み，浮腫が出現して身体は重怠くなる」と弁証できます．
無論，腎そのものが虚して，明らかな腎陽虚の状態が現れれば附子の力をかりることになります．
こんなところでよろしいでしょうか．

岩塚先生．1つご質問の解答が不足していました．
このRAの患者さん，良い方向に向かっているようですね．
冷えで関節痛が増悪するような症例に桂枝加朮附湯は有効ですね．ただし，附子の量が圧倒的に少ないので，附子を加味（小生は3g → 4.5g → 6gと増量していきます）したいところです．関節痛が軽減したらセレコックス®は中止し

たいですね．
寒湿の問題があれば桂枝加朮附湯と真武湯を合方して桂枝加苓朮附湯としたいところです．この処方を投与した症例を第40回演習問題の題材としました．ご覧いただければ幸いです．

原譲

大野先生．ご解説ありがとうございました．

岩塚和子

大野先生，お返事をありがとうございました．
第40回を拝読しました．花輪壽彦先生も登場なさっているのですね．内容も難しく，何度も読み返して読み解きたいと思います．

もう一つ，追加質問をお願いします．附子は毒性があるため，減毒加工しているということです．ツムラの附子末は，用量の記載がないのですが，オースギの加工附子末では参考併用量0.3〜3g/日となっています．メーカーによって附子の量を変える必要があるでしょうか．オースギの加工附子末を使うとすると，大野先生がお示しくださった量は多すぎるように思うのです．大野先生がお示しくださった附子は，どこのメーカーの附子でしょうか．

大野修嗣

岩塚先生．附子の件．
附子はアイヌ民族が使っていた毒矢が有名ですね．トリカブトの母根を烏頭，子根を附子，子根の生えていない細い根をとくに天雄（現在流通はありません）といいます．
ただ，中国では修治（減毒）されていないものを烏頭，修治されているものを附子と呼んでいるようです．
種々の方法で修治され，塩附子，炮附子，白河附子などと呼ばれています．
小生は以前「加工ブシ末」を使っていましたが，現在はもっぱらツムラ製の「調剤用ブシ」を使っています．
おおよそ同等の効果を感じています．各社そう違わないのではと考えています．
中国での使用量は炮附子で15gまで使っていました．
その使用方法は前回お示ししたとおりで，少しずつ増量していきます．しびれ，

動悸，ほてりなどが出現したら少し減量するという方法です．

岩塚和子

大野先生，早速のお返事をありがとうございました．
先生の多方面に及ぶ解説で，漢方の奥深さに己の無知を感じながらも，楽しく漢方の勉強ができます．

第66回 解答 >> 参蘇飲

▼ 解説・質疑

先生方のご意見も出揃ったようですので，解説に入ります．
使用した漢方薬は参蘇飲でした．

本処方の生薬構成のうち，茯苓，半夏，陳皮，生姜，甘草は tabula 先生ご指摘の二陳湯に相当します．これに人参，大棗を加えると六君子湯去朮となります．基本的に胃腸虚弱に使われると考えてよいと考えます．
これに前胡，桔梗，蘇葉という鎮咳・去痰に働く生薬，理気剤の木香，枳実，項のこりに働く葛根が配合されています．

従って tabula 先生が指摘された鎮咳の機序は前胡，桔梗，蘇葉が担っていると考えられます．
また松本悟先生ご指摘の気分的な落ち込みを理気剤の木香，枳実がカバーする．
滋陰至宝湯の気の症状は加味逍遙散に近いといわれています．
疑問点がありましたらまたご指摘いただければ幸いです．

さて，ゆうじ先生が述べられたように本処方は貝原益軒愛用の処方です．有名な『養生訓』の第七に用薬日記があり，自身で服用した漢方薬が種々記載されています．
正徳2年（1712年）正月22日貝原益軒83歳「自分咳嗽　参蘇飲　加五味（五味子）杏仁五貼」の記述が見られます．
最晩年の益軒は咳嗽に悩まされていたと推測でき，その他香蘇散加減（香蘇散去生姜甘草加蒼朮厚朴）を服用した記述も見られます．
その他，補中益気湯，帰脾湯，清暑益気湯，八味地黄丸など現在頻用されている漢方薬を愛用していたらしいことがうかがわれます．
しかし，貝原益軒の著作集には葛根湯の記載がありません．もともと虚弱体質であったことがうかがい知れます．（参考：『養生訓』貝原益軒著，伊藤友信訳〈講談社学術文庫〉）

それでは先生方，慌しい年の瀬を大過なく乗り切ってください．良いお年を．

第89回 解答 >> 茵蔯五苓散

▼ 解説・質疑

今朝から寒い雨が降っています．リンゴ先生のようにマラソンはおろかハーフマラソンも走れませんが，負けずに朝の散歩に出かけました．

松本悟先生，新しいクリニックの建設おめでとうございます．漢方の世界も時代とともに新しい様相となっています．益々のご繁栄を期待しています．

山内浩先生，ご専門ということで中医学から西洋医学までの広い視野からの詳細な解説をありがとうございました．肝鬱からの瘀血，脾虚からの痰湿，水毒，最終的な脾腎陽虚，肝腎陰虚は肝疾患を診察するにあたって常に意識したいところです．

今回は柴苓湯なども候補に上がるのを期待したのですが，先生方一致して茵蔯五苓散を選択されました．無論，それが答えです．

茵蔯五苓散は金匱要略に記載されている処方で「黄疸病，茵蔯五苓散之ヲ主ル」とありますが，黄疸はめったにお目にかからず，湿熱阻滞脾胃の兆候が現れた肝機能障害にもっぱら清熱利水の剤として使っています．

湿熱阻滞脾胃の兆候とは口渇，尿不利，発熱をともなった口苦，食欲不振，上腹部の痞え感，膨満感などを指します．

この症例に泄瀉，往来寒熱が加われば柴苓湯としたかもしれません．

ゆうじ先生，赤城おろしの群馬は寒いですね．当地小川町でさえ都内より2～3度寒冷です．

さて，浮脈は病気の主座が表にあることの証左となります．弱脈は体力・体質の面から虚証と診断されます．

この症例では他の症候と勘案して，表の浮腫，虚証と判断できると考えます．

漢方医学の診断は，望聞問切を総合して合診することが必須です．小生が師事した中国の原明忠先生は脈診の大家と言われていましたが，常に「脈診だけで診断するな」が口癖でした．

第67回　解答 >> 柴苓湯

▼ 解説・質疑

先生方，ご意見をありがとうございます．使用処方は柴苓湯です．

本症例では先生方に挙げていただいた半夏瀉心湯，五苓散なども候補となると思います．
柴苓湯は元の時代の『世医得効方』（危亦林）が原典です．
松本悟先生にお示しいただいた浅田宗伯『勿誤方函口訣』の他に香月牛山の『牛山活套』，百々漢陰・鳩窓の『悟竹楼方函口訣』などみな「夏の下痢・暑疫」によいとしています．
確かに「暑気あたりの状態での下痢には別して効あり」と感じます．「暑気あたり」すなわち熱証であり，全身倦怠感，食欲不振など少陽病期，消化器系の症状に対して和解と利水で治療することができる処方と考えています．
前述の古典は下痢に重きがおかれていますが，必ずしも下痢がなくとも使用可能です．

小生は熱証，口渇，悪心，嘔吐，尿不利，白舌苔，歯痕舌，胸脇苦満，弦数脈or滑数脈などを目標としています．
本症例は大腹（上腹部）全体に抵抗があってこれを胸脇苦満としました．
心下痞鞕が増強すると，脇のほうに広がるのではなくて，下すなわち臍に向かって広がっていきます．承気湯類（大承気湯，調胃承気湯，桃核承気湯など）に対する一つの使用目標になります．

第90回　解答 >> 麻子仁丸

▼ 解説・質疑

先生方．活発なご討議をありがとうございました．
結論から．今回使用した漢方薬は麻子仁丸です．
プレゼンでも書きましたが，この咳嗽は複数の医療機関で西洋薬の鎮咳剤が無効だったことから，単に咳嗽に対する漢方薬（標治法）では効果が得られないのではないかと考えました．

難治の症状をもった症例に出くわした場合に，「漢方治療では治せそうなところから攻める」が一つの鉄則です．
本治法に近い考察を加えると潤腸湯になるかもしれません．しかし，便秘の状況を問診すると，穏やかな潤腸湯では排便を促すには物足りないのではとも考察しました．

そこで，原譲先生の弁証にあるように「麻子仁の帰経は太陰の肺」にあることも考慮して麻子仁丸となったわけです．
確かに潤腸湯にも麻子仁が配剤されていますが，麻子仁丸中には5g，潤腸湯中には2gです．麻子仁そのものの効果を得ようとすると，やはり麻子仁丸となります．また，生薬構成の単純さから枳実・厚朴の理気作用も麻子仁丸のほうが勝っていると考えます．
まさに山内浩先生の最初のコメント「投与後にまず便通が改善したということからは麻子仁丸あたりかなと思います」のとおりでした．

岩塚和子先生のコメント，「『布団に入るとしばらくの間，咳込んで眠れない』という咳嗽」に使用する滋陰降火湯にはしばしば助けられています．
「夢をよく見る，という睡眠障害は心血虚」と，もう一つ「心腎不交」と弁証されるときです．「心腎不交」とは腎陰が不足して心の火が一方的に亢進か，心火が旺盛となって心腎の陰陽が協調関係を失い，不眠（夢をよくみる），動悸，健忘，眩暈，耳鳴など心血虚と同様の症状が現れると説明されています．こんなときには六味丸合滋陰降火湯が有用ですね．

先生方のさらなるコメントをお待ちしています．

山内浩

大野先生，明快なご解説，ありがとうございました．
今回は麻子仁の薬能について勉強させていただきました．老若男女を問わず，またあまり深く考えることもなく麻子仁丸を慢性便秘症に頻用してきましたが，証を間違えなければ実によく効きますし，副作用や苦情も経験しません．頑固な便秘にいまひとつ効きが悪い，などといわれるくらいですね．これからは腎虚との関連も留意しながら処方したいと思っています．
昔，関西方面の某漢方医に陪席して便秘があると煎じ薬に大黄，芒硝を適量追加したり，麻子仁だけ加えたりされているのを見学いたしました．手書きの処方でしたから，マシニン3gとか5gとか書きこまれているのを思い出します．この先生，今は80代と思われますが，いまでもそのように煎じをきめこまかく出しておられるのでしょう．
ひるがえってエキス剤中心の処方ではあまりにも処方作業が簡単，ともすれば安易になりがちのことを戒めなければいけませんね．
自分自身がIBSであったかどうかわかりませんが，若いころから便秘がちで苦労してまいりました．消化器内科を専攻しましたので，すべて食欲，便通などの具合はしっかり問診し，腹診もやって洋薬ならマグネシウム製剤を，漢方なら大黄末を基本として若いころから処方してきたわけです．自分自身は大黄剤は苦手！でございまして，水酸化マグネシウム製剤をなんと40年以上も愛用している次第．よいかどうかわかりませんが，副作用もなく，毎日排便が十分にあることは人生の幸福？ではないかと愚考する次第です．
多くの患者さんに慢性便秘がともなっていることはあきらかです．排便習慣が私からみれば悪いのです．それをお伝えするのは容易ではない症例もありますが，便秘の解消には規則正しい食習慣も大切であり，まあ，あせらずに便秘の害を徐々に自覚していただくように，また，便通をととのえるための漢方サポートに努力したいと思っております．いちばん言うことを聞かないのは，酒飲みのメタボの患者さん，何病であっても生活を変えないと漢方の意味がありませんね．
失礼いたしました．

第68回　解答 >> 辛夷清肺湯

▼ 解説・質疑

　リンゴ先生，久々の原譲先生はじめ先生方，ご意見をありがとうございました．使用処方は辛夷清肺湯です．

葛根湯加川芎辛夷と辛夷清肺湯の鑑別です．
葛根湯加川芎辛夷はあくまでも葛根湯の加味方と考えて，悪寒・無汗・項背部のこりを目標とします．従って辛夷清肺湯に比して表寒証（表仮寒証）の兆候が根拠となります．
膿性の鼻汁，粘稠痰（熱証）を観察した場合には辛夷清肺湯を選択しています．
リンゴ先生のご経験は貴重です．辛夷清肺湯の清熱作用を身をもって経験されたということですね．自身の経験が「漢方薬の効果を知る」という意味で強力な学習効果をもちます．
葛根湯加桔梗石膏は葛根湯証よりやや熱証であり咽頭痛，粘稠痰を目標にしています．

原先生，斬新な視点での話題提供をありがとうございます．
「尺沢（LU5）と経渠（LU8）にパイオネックスを貼る」が解りません．解説をお願いします．
インフルエンザにかかわらず熱性疾患で，あるいは発熱もなく『スポーツドリンクをがんがん飲んで』という状態をたまに経験します．こんな時の「高度の湿熱」に猪苓湯合黄連解毒湯を用いた経験があります．
先生の「麦門冬の湿性が気になる」ということですが，辛夷清肺湯の構成生薬である枇杷葉・百合・知母・石膏も湿性（潤性）です．という訳で，辛夷清肺湯は切れにくい粘稠な痰，膿性鼻汁をやわらかくして排出の方向に導くと考えています．
麻杏甘石湯合黄連解毒湯は猪苓湯合黄連解毒湯と同様に強力な清熱作用を期待できますが，麻黄と石膏の組み合わせで止汗の方向に導く，従って喀痰・鼻汁の排出が困難になるのではないかと危惧します．
いかがでしょうか？

山内浩先生，ご自身の症例報告をありがとうございました．
強力に温める大建中湯よりも真武湯が奏功したようですね．病態はすでに少陰病期であったのかと，勉強になります．

ご意見をお待ちしています．

原譲

大野先生，解説ありがとうございます．以下，追加発言です．
経穴について：肺経の清熱（瀉）を目的に使用するセット鍼です．尺沢（LU5）＝合水穴，経渠（LU8）＝経金穴と，水・金穴をセットで使用します（「長野式」）．磁気ではもっと，貼り付けたとたんに効果がでます．この方では，たぶん実証なので，尺沢（LU5）＝S極，経渠（LU8）＝N極がよいと思います（虚証なら，反対の組み合わせとします，または，お灸でもOKです）．磁石は，エレキバン程度でもOKですが，私が今使っている磁石は3000Gと強めのものを使用しています．

猪苓湯合黄連解毒湯はおもしろそうな合方ですね．今度，機会があれば使わせてください．

麻黄＋石膏：大野先生のご説明にもありましたが，確かに止汗効果ありますが，その水は，肺気を動かすことで利水となり，小便となると理解していました．このため，この場合，痰熱壅肺と考え，清肺化痰をかけた方がいいかな？と考えました．痰飲の排泄を促すのが狙い，というよりも，産生を押さえてしまおうと考えました．実際に，患者さんを拝見していないので，なんとも想像の域をでませんが……．

経験的には，症状の半分は患者さん自身に問題がもともとあり，患者さんに食事をコントロールしてもらうと（本治），いずれにしても早く症状改善するので，患者さんにはよく煙たがられていますが，とくに今回のような患者さんには食事指導を「強硬に」行っています（苦笑）．

大野修嗣

原譲先生，追加発言ありがとうございます．

経穴の治療の経験がありますが，磁気による治療には興味がありますが残念ながら経験がありません．こんな場合には是非この治療をというものがありましたらご教授いただければ幸いです．

麻黄＋石膏の件．
確かに麻黄剤では利尿によって病態を改善させる効果があります．長引く喀痰で薄い水様の止めてよい喀痰では「化痰」の効果を求め，利尿によって病態の改善を図ることも可能かと考えます．
ただし，本症例は濃い鼻汁，舌苔の燥などから熱証・燥証に偏っていると判断できます．肺に焦点をしぼれば中医学的病態は「肺熱と肺陰虚」となりますので，「清熱化痰」ではなく「清熱養飲」がよいと判断しました．
もし本例に麻黄＋石膏を使うとすれば，さらに桂枝を加えて麻黄＋石膏＋桂枝の組み合わせで膿性の鼻汁を「外に瀉す」ことがよいかと考えます．

またのご意見熱烈歓迎です．

▶ 松本悟

大野先生，原譲先生，とても興味深いお話を伺えてありがとうございます．麻黄＋石膏については麻杏甘石湯や越婢加朮湯の効果を考えながら読ませていただき，なるほどと思いました．大野先生の，この症例には麻黄＋石膏＋桂枝の組み合わせが良いとのことだと，葛根湯加桔梗石膏でもいけるように思うのですが，中医学ではあまり使われないのでしょうか．

▶ 大野修嗣

松本悟先生，おはようございます．
葛根湯加桔梗石膏の件．
熱感のある感冒関連状態における中医学的症例報告を渉猟しますと，多くは銀翹散，桑菊飲などに集中しています．
小生の留学先の原明忠老師の処方を振り返りますと，まさに葛根湯証が前面に出て，桔梗・石膏が必要な場合に葛根湯加桔梗石膏の処方が用いられていました．この処方が特別な処方という訳ではなかったようです．

翻って麻黄・石膏・桂枝の配合剤としては柴葛解肌湯が有名でしょうか．葛根

湯加桔梗石膏とは方意が異なりますので，症例ごとの病態をみながらの選択となると考えます．
柴葛解肌湯は傷寒六書のものと浅田家のものと内容が異なっています．
この件に関してはまた項を改めて考えてみたいと思います．

松本悟

大野先生，ご教示ありがとうございました．
葛根湯の加味方は葛根湯証のあるものに使えということですね．非常によくわかるのですが，先生の熱感のある感冒関連状態に用いる銀翹散や桑菊飲は保険では使えず，薬局で求めて飲みなさいとも言えないので，葛根湯加桔梗石膏（葛根湯エキス顆粒＋桔梗石膏エキス細粒）や柴葛解肌湯（葛根湯エキス顆粒＋小柴胡湯加桔梗石膏エキス顆粒）を葛根湯証などにあまりこだわらずに，熱感，頭痛，咽頭痛，脈浮数などから処方する場合も少なくありません．

山内浩

大野先生，辛夷清肺湯に関連してご教示たまわれば幸甚です．
効能は鼻閉，慢性鼻炎，副鼻腔炎．漢方的に肺熱の鼻淵，肺熱・肺陰虚の咳痰．鼻炎，副鼻腔炎にたいして消炎，排膿，去痰にはたらく．同時に気管支，肺の炎症に対しても消炎し，気道粘膜を潤して粘稠痰の排泄促進にはたらき鎮咳する，と成書に解説されております．
さて，これからアレルギー性鼻炎，花粉症がふえてまいりますが，寒証と熱証のタイプにわけてみますと，一般に小青竜湯，麻黄附子細辛湯などは薄い水様鼻汁，鼻粘膜蒼白な寒証型に有効とされます．一方，鼻閉がつよい，粘稠鼻汁，熱感を主とする熱証型のアレルギー性鼻炎にたいしては，越婢加朮湯，麻杏甘石湯，五虎湯など麻黄・石膏含有の清熱剤が有効とされておりますが，辛夷清肺湯の適応，効果は臨床的にはいかがなものでしょうか．

bunbuku

便乗質問させていただきます．熱証のアレルギー性鼻炎の治療について．

症例）30歳代　男性
診断）アレルギー性鼻炎
当初，舌の歯痕を目安に小青竜湯を試しましたが「食欲が落ちる」とのこと（体

はがっしりタイプですが）で苓甘姜味辛夏仁湯へ変更したところ「まあまあだけどもうちょっとなんとかなりませんか」と訴えられました．
下鼻甲介はいつ見ても赤く腫脹している「熱証」タイプであり，やはり寒証の薬は効かないんだなあ……越婢加朮湯を試してみたいけど麻黄が…….

このような，虚証であるけど局所は熱証である場合に適用できる方剤はありますでしょうか．以前「局所が熱証であれば実証の薬を用いるのも可」と教えていただきましたが，この症例は麻黄が無理そうです．

大野修嗣

bunbuku 先生，おはようございます．
小青竜湯で食欲不振，苓甘姜味辛夏仁湯はいまいちの患者さん．
熱証タイプだが胃腸はあまり丈夫でなさそうで，麻黄剤が使えないとなると，今月の症例に使用した「辛夷清肺湯」が使えるのではないでしょうか．
当院の症例で，同様の熱証タイプの方で胃腸虚弱がある患者さんに，「辛夷清肺湯合補中益気湯」が有効であった方がいます．

その他，候補となる処方は，半夏瀉心湯（胃腸症状との関連がありそうな場合），清上防風湯（頭部に熱証が見て取れる場合）などです．そうれからもう一つ，千金内托散を煎じとして使用する手もあります．
ご参考になれば幸いです．

bunbuku

大野先生．解答ありがとうございます．
「辛夷清肺湯」は"粘稠痰""副鼻腔炎"というイメージがあって，アレルギー性鼻炎の診療ではなかなか思いつきませんでした．
実は件の患者さん，顔面・上半身のニキビも多発していたため，あるとき清上防風湯を併用したところ，ニキビの改善とともに鼻炎症状も軽くなり「こちらの薬のほうが効きます」と変更を希望されたのでした．当たらずとも遠からず，だったのですね．

山内浩

辛夷清肺湯を使用したアレルギー性鼻炎の症例を紹介いたします．

こんな使い方でよろしいのか，ご意見を賜れば幸甚です．

症例：35歳，男性，会社員
現代医学的診断：通年性（＋季節性）アレルギー性鼻炎，肥満，高脂血症．
主　訴：くしゃみ，鼻水（水様透明）がとまらない，目の痒み．
既往歴：20歳代から毎年春先から初夏にかけて花粉症あり，その都度，抗アレルギー剤，点鼻薬などの治療を受けてきた．また，スギ花粉症の時期を過ぎても年中，鼻閉があり，息苦しく，ステロイド点鼻薬などを常時使用していた．
現病歴：X年3月上旬から水様の鼻水が多量に出始め，とまらない．鼻づまりも強い．目の痒みも始まり，3月中旬に当院を受診した．
身体所見：身長168cm，体重85kgと体格大で肥満あり．血圧140/96mmHgと高め（軽症の高血圧領域）．目は軽度充血あり，咽頭の発赤なし．心肺に異常所見なし．
腹部は腹壁厚く，腹力は充実（4/5）した実証タイプ．胸脇苦満（右の肋骨弓下の抵抗，圧痛）を認める．
検査成績：生化学検査で中性脂肪の高値（300mg/ml）あり．末梢血検査ではアレルギー疾患で増加する好酸球の比率が14%（正常は6%未満）と増多．アレルギー検査では，総IgE値が480単位（基準値は160以下）と軽度高値．特異的IgE検査では，コナヒョウダニ（3+），スギ（4+）が陽性．
診断と治療経過：
本例の鼻炎は季節性のスギ花粉症だけでなく，ダニアレルギーなどが関与した通年性のアレルギー性鼻炎が基本にあると考えられた．初診時は抗アレルギー剤のクラリチン®1錠（夕食後）とともに水様透明な鼻水が多いことから現在は寒証かと判断し，まずはツムラ小青竜湯9g，分3毎食前内服を，結膜炎には抗アレルギー薬の点眼薬（パタノール®点眼）から治療を開始した．以前から使用していたステロイド点鼻薬（フルナーゼ®点鼻）も処方継続とした．
1週後再診，目の痒みは改善しているが，鼻の症状はあまり改善せず．その後すぐ鼻水は粘稠となり，鼻閉も強くなっていた．すでに「熱証」（炎症の強いタイプ）の鼻炎となっていると診断．漢方薬は鼻閉がつよい慢性鼻炎，副鼻腔炎，鼻茸（はなたけ）などに用いられ，消炎作用とともに排膿，去痰作用がつよいツムラ辛夷清肺湯7.5g，分3に変更した．また，実証で肥満，胸脇苦満があり，便秘はないことなどから本治法（体質改善薬）としてコタロー大柴胡湯去大黄6g，分3の2剤併用（合方）とした．その結果，2週後には鼻閉はかなり改善し，

ねばねばした鼻水も著明に減少．ステロイド点鼻も使用せずに鼻の通りがよくなり点鼻薬は中止（点眼薬も中止）．
5週後（5月），花粉症の症状は著明改善し，治療薬は漢方薬2種類のみとした．さらに血圧も128/86へと低下，改善を認め，大柴胡湯去大黄の効果も示唆された．その後も順調で，3ヵ月後（6月）より大柴胡湯去大黄を主方として，辛夷清肺湯は1日1回夕食後のみに減量して治療をつづけた．同年の夏，秋，冬と順調で少量の鼻水がときどき出る程度でコントロール良好．肥満の改善に食事，運動療法をおすすめした．

大野修嗣

山内浩先生，貴重な症例の提示をありがとうございます．
まさに漢方治療の醍醐味を見る思いです．こんな症例をみますと，漢方医学に親しんでいてよかったと思う瞬間です．
体質改善を軽々しく口にすることはできませんが，柴胡剤による体質改善に行き当たることも希ではありません．本症例の辛夷清肺湯合大柴胡湯去大黄が有効であった時期は陽実証の病態が診て取れます．体質的な虚実とともにその時点での虚実（人体生理の反応状態）をも観察する必要があることを教えられました．

提示症例をみさせていただきながら，去大黄にしなくてもよいかな？と余計なことを思い描きました．陽実証の状態（炎症）が強ければ，大黄がむしろ有利に働くこともあるかもしれません．

卑近な例で恐縮ですが，小生24歳ごろ長引く鼻炎に悩み，薄い鼻汁であったため小青竜湯服用．しかし2〜3週間たっても改善せず無効．暑がりなど考えあぐねて辛夷清肺湯合小柴胡湯を服用して完治した経験があります．

漢方医学の広がりを感じさせる1例でした．ありがとうございました．

山内浩

大野先生，過分なご講評，誠にありがとうございます．
難治性のアレルギー鼻炎では，標本同治が必要なのかもしれません．
標治では，辛夷清肺湯も出番がすくなくないことを確認させていただきました．

安心いたしました．

多忙な外来ではついつい腹部の診察を忘れがちではありますが，柴胡剤の適応，証の検討と活用がもっと必要なのかもしれません．大柴胡湯去大黄に関して大野先生のご意見は参考になりました．大柴胡湯でもよかったと思います．ひどい下痢でないかぎり，ある程度の排便によって去邪をはかるほうが肥満，過食，過栄養にともなう諸症状によい影響をもたらすと私も思います．本例はまだ肥満，TG高値は改善されておらず，次回からは大柴胡湯に変えてみたいと思います．患者によって便通習慣にたいする考えかたはさまざまで，1日2回以上の排便に異常を感ずる人もおり，まあ，指導が必要と思っています．私個人は便通2回以上が快適なのですが．

第91回　解答 >> 三物黄芩湯

▼ 解説・質疑

今月の漢方薬は三物黄芩湯です．保険病名としては「手足のほてり」となっていますが，この病名だけで使用すると，リンゴ先生の仰るようによくて半数，控えめにみると3分の1くらいに対応できるといった印象です．

という訳で，「手足のほてり」を治療しようとすると，「手足のほてり」の要因として陰虚火旺（陰虚）の存在を考慮する必要がありそうです．さらに山内浩先生の仰るように四物湯関連処方を頻繁に追加しています．

配合生薬の意味を考察します．
黄芩は清熱・涼血・燥湿・瀉火解毒
苦参は清熱・燥湿・補陰
地黄は清熱・涼血・補陰（生津）
合わせて補陰，涼血をして清熱の方向にもっていく処方といえます．
従って，血熱から虚熱が出現して燥証に向いたときの漢方薬だといえます．

第69回　解答 >> 桂枝湯

▼ 解説・質疑

先生方，ご回答をありがとうございました．全員が桂枝湯でした．

松本悟先生にご指摘いただいた吉益東洞の『方機』の記載に典型的症例であったと考えています．

悪寒と悪風について．
大塚敬節先生の傷寒論の解説では「悪寒は寒気で蒲団を着て寝ていてもぞくぞくと寒い」「悪風はあたたかくしていれば異常を感じず，着物を脱いだり，風の吹くところに出たりした時だけ寒気を感じる」とあります．
中医学では寒気が強いものを「悪寒」といい，軽いものを「悪風」というと定義しています．さらに進めて，悪寒が強く無汗・浮緊脈の病態を「傷寒（寒邪偏勝：表実に相当）」と名づけ，悪風・自汗・浮弱（緩）脈の病態を「中風（風邪偏勝：表虚に相当）」と定義しています．
日本漢方，中医学いずれの理論を用いても他の症候をも加味すれば同様の処方に到達すると考えます．

今月の症例はヒントがやさし過ぎて回答が少なかったのでしょうか．
次回は少し骨のある問題を目論んでいます．請うご期待！

第92回　解答 >> 二朮湯

▼ 解説・質疑

先生方，ご意見をありがとうございました．ここのところ少しずつ春の気配を感じる当地です．気分も上々です．というのも医師会立の看護学校の校長を固辞しつづけて，やっと了解をいただきました．

さて今月の漢方薬です．
二朮湯と防已黄耆湯を候補に挙げていただきました．解答は二朮湯です．

岩塚和子先生のご尊父の提示ありがとうございます．漢方医学に携わっていますと，このような状況は日々経験するところです．ちょっと漢方薬を知っていていただければと思うこともしばしばです．

山内浩先生にご解説をいただいたように天南星，羌活，威霊仙は鎮痛を目的に使用され，羌活，威霊仙は疎経活血湯にも配剤されています．また羌活は大防風湯に配剤されています．
小生も同じように肩関節周囲炎に悩まされ，同じように夜痛みで覚醒していましたが，この二朮湯で助かった経験があります．

原譲先生．中医学的考察をありがとうございました．楽しく読ませていただきました．先生のように普段患者さんに対してこんなに丁寧に指導することがなく，頭が下がります．どんなに煙たがられてもつづけてください．説明しているうちに医者側も勉強しているのだと思います．

ゆうじ先生の仰るとおり，眼瞼の原因不明の浮腫に応用しました．あの時は一旦改善したのですが，二朮湯をやめるとまた浮腫が生じてしまい，しばらくつづけることになりました．

二朮湯は蒼朮・白朮・茯苓と利水の生薬が多く，さらに天南星，羌活，威霊仙には鎮痛とともに去風湿，燥湿化痰の効能があり，水毒と痛みを目標に使える処方と考えています．

万病回春にも「痰飲双臂（ヒジ）痛ムヲ治ス」とあります．

今回の出題を契機に 2012 年 1 年間に二朮湯を処方した症例を検討しました．
全部で 75 例（男 16 例，女 57 例）で，54 例は肩関節周囲炎，16 例は関節リウマチ，その他 5 例．5 例が胃もたれ，下痢，苦味で中止しています．
肩関節周囲炎 54 例のうち，3 例（5.6％）が著効，有効が 17 例（31.5％），やや有効が 7 例（13.0％），無効が 16 例（29.6％）でした．判定不能が 11 例（20.4％）いましたが，これは他の漢方薬が併用された症例です．
次に罹病期間と治療期間を著効・有効 20 例で調べますと，15 例は罹病期間が半年以内でした．治療期間は 13 例は 6 ヵ月以内，6 例が 6 ヵ月から 1 年以内，1 例は 1 年 1 ヵ月でした．やはり，罹病期間が短いほど治療期間も短い傾向にあるようです．
ただ，1 年以上の罹病期間があっても 6 ヵ月程度の治療期間で改善している症例もありますので，諦めずに使ってみたい漢方薬です．
ご意見をお待ちしています．

山内浩

原譲先生．経絡の話は勉強不足のためコメントできませんが，先生の弁証論治はすばらしいと思います．
患者さんへの生活指導も同様であります．私などはいらだちやすい面もなくはないので，言うことを聞かない患者さんにはもう食の指導を諦めてしまう面もすくなくありません．
砂糖，油脂，肉類，アルコールなどの過剰摂取が日常化している日本の現実がございます．バランスのよい食生活をといくら指導？しても小さいころからの食習慣が簡単に変えられるような状況になっていないようです．50 年以上前の私どもの小学生のころは今よりずっと貧しく，アイスクリーム，チョコ，ケーキなどはめったに食べられませんでした．バター，牛乳なども同様．「ライスカレー，牛肉があったり，なかったり」の時代に育ったものでした．そして，小学校の家庭科などではみんな貧しいがゆえに？きわめてまともな食や栄養学の基本的授業がおこなわれていたようでした．
ファストフード全盛の現代において，家庭料理，和食などの効用を説くことの意味が問われております．私はアルコール内科学，とくに肝臓病の研究に従事したことがありますが，タバコの害は法律で規制されても，過剰飲酒への社会

の取り組みはテレビのコマーシャルのように遅れており，むしろ放置されており，その多くの病気，生活習慣病に及ぼす悪影響は無視されているかのごときです．

日常疾患において，砂糖類，アルコールなどの適正な摂取は重要だと思われます．種々の痛みにたいする，ロキソニン®，セレコックス®，リリカ®等々の漫然とした？投与がくり返されている現状に気がつかないわけにはいきません．ロキソニン®3錠，分3，の長期投与の患者さんを1年以上かけて徐々に漢方（桂枝加朮附湯など）にきりかえ，痛みのコントロールができている高齢者も経験しております．

先生は甘いものの取りすぎが疼痛疾患の難治化の一因であることをご指導されるような場合，その食事指導のコツなどがありましたら，ぜひご教示いただければ幸いです．

原譲

山内浩先生，ご質問ありがとうございます．

実はお年の方には，昔の食事（戦後直後）を思い出してくださいとお話しします．先生の仰るように，昔はあまり甘いものがありませんでした．特別な時以外は，甘いものはあまり摂る習慣がなかったですね．

食生活の大切さに気がついたのは，10年ほど前からですが，実は私は消化器外科医で，腸内細菌にも非常に興味がありました．この消化管の腸内細菌叢のバランスをおかしくすると，特に悪玉菌といわれているようなクロストリジウムなどですが，色々な自律神経症状が出ることに気がつきました．漢方自体も効果はもちろんありますが，どうも漢方はこのような腸内細菌叢を補正して，いろいろな自律神経症状を解決しているようです．

ここからは仮説になります（お金と暇がないので実験・証明できません（苦笑））．この腸内細菌の悪玉菌の餌は，主に甘いもの，フルーツ，醸造酒，牛乳です．カビに関しては油ものも入ります．昔，Gastroenterologyの論文に，甘いものを食べるとお腹の中で発酵し，酒になって脂肪肝を誘導するという論文がありました．これらの食材を摂取すると確かにお腹で発酵が起こり，おならが多くなったり，排ガスが多くなったりします（よくこのガスが邪魔をして消化管内のものが進まずに逆流性食道炎を引き起こします）．この時に悪玉菌がどうも増えているようで，悪玉菌が発酵するにともない，悪玉菌が出す毒素もしくは分

泌物などにより，体はまず交感神経緊張状態となります．この交感神経緊張状態は，新潟大学の安保徹先生も仰っているように，白血球増加を引き起こし体は戦闘状態となり，非常に炎症を起こしやすい状態を土台として設定してしまいます．この状態で体にスイッチが入ると非常に炎症が強く起こり，痛みなども非常に強くなります．イライラして寝れなくなり，また眠りが浅くなります．ちなみに感冒の少陽病期に出てくる，眩暈，嘔気，嘔吐も非常に強くなります．子宮頸癌ワクチン接種時によく倒れる話を聞きますが，原因はこのような病態がベースにあるためと考えています．実際前処置として当院では，鍼灸処置によりこの症状をブロックしてからワクチン接種することによって，まだ一人も失神症例を出していません．

緊張が強いと，ストレスを非常に受けやすくなり，また疲れて甘いもの食べるという悪循環になります．甘いものは，脳内モルヒネ，エンドルフィンを分泌させる効果があるようなので，疲れたときに甘いものを食べると多幸感が出ますが，これがお腹の中に入ると上述したとおり，交感神経の緊張を引き起こします．まさに，悪循環ですね．

これと同時に，副交感神経緊張状態（アレルギー症状）も起こってくるのですが，理由がよくわかりませんでした．1年前ぐらいに鍼灸の講座に行ったときに，体のバランスとして，交感神経緊張状態になると，副交感神経も緊張してくるということがわかりました．この副交感神経緊張状態は外胚葉系にアレルギー症状を引き起こします（肺−喘息，鼻−花粉症，皮膚−アトピー）．

ざっとこんな話をして，患者さんに納得していただいています．甘いもの絶ちは，2週間程度しっかり行うと，体の状態が非常に変化してくるのがわかります．患者さんで十分に理解がある人には，薬を出さずに，私はいつも2週間これを頑張らせるようにしています．鬱症状なども結構これでよくなります．女性の更年期障害まがいのもの（特に甘いものを食べると更年期障害と同じような症状が出てきます），これに本物の更年期障害が乗っかると，もっと強い症状になるので，この食事療法は欠かせません．2週間ぐらい我慢してもらった後，甘いものの影響がどれだけあるかを，自覚していただきます．それでもダメな時，残った症状に対して漢方を処方していきます．東京では漢方は3剤以上出せないため（最近病態の複雑な方が多すぎます），瘀血に関しては長野式針灸等で対処してしまいます．

私も50歳を超えてきたので，最近は食事に非常に注意するようになりました（毎日，疲れますから……）．

いずれにしても，小さな抵抗ですが，自業自得の患者さんをいかに，その状態になったかを，患者さんにわかりやすく説明し，対処療法では，お金がかかって仕方がないでしょ，と諭していくしかないようです．私の開業している場所はあまりリッチな方が住んでおられないところなので，お金の話を持ち出すと，妙に納得してくれます．

山内浩

原譲先生，食生活指導の本質にせまるご高説と指導のコツをご教示いただきまして，たいへん勉強になりました．

とくに甘いもの，その他の過食という食生活環境因子が腸内細菌叢のバランスを撹乱させて自律神経系の緊張を惹起し，慢性炎症その他の要因となっているという論説には説得力があります．これには微小循環系の異常（瘀血）などもかかわってくるのでしょう．

私は元消化器内科医でしたが，内視鏡でみる粘膜病変は病の表層を見ているだけであり，胃熱だ，湿熱だといっても対症療法的な診断にしか過ぎないようにも思えてきます．

病の根本に食生活の行動異常などがあり，そのことを患者さん自身が気づいてゆく，食べ過ぎ，飲み過ぎがあればすぐ反省をしていただくように指導していきたいものです．

とくにいますぐできることは，おそらく「砂糖断ち」であろうと私も思っています．アトピーには非常に効果的ですね．女性の更年期障害，自律神経失調，慢性の便秘，下痢，腹部膨満，などにおいてもお菓子，ケーキ，アイスクリーム，チョコ，饅頭などが大好きで食べ過ぎる患者さんが多くいらっしゃいます．それで商売されていらっしゃる人も多いのでおおきな声でいえないわけですが．アトピーを例にとっても初診時に甘いもの好きが非常に多く，できるだけ気分を損ねないようにして，控えるように助言いたしますが，先生の指導法も参考にしてやっていきたいと思います．花粉症にもチョコはひかえたいものです．ありがとうございました．

第70回　解答 >> A：薏苡仁湯　B：二朮湯

▼ 解説・質疑

回答が出揃ったようです．
漢方薬Bは揃って二朮湯でした．肩関節周囲炎，いわゆる五十肩にはよく使っています．「1年前から，半年前から五十肩で」と来院される方が多いのですが，五十肩だなと思ったら間髪いれずに使っていただきたいと思います．そう言う小生も右肩の時は遅れましたが，昨年，左肩にきた時には1週間後から服用して2週間程度の服用で改善してしまいました．

さて，1剤目の漢方薬Aですが，正解は薏苡仁湯でした．
漢方医学的病態からは「疎経活血湯」も十分に候補となると思いますが，どちらかというと血虚，水毒をともなった下肢の神経痛に有効だと考えます．関節近傍の筋腱付着部の疼痛には薏苡仁湯が有効なことが多いと感じています．

当院通院中の線維筋痛症の方は現在70名ほどですが，2月に来院された58名中の軽快症例15例の解析結果を東亜医学協会から発刊されている月刊『漢方の臨床』（2011年8月号）に書かせていただきました．
その解析の結果，標治法としては「薏苡仁湯」「麻杏薏甘湯合防已黄耆湯」が使われ，本治法としては「桃核承気湯」「通導散」「桂枝茯苓丸」など駆瘀血薬が多く使われていました．また，気虚に陥っている場合も散見され「補中益気湯」も3例で使われていました．

第93回　解答 >> 五虎湯

▼ 解説・質疑

各地で桜の開花宣言．気が早い開花ですが，鬱々とさせられる厳しい寒さも一段落で歓迎です．今日は牡丹餅を食べて墓参りです．道々通院中の患者さんに声を掛けられてやっとご先祖様に辿り着きました．

さて今回合方した処方は五虎湯です．「麻杏甘石湯」でもよかったかなと考えます．顆粒剤に限っていえば麻杏甘石湯の合方でもほとんど効果に差が無いと感じています．
岩塚和子先生のご意見のように，瀉肺平喘・行水消腫の効能をもつ桑白皮が配合された五虎湯がいいかな，という程度の判断で，よく小青竜湯には五虎湯を合方しています．
勝手に「竜虎湯」と名づけています．
こばやん先生のご指摘のとおり，寒冷刺激で症状が増悪する場合には，あるいは明らかに寒証であれば小青竜湯に麻黄附子細辛湯を合方して，また勝手に「竜附湯」と名づけてしまっています．
小青竜湯に附子を加味するよりも，こと花粉症では麻黄附子細辛湯を合方したほうが効果的と感じています．やはり麻黄の量の問題かもしれません．
「痰の少ない咳」に麦門冬湯はよさそうですが，口渇があると滋潤剤（滋陰剤）よりも利水剤，石膏剤，駆瘀血剤などのほうが適応かと考えます．

花粉症に対する漢方薬治療は，抗アレルギー薬と異なり，効果発現が15分と早い，眠くならない，粘膜が乾かないという特質があります．

当院での花粉症に対する漢方薬治療をまとめます．
何と言っても小青竜湯が基本になります．
配合されている麻黄の副作用（動悸・不眠・胃もたれ）で小青竜湯が使えない場合には，苓甘姜味辛夏仁湯（毎年1月になるとこの処方を取りにこられる患者さんが数人います）とします．

鼻閉が主症状のときは葛根湯加川芎辛夷が候補．その他竜虎湯，竜附湯，大青

竜湯も考慮してよい漢方薬です．
原譲先生にご指摘いただいたように，花粉症による鼻閉はまさに副交感神経緊張状態であり，麻黄剤が得意とするところです．

流涙が主症状のときは越婢加朮湯，陽実証の患者さんで越婢加朮湯だけでは物足りない患者さんには越婢加朮湯合麻杏甘石湯（麻黄が合計 10g になり 1 日 2 包ずつから始めます）．

花粉症一般的症状に対しては，
小青竜湯で効果が薄い場合には今回の「竜虎湯」
寒証にあれば「竜附湯」
それでも効果が弱ければ「大青竜湯（麻黄湯 5g 合越婢加朮湯 5g）」としています．
もう一つ，今年のように飛散量が多いと顔面，頚部辺りに皮膚炎を生じている患者さんも見受けられます．こんな場合には，小青竜湯に清上防風湯を合方しています．

患者さんたちの行状から教えられることが多い日々です．抗アレルギー薬（アレジオン®が便利）を夕食後に服用して，次の朝，症状が出そうになると上記の個々人に合う漢方薬を服用（効果発現時間が早い）．1 日それきりという患者さんも多くおられます．

岩塚先生からのご質問．
こと花粉症の治療は，季節限定ですと甘草の量に問題が生じたことがありません．
寒熱中間と寒熱錯雑の違い．
寒熱中間とは，寒熱の視点から証を考慮して，全身の状態として寒証にも熱証にも偏っていない状態と捉えます．
寒熱錯雑とは，寒証と捉えられる状態と熱証と捉えられる状態が混在していることを指します．例えば加味逍遙散が適応する患者さんではほてり（hot flash）と冷え症が同時に存在するといった状態です．
最後の質問，小青竜湯単独のみで満足のいく症例はおそらく花粉症全体の 3 割弱で，寒証の症例にしぼってみても麻黄附子細辛湯単独では 2 割程度ではないかと感じています．
花粉症に対する漢方薬治療ではまず症状からの漢方薬選択であって，寒熱の視

点は偏りが明らかな場合と考えてよろしいのではないかと考えます．

合方その他で漢方薬を使いこなすと，花粉症に対する漢方薬治療は，かなり有用・有益な治療手段であると確信しています．
先生方の治療も是非教えてください．

山内浩

大野先生，詳細なご解説，ありがとうございました．
花粉症にたいするエキス剤漢方，保険診療漢方の極意を教えていただいたと思います．どうも従来の教科書ではどちらかというと煎じ薬の経験にもとづいた記述が多いと思われます．エキス剤と煎じとは異なるという視点がある意味で大切かと再認識させられた次第です．
そして実際に有効，即効性のあるエキス剤の処方が求められてきており，保険診療上においても整合性があることが求められます．対応する保険病名を漏れなく記載することで査定されることはないと思います．麻黄の非適例にたいする苓甘姜味辛夏仁湯の保険対応病名は小生はせき，気管支炎などとして，さらにレセプトの症状詳記：小青竜湯の適応であるが，麻黄による副作用の可能性があるため本剤を投与しており，有効である，などとしています（査定されたことはありません）．
その意味で「竜虎湯」「竜附湯」「大青竜湯（麻黄湯 5g 合越婢加朮湯 5g）」などは大野オリジナル処方として多くの臨床医において追試されますように祈っております．
麻黄の副作用が強調されすぎている面があろうかと思っています．長く漢方診療に従事してエキス剤の麻黄に起因する動悸，心臓発作の経験はきわめて少ないようです．私には稀です．もちろん注意が必要ですが，エキスと煎じとは違う，ということを横浜のある大先生が長年いっておられたことを思い出します．今，漢方専門医制度研修で当院に来ている耳鼻科の先生がおりますが，早速これらを伝授させていただくつもりです．
うちはアレルギー疾患ではアトピーの割合が多く，治療がうまく行っている例では花粉症も軽くすんでいるようですが，花粉の影響による顔面の強い紅斑には越婢加朮湯で効かなければ清上防風湯も試したいと思います．

大野修嗣

山内先生．顆粒剤と煎剤のこと，保険適応のこと，麻黄の副作用のこと，ご教授をありがとうございました．

当院は顆粒剤と煎じと両方とも使ええるのですが，薬局への負担，服用する患者さんへの負担を考えると顆粒剤に偏ってしまいます．

それから原譲先生から「もう少し，アレルギーの薬を使いすぎて，乾燥がかかってからの方がよかったみたいです」とご指摘いただいたように，現代医療の中の漢方治療では，常にどんな西洋薬で治療されているかも重要な視点だと考えます．

どうしても煎じでなければならない人には薬局には逆ザヤの負担をかけますが，お願いしています．例えば，eGFRが25を切るような腎障害では，晋耆を君薬とした処方で対応しています．Creatの上昇を少しでも抑えて透析までの時間を延長させることを目的としています．

麻黄の副作用ですが，30年間の漢方治療で，尿閉となった症例は1例です．「尿が出にくくなった」と訴えることは年に数人です．
動悸，不眠，胃もたれの訴えも年に数人程度で，「これらの症状が出たら休止してください」と注意喚起しておけば何の問題もないと思います．

「竜虎湯」「竜附湯」「大青竜湯」などの先生方の追試をお願いします．
効果発現時間なども含めて観察していただければ幸いです．

山内浩

大野先生．おそらく慢性腎不全にたいしてと思われますが，晋耆を君薬とした処方の内容についてご教示いただければ幸いです．

大野修嗣

山内先生．黄耆ではなく晋耆を使用するのは，黄耆を多量に使用しますと痒みなどの副作用が出やすいことから晋耆としています．
生薬構成は，晋耆15g，茯苓15g，蒼朮5g，沢瀉5g，水蛭4g，甘草3g（便秘傾向なら大黄を追加）としています．
晋耆，水蛭が保険でカバーされていないので，薬局には苦労を掛けています．

ただし，最近水蛭が手に入らなくなり牡丹皮4gとしています．
Creat 2.0 の患者さんで，もう10年も服用してCreatがそのままの症例もあり，現在10例ほどに服用いただいております．
もし，試す機会がありましたら追試をお願いします．

山内浩

大野先生．処方内容をご教示たまわり，ありがとうございました．
患者さんの希望があれば，追試したいと思います．水蛭 ⇒ 牡丹皮，了解です．
晋耆だけは保険外ですが，都内勤務時代にアトピーにたいして使用した経験がだいぶあります．
自費で購入を承諾された人には，別方の指示箋として買っていただく方法をとっておりました．当時の薬局さんのご好意により，1g10円くらいで廉価提供してくださいましたが，今ではおそらく何倍もするかもしれません．アトピーの悪化時，急性増悪時には普通の黄耆ではかえって発赤，紅斑を助長する傾向があったためでした．

第71回　解答 >> 黄連湯

▼ 解説・質疑

先生方，ご意見をありがとうございました．議論が深まり，漢方の習熟に一役かったのではないかと．使用漢方薬は黄連湯でした．

先生方のご意見のように半夏瀉心湯も十分に候補となると考えます．
配合生薬からしますと，黄連湯は半夏瀉心湯の黄芩を桂枝に変えた構成で極めて類似した処方です．ただし，黄連湯では黄連の量が半夏瀉心湯の3倍で，まさに黄連の薬能を前面に出した処方といえます．
薬徴には「主に心中煩悸を治す也．傍らに心下痞，吐下，腹中痛を治す」と記載されています．
一方，黄芩の効能は「主に心下痞を治す也．傍らに胸脇満，嘔吐，下痢を治す」と記されています．
従って黄連は主に胸部の症状に対応して，黄芩は心窩部から脇にかけての症状に対応させやすいことになります．

先生方の解説に追加として生薬構成からの解説といたしました．

第94回　解答 >> 半夏白朮天麻湯

▼ 解説・質疑

先生方，ご意見をありがとうございました．
フラつきに対する漢方薬が出揃いました．目論見どおりです．
実際の臨床ではこんな風にいろいろな弁証からいろいろな漢方薬が候補となるんだと思います．
今回のプレゼンでは当然一つには絞り込めないと考えておりました．
事実，補中益気湯，苓桂朮甘湯，半夏白朮天麻湯，真武湯，人参湯合真武湯（茯苓四逆湯の近似処方）が候補として挙がりました．
少しの『証』の違いからこれだけ候補が挙がるのですね．

気虚がベースと判断された先生方．
とすると，岩塚和子先生の補中益気湯が基本です．気虚とフラつき（眩暈），頭痛とすると，山内浩先生の苓桂朮甘湯とリンゴ先生の半夏白朮天麻湯が有力候補．
補中益気湯の弱点は茯苓が無いことです．半夏厚朴湯も加味逍遙散も茯苓が配剤され，これが効果的だった病歴があります．
山本巌先生の提唱されたヒバリ型は，早起きで朝からエンジン全開の生活ができる体質で，フクロウ型は朝起きるのが苦手で夕方になるに従って元気がでて夕食は十分に食べられるという体質です．（※詳しくは山内浩「つるかめ先生のアトピー養生記 第14回」〈初出〉，「ドクター山内の漢方エッセイ『体質からみた養生』」〈HP〉を参照．）

陽虚がベースと判断された先生方．
松本悟先生は温陽利水の真武湯を薦め，原譲先生は茯苓四逆湯類似処方を候補とされました．

気虚と陽虚は中医学では区別して論じます．
顔色白色，易疲労性，消化管の虚弱，胖大の舌は共通症状ですが，無力感が顕著な場合を気虚として，寒証の症候（寒がる，多尿，冷え症など）が顕著な場合を陽虚と捉えます．

本例の処方はリンゴ先生ご指摘の半夏白朮天麻湯です．茯苓が加味された半夏厚朴湯，加味逍遙散が有効だった経緯から補中益気湯より半夏白朮天麻湯といたしました．

ご意見をお待ちしています．

岩塚和子

大野先生，明快な総論的解説をありがとうございました．
「補中益気湯の弱点は茯苓がないこと」というご指摘に，目から鱗，という気持ちです．以前より，補中益気湯には六君子湯の骨格が含まれているのに，茯苓と半夏が除かれているのはなぜだろう，と思っていました．先生は，茯苓が含まれていないことに対して，弱点，とご指摘になられ，「ほー」という感想です．茯苓と半夏の有無について，もし意味づけができるならば，ご教示ください．
また，「震えるような発声」に関しては，原先生の解説で理解すればよろしいでしょうか．

皆様の臨床所見に対する洞察を読ませていただき，とても勉強になりますし，患者さんを深く見ていかなければならないと思う昨今です．
諸先生方，これからも貴重な解説をお願い申し上げます．

大野修嗣

岩塚先生．ご質問をありがとうございます．
補中益気湯を使いたい症例では，度々利水剤も欲しい状況があり，「補中益気湯の弱点は茯苓がないこと」なんて書かせていただきました．
茯苓が加味されると，茯苓・人参の組み合わせとなり，さらに強力な補益気作用が得られるのではないかと考えられますが，茯苓を入れないことで人参・黄耆の補益気作用が前面に出てくる，また茯苓を入れることで，苓朮剤となり，利水ばかりが強調されてしまうのではないか，と愚考しています．

もう一点，茯苓と半夏が入らないのは，茯苓・半夏の降性作用を嫌ったのではないかと考えます．ちなみに補中益気湯は昇挙作用が期待される漢方薬です．
黄耆・乾姜・柴胡・升麻・当帰・人参が昇性の生薬で，白朮と陳皮は降性と昇性の中間，唯一大棗だけが軽い降性です．

「震えるような声」に関しては，原先生の仰るように一旦「肺気虚」（浅い呼吸・息切れ・声に力がないなどの症候）と捉えて，広げて全身の気虚，さらに松本先生が指摘された「頭眩身瞤動，振振欲擗地者」の一亜型とも捉えることができると考えました．

山内先生．ヒバリ型，フクロウ型のご解説をありがとうございました．
目からウロコです．まさに小生はヒバリ型です．小学校のときから朝目が覚めると，朝食を目一杯たべてランドセルも忘れて学校へ一目散でした．途中で気がついてよく引き返していました．相撲をとると同級生に「修ちゃんずるいよ．デブなんだもの」といわれていました．
また一つ勉強させていただきました．

山内浩

大野先生．茯苓・半夏の降性作用というご意見はたいへん参考になります．補中益気湯は益気健脾と昇陽（柴胡，升麻＋黄耆）ですから茯苓・半夏を加えると昇性が減弱するのかもしれません．ちなみに，補中益気湯加茯苓・半夏とするとこれは生薬構成上，補中益気湯合六君子湯，という処方となります．この処方は矢数道明先生が肝硬変などの気虚，脾虚をともなう慢性消耗性疾患にもよくお使いになった処方です．私も食欲不振，低栄養状態や消耗した体力を回復したいような患者さんにほかの処方でうまくいかない場合，追試をして，よい効果を得ています．顆粒剤で両者を併用しますと，人参などが増量され，消化器系が賦活されて食欲増進，栄養改善とともに元気になった例がしばしばありました．ただし，各5g，分2，にて十分かと思います．

また，ヒバリ型のコメントをいただき，ありがとうございました．
私が感動したのは，フクロウ型の諸症状が体質に起因したものであるという卓見であり，しかも漢方では治す処方がちゃんとあるという点でした．高校生のころ，そのような症状になやみつづけた時期を思い返し，この山本大先生に漢方医の優しさを感じたものです．

原讓

大野先生．お忙しい中，いつもためになる解説ありがとうございます．

今回の処方は，半夏白朮天麻湯ということでしたが，少し症状・薬の使い方に関して質問があります．

気虚として，この患者さんの症状のフラつきは，「体の力が抜けたような感覚」ということでした．この場合，気虚なので，気はむしろ頭の方にはなく，フラついてしまうと考えられます．とすれば，昇提作用のある補中益気湯で気を頭の方に充実させたくなるところです．先生が茯苓を配することを考えられていたということは，気虚のときのフラつきというのは，水の動きも関係してくるのでしょうか？

もちろん，水が病機の主体となりフラつきが生じることもあり，これにしては，私は五苓散や苓桂朮甘湯を使っています．

半夏白朮天麻湯は，私も虚証のフラつきに使いますが，むしろ，これを使いたいときは，天麻の肝気を緩める効果を期待して使っています．つまり，肝陰虚により肝気が抑えられなくなり肝風内動し，肝風＋痰湿が上がり，気がのぼせて，ふらふらする場合，平肝熄風させて少し鎮静を図る目的で使っていたのですが，今回の先生は，まったく反対の使い方をされています．

季節柄，今は春なので，季節特有の気が上せている患者さんが最近多いように思います．この患者さんも，脈は沈細弱なので，実は肝陰虚で，気が上にのぼっていたと考えるべきところなのでしょうか？　とすると「体の力が抜けたような感覚」とは，一体どんな病態なのでしょうか？

この辺の病態・薬の使い方について，先生のお考えをご教示お願い致します．

大野修嗣

原先生．ご意見をありがとうございます．

「まったく反対の使い方をされています」のところ，もう少し詳しく教えてください．

原譲

大野先生．わかりにくい質問ですいません．追加補足致します．

一般的には天麻は平肝熄風とされていますが，以前に路先生のご講義を受講したときに，確か天麻はどちらかというと降気のように配薬されて使われていたように記憶しています．ということで，天麻を使うときには，降気を意識する

ように最近では使っていたのですが，今回大野先生にご教示いただいた症例の場合，半夏白朮天麻湯では，気の動きで考えると，下へのベクトルとなっています．前回の先生へのご質問に記載させていただいたように，この症例では，むしろ気虚と考えれば，むしろ気のベクトルとしては上向きの薬，つまり補中益気湯を採用したくなるところです．しかし，今回先生が選択されたお薬は，半夏白朮天麻湯でした．ということで「まったく反対の使い方をされています」と，考えたのです．逆に，この症例では，「フラつき」の病態・病機が半夏白朮天麻湯を使うような下に気を降ろすような病態だったのでしょうか？ とすると，フラつく感じが，「体の力が抜けたような感覚」というのがどうしてでてくるのか，よくわからなかったのでご質問させていただきました．
ご教示のほど，お願いいたします．

大野修嗣

原先生．天麻の薬能には降性の作用がありますが，そう強いものではなく，むしろ補性，散性の薬能が強いとされています（上海科学技術出版社；中医生薬学）．天麻は半夏白朮天麻湯の君薬ですが，この天麻のみで半夏白朮天麻湯の使用目標とするには無理があるのではないでしょうか．
半夏白朮天麻湯は「健脾燥湿・化痰熄風」の剤です．ただ「脾胃の虚」がその最も重要なベースであろうと考えています．
確かに肝陰虚と弁証すれば，先生の病機が納得できますが，肝陰虚は情志の失調による気火の上逆が肝陰を消耗して発症するか，腎陰が不足して肝陰を養えない場合に肝陰虚（肝腎同源であるから肝と腎の陰は相互に通じる）となって肝陽上亢してフラつきを発症します．
本症例では脾胃虚弱が明らかであるため，肝陰虚より肝血虚と弁証すべきではないでしょうか．
半夏白朮天麻湯が適応する眩暈，頭痛の病態は，脾胃の虚 → 肝血虚 → 頭部や目を養えず眩暈，頭痛をきたします（上海科学技術出版社；中医学基礎理論）．半夏白朮天麻湯の人参・黄耆・白朮・茯苓が脾胃の虚を改善してはじめて天麻の袪風の効果が生きてくると考えています．

中国では症例カンファランスのとき，複数の老中医がそれぞれ微妙に異なった病機弁証をしていました．極論ですが，病機弁証は中医師の数だけあると感じています．

実際は本症例に対して半夏白朮天麻湯を選択した根拠は単純で，虚証（気虚・脾虚）で眩暈，頭痛があったのでこの漢方薬を選択したというのが本音です．

大変に楽しい漢方談義（中医学談義？）になりました．
また不明な点のご指摘，ご指導をいただければ幸いです．

原譲

大野先生．わかりやすく解説していただき恐縮です．ありがとうございます．

第72回　解答 >> 防風通聖散

▼ 解説・質疑

詩帆先生，回答を寄せていただきありがとうございました．これからもどしどしご意見，ご感想をお願いします．

本治法ということで，処方はバラけることを期待していたのですが．
腰痛というと八味地黄丸，六味丸，牛車腎気丸など補腎剤，腰帯部の冷えを目標に苓姜朮甘湯，血虚・冷え症を目標に五積散，腰脚の痛みに疎経活血湯などからの選択になるかと思いましたが，一致して先生方防風通聖散を選択されました．

駆瘀血剤を腰痛に応用することは多いと思います．ちなみに通導散における保険適応の効果・効能には「腰痛」と書かれています．

さて，詩帆先生，山内浩先生の自他の臨床経験から便通と腰痛のかかわりをうかがいました．瘀血と便秘を有した腰痛症例に桃核承気湯が著効することはよく経験します．鎮痛剤で効果が得られず，便秘を有した症例にはまず便秘を解消することを考えてもよいかと思います．

という訳で今回の解答は「防風通聖散」です．防風通聖散は金代温病学の開祖である劉完素（河間）が1172年に刊行した『宣明論』が原典です．
防風通聖散は一貫堂でいう病毒証体質に使用されたことで有名な処方です．すなわち肥満体質改善に用いられましたが，香月牛山『牛山活套』や福井楓亭『方読弁解』に述べれらているように，江戸時代から，頭部から上半身の強い皮膚の炎症性病態に使われてきています．

本症例は，上記のいずれの病態をも表していてまさに「防風通聖散証」といえるのではないかと考えています．

第95回　解答 >> 清上防風湯

▼ 解説・質疑

先生方，ご意見をありがとうございました．
今回は清上防風湯で皆さん一致いたしました．
山内浩先生から「胃が悪い尋常性痤瘡も若年女性によく見られ，口囲，下顎部に多く見られ，半夏瀉心湯が有効な例が多い」とのご教示をいただきました．
確かにそのとおりと考えます．
本症例もフェロミア®の服用後から下顎部と上背部にアクネが出現していることから，半夏瀉心湯もよいかと考えます．やはり化膿疹をみとめますので，半夏瀉心湯合排膿散及湯あるいは半夏瀉心湯合十味敗毒湯も候補になると思います．

原譲先生から大黄のみを加えるのはいかがかと．
防風通聖散を使用した根拠．
万病回春には「防風通聖散，中風，一切ノ風熱，大便閉結シ，小便赤渋，顔面ニ瘡ヲ生ジ，眼目赤痛シ，或ハ熱，風ヲ生ジ，舌強バリ，口噤シ，或ハ鼻ニ紫赤ノ風刺癮癥ヲ生ジ，……」とあります．また風刺とは『指南』に「俗に言うニキビなり」とあります．
「顔面ニ瘡ヲ生ジ，……風刺……ヲ生ジ」から化膿性皮膚炎で便秘傾向にあり，防風通聖散証と考えられる症例によく応用していることから無意識に加えていました．

ニキビの出現場所と経絡との関連ですが，両側下顎部と上背部であり，はっきりしません．

リンゴ先生のご指摘のとおり尋常性痤瘡には清上防風湯，荊芥連翹湯，排膿散及湯などを繁用しています．その他，桂枝茯苓丸加薏苡仁，十味敗毒湯なども頻用処方です．

先日，男子高校生に桂枝茯苓丸加薏苡仁でニキビとはまったく関係のない治療をしたところ，顔面のニキビが綺麗になったと喜ばれました．

ご質問，ご意見をお待ちしています．

山内浩

大野先生，ご解説ありがとうございました．

防風通聖散の熱毒によるニキビ，膿疱，湿疹などへの応用は昔から有名なのですね．エキス剤では大黄，芒硝の分量固定のため，通便作用が効きすぎて困ることがありますが，適量に減量しつつ，清熱解毒を強化するという点に臨床のコツがあるのでしょう．アトピー，湿疹に本剤を応用する例も多いと思います．長年診ているDM患者さんでコントロールは良ないし可ですが，理髪業のためもあって難治性湿疹（手，ときどき顔）あり，ステロイド外用のほかに本剤を煎じで投与しておりまして経過良好です．肥満体質もあって通導散も配合しておりますが．

ご報告：小生の腰の椎間板ヘルニア急性発症の経過です．3週間たちまして痛みはわずかになりました．セレコックス®は最初の1週間だけ．途中から調栄活絡湯（当帰，桃仁，牛膝各5g，川芎，芍薬，紅花，羌活各3g，地黄，桂皮各1.5g，大黄1g）をのみだしたらよく効いているようです．四物湯がベースの処方で，補血により骨，筋肉の萎縮，老化？を予防するとともに桃仁，芍薬，紅花，牛膝，大黄の駆瘀血作用で鬱血，循環障害による疼痛を緩和，桂皮，羌活，当帰，川芎で血行をよくして駆瘀血作用を補助し，体表の知覚鈍麻，疼痛を緩和する，などと解説されております（山本巌）．エキス剤なら，四物湯＋桃核承気湯，疎経活血湯＋桂枝茯苓丸＋大黄末，などにて代用可能かもしれません．養生といたしましては，過食しないこと，十二分に排便解毒をはかることでしょうか．私自身はそれに当然ながら老化現象かと認識しております．

大野修嗣

山内先生．「調栄活絡湯」のご紹介をありがとうございました．
椎間板ヘルニアの急性発症の場合，発症直後は葛根湯合芍薬甘草湯を用いて，その後疎経活血湯でゆっくり治療するのが常でした．
確かに疎経活血湯に桂枝茯苓丸を合方するのは効果的でしょうね．
考えてみると，肩関節周囲炎では二朮湯合桂枝茯苓丸，足首の捻挫には治打撲一方合桂枝茯苓丸を頻用していることからも納得です．
今後，煎じが使用可能な症例には調栄活絡湯を，顆粒剤を希望する患者さんに

は疎経活血湯合桂枝茯苓丸など試してみたいと思います．

そう言う小生も先日アレルギー学会に出席して，その昼にラーメンを食べたのですが，気がついたらラーメンのスープが赤く染まっていました．なんと鼻出血です．店の店員さんが驚いて「お客さん鼻血，鼻血」と慌てていました．知らず知らずに血虚に傾いてきているのでしょうか．これも老化？

くれぐれもお大事にしてください．

第73回　解答 >> 桂枝二越婢一湯

▼ 解説・質疑

先生方，貴重なご意見，ご指摘をありがとうございます．
今回は印象に残る面白い症例としました．従来の典型的症例から一歩踏み出しましたのでわかりづらかったと思います．ヒントも傷寒論の処方というだけにとどめたことも回答がばらばらになった一因かと．

小青竜湯を選択された先生がお2人でした．小青竜湯は表寒証用と考えています．本症例は表熱証です．

麻黄附子細辛湯は（表）裏寒虚証用です．脈証を捨てて他の証から漢方薬を選択することを「捨脈従証」といいますが，本症例はこの脈も役立った症例です．
また本症例は体質的，体力的には虚証といえます．日本漢方でいう虚証ですね．ですが，このように急性の熱性疾患罹患時には「熱感，頭痛，ふしぶしの痛みが強い」と記載させていただいたように，病勢（病気の勢い）は実証と判断されました．
薄い鼻汁でしたが，状況は麻黄湯，大青竜湯などを思い浮かべてしまうような状態でした（これはプレゼンには反映しがたいところですが）．ただしすでに発汗を認めています．

そこで，桂枝湯関連処方に辿り着きます．
大青竜湯に近い処方で，大青竜湯の杏仁を芍薬に代えた処方があります．これが桂枝二越婢一湯です．
傷寒論には「太陽病，発熱悪寒，熱多ク寒少ナク，脈微弱ノ者ハ，大イニ汗発スベカラズ，桂枝二越婢一湯ニ宜シ」とありますが，この文章は大いに議論があるところです．大塚敬節先生の解釈では「脈微弱の者は，大いに汗発すべからず」の部分は桂枝二越婢一湯の次にあるものと考えろ」としています．
当院ではすでに悪寒が去り，熱感，頭痛，ふしぶしの痛みで麻黄湯，大青竜湯を使いたい症例で，少し発汗がある場合に使用しています．

瞑眩の件．

本症例を含めて，30有余年で5例の瞑眩を経験いたしました．
これら5例ではいずれの症例も当初「強い副作用を作ってしまった」と感じました．その後が驚くほどの快復で「瞑眩と呼ばざるを得ない」という印象です．瞑眩と考えられた漢方薬として，神秘湯（入院中の症例で医局員全員の注視の場で起こりました），麻黄附子細辛湯，小青竜湯，麦門冬湯と今回の桂枝二越婢一湯です．
患者さんへのムンテラですが，当初は副作用と感じますので，何が起こったのか説明もつかず，ただただ努めて患者さんの話に耳を傾けつづけます．
こんな風に対処しています．

編著者略歴

大野修嗣（おおの しゅうじ）

1973年　明治薬科大学製薬学科卒業
1980年　埼玉医科大学医学部卒業　同大学病院にて内科研修
1990年　医学博士取得
1990年〜1991年　中華人民共和国　山西省太原市　山西省人民医院中医科留学
1993年　埼玉医科大学第2内科講師
1996年　大野クリニック開業、院長
2001年6月〜2005年5月　日本東洋医学会副会長
2016年4月　第18回　国際東洋医学会学術大会会頭

現　　在　　大野クリニック院長（医）平善会理事長
　　　　　　国際東洋医学会理事
　　　　　　明治薬科大学客員教授
　　　　　　埼玉医科大学第2内科非常勤講師

学会活動　　日本東洋医学会　　　評議員・専門医・指導医
　　　　　　日本リウマチ学会　　評議員・専門医
　　　　　　日本アレルギー学会　功労会員・専門医
　　　　　　日本内科学会　　　　認定内科医

専門分野　　内科　リウマチ・膠原病　アレルギー　漢方医学

著　　書　　狭心症・心筋梗塞の中医学的治療（訳、朝日新聞出版サービス）
　　　　　　膠原病・免疫疾患　漢方治療マニュアル（編著、現代出版プランニング）
　　　　　　入門漢方医学（共著、社団法人日本東洋医学会）
　　　　　　漢方治療指針（共著、緑書房）
　　　　　　臨床医の漢方治療指針（共著、メジカルビュー社）
　　　　　　読む総合病院（共著、日本放送出版協会）
　　　　　　現代漢方と各科臨床（共著、メディカルフォーラム社）
　　　　　　皮膚科における漢方治療の現況（共著、協和企画通信）
　　　　　　漢方学舎 白熱教室 入門編（源草社）
　　　　　　漢方学舎 実践編1（編著、源草社）

漢方学舎 実践編2
臨床カンファレンス実体験

2018年8月1日　第一刷発行

編著者　大野修嗣

発行人　吉田幹治

発行所　有限会社 源草社

東京都千代田区神田神保町1-19 ベラージュおとわ2F
tel 03-5282-3540　fax 03-5282-3541
URL：http://gensosha.net /　e-mail：info@gensosha.net

ブックデザイン：別府祥子

印刷：株式会社カシヨ

乱丁・落丁本はお取り替えいたします。
© Shuji Ohno, 2018 Printed in Japan　ISBN978-4-907892-18-0　C3047

JCOPY ＜(社)出版者著作権管理機構　委託出版物＞
本書の無断複写は著作権法上での例外を除き禁じられています。複写される場合は、そのつど事前に、(社)出版者著作権管理機構(電話 03-3513-6969、FAX 03-3513-6979、e-mail:info@jcopy.or.jp)の許諾を得てください。

漢方学舎 白熱教室 入門編

「漢方学舎 実践編1・2」と対を成す "入門編" 好評発売中

漢方学舎 白熱教室 入門編

Special Lecture in The Kampo-Gakusha
Shuji Ohno

大野修嗣

大野修嗣 著

並製 304 ページ
（オールカラー）
定価：本体 4,000 円＋税

現代医療のなかで漢方理論を活用する!!
ドクター向け超人気セミナーをベースに書き下ろした、全く新しい入門書！ 症例とカラー図解で実践応用へ。
漢方の不思議・深さ・楽しさ満載！

序文より──
「西洋医学的文脈のみで処方された漢方薬が『効かない』といって来られる患者さん達を日々経験しています。『勿体ない』『もう一息』と嘆息が漏れてしまいます。この本を著そうとの切掛けがまさにここにあります」
「少し漢方医学の治療戦略に慣れていただくことによって漢方治療の醍醐味を味わっていただけると信じています」

〔主要目次〕

第1章　西洋医学と漢方医学
　医学としての違い／
　薬としての特質／
　治療学としての漢方

第2章　漢方の基礎理論
　陰陽／虚実／寒熱／
　表裏

第3章　六経理論

第4章　気血水

第5章　漢方実践応用
　──消化器疾患に対する漢方治療
　悪心・嘔吐，食欲不振の漢方治療／
　嚥下障害，吃逆，噯気の漢方治療／
　便秘に頻用される漢方薬／便秘の症例／下痢に頻用される漢方薬／腹痛への漢方治療のアプローチ　他

付：漢方薬解説
（※主要32処方を詳細に解説）

源草社
ご注文は全国の書店へ